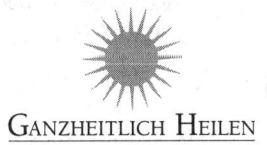

GANZHEITLICH HEILEN

Buch

Chronische Rückenschmerzen rühren in den meisten Fällen nicht von Rückgratverletzungen oder anderen körperlichen Defekten her, sondern von Stress und Energieblockaden. Die gestaute Energie äußert sich in Muskelverspannungen, und diese haben Fehlhaltungen und damit einhergehende Schmerzen zur Folge. Der Patient bewegt sich in einem Teufelskreis. Die emotionale Verspannung führt zur Fehlhaltung, die Fehlhaltung erzeugt Schmerz, und der Schmerz verstärkt die emotionale und körperliche Verspannung. Anhand von Fallbeispielen aus der Praxis erläutern die Autoren, wie dieser Kreislauf durchbrochen werden kann. Schritt für Schritt leiten sie den Leser durch ein Programm, das ihn am Ende zu einem schmerzfreien Leben zurückfinden lässt.

Autoren

Dr. Ronald D. Siegel ist Psychologe und seit 1984 Mitglied der klinischen Fakultät der Harvard Medical School. Neben seiner Tätigkeit am Cambridge Hospital betreibt er eine private Praxis in einem Vorort von Boston/Massachusetts.
Michael H. Urdang ist ausgebildeter Psychologe. Als Marktforscher führte er viele Interviews mit Patienten, Therapeuten und Versicherungsfachleuten zur Erforschung des Verbraucherverhaltens auf dem Gesundheitsmarkt.
Dr. Douglas R. Johnson ist Arzt und Spezialist für Rehabilitationsmedizin. Er ist medizinischer Direktor der Southeast Rehabilitation Unit und Direktor am Southcoast Wellness Center. Er arbeitet auch eng mit dem Charlton Memorial Hospital, dem New England Rehabilitation Hospital und der Health South Corporation zusammen.

RONALD D. SIEGEL / MICHAEL H. URDANG
DOUGLAS R. JOHNSON

Selbsthilfeprogramm Gesunder Rücken

Den Schmerzkreislauf mit natürlichen Mitteln durchbrechen

Aus dem Amerikanischen
von Gisela Kretzschmar

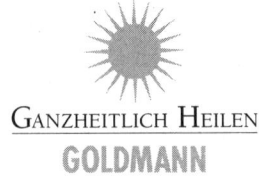

GANZHEITLICH HEILEN

GOLDMANN

Die amerikanische Originalausgabe erscheint 2001
unter dem Titel »Back Sense« bei Broadway Books, New York.

Deutsche Erstausgabe April 2001
© 2001 der deutschsprachigen Ausgabe
Wilhelm Goldmann Verlag, München
in der Verlagsgruppe Bertelsmann GmbH
© 2001 Ronald D. Siegel, Michael H. Urdang
und Dr. Douglas R. Johnson
Published by arrangement with Broadway Books,
a division of The Doubleday Broadway Publishing Group,
a division of Random House, Inc.
Umschlaggestaltung: Design Team München
Umschlagfoto: Zefa/Sharpshooters, Michael Wray
Redaktion: Gerhard Juckoff
Satz/DTP: Martin Strohkendl, München
Druck: Presse-Druck Augsburg
Verlagsnummer: 14202
Redaktion: Annette Gillich
WL · Herstellung: WM
Made in Germany
ISBN 3-442-14202-4
www.goldmann-verlag.de

1. Auflage

Inhalt

Teil I

Chronische Rückenschmerzen verstehen

1

Eine neue Einstellung zu Rückenschmerzen

Neue Erkenntnisse über Rückenschmerzen!

Wenn Sie schon einmal unter Rückenschmerzen gelitten haben, brauchen wir Ihnen nicht zu sagen, wie schlimm sie werden können. Sie sind eine Tortur. Sie leiden, Ihre Familie leidet, Ihre Freunde leiden, Ihre Arbeit leidet. Ihre gesamte Lebensqualität kann ins Nichts abstürzen. Es gibt zwar Millionen anderer Leute, die dasselbe Problem haben, aber das macht die Sache nicht besser.

Wir wissen, dass es schwer zu glauben ist, aber dieses Buch, das Sie jetzt in den Händen halten, kann helfen – und zwar eine ganze Menge. Es geht darin um einen spannenden neuen Ansatz zum Verständnis und zur Behandlung chronischer Rückenschmerzen, der das Beste aus der »konventionellen« wie aus der »alternativen« Medizin integriert, damit Sie Ihr normales Leben so bald wie möglich wieder aufnehmen können. Das Ganze basiert auf einer Vielzahl aktueller Forschungsergebnisse, die zu einem völlig neuen Verständnis chronischer (länger als einige Monate anhaltender) Rückenschmerzen und zu völlig neuen Behandlungsverfahren geführt haben. Einfach gesagt geht es in diesem Buch um drei wesentliche Erkenntnisse:

1. *Die Ursache chronischer Rückenschmerzen wird gründlich missverstanden, und zwar sowohl von den Patienten als auch von den Therapeuten.* Gewöhnlich nimmt man an, dass Rückenschmerzen durch Schädigungen der Wirbelsäule und/oder der Bandscheiben ausgelöst werden. Das ist eine sehr nahe liegende Annahme, aber so seltsam es auch scheinen mag, sie ist einfach nicht richtig. Chronische Rückenschmerzen sind wissenschaftlich inzwischen eingehend untersucht worden, und die Ergebnisse weisen in eine völlig andere Richtung. Was also ist die Ursache für chronische Rückenschmerzen? Es gibt zahlreiche Hinweise darauf, dass körperliche Verletzungen oder Überanstrengung die Schmerzen zwar anfänglich auslösen können, dass solche Schäden aber gewöhnlich rasch wieder von selbst ausheilen. Verspannte Muskeln sorgen indessen dafür, dass die Schmerzen bleiben, und Stress ist verantwortlich für solche Muskelverspannungen – Stress auf Grund von Schmerzen, Zukunftsängsten, Enttäuschungen über erfolglose Therapieversuche, Angst vor Operationen, Sorgen wegen der Arztrechnungen, Problemen am Arbeitsplatz oder Schwierigkeiten innerhalb der Partnerschaft. *Die Schmerzen sind zweifellos nicht nur »eingebildet«. Wir wissen, dass sie vollkommen real sind.* Muskelverspannungen und Krämpfe können erhebliche Schmerzen verursachen.

2. *Die meisten der zur Zeit praktizierten Behandlungsmethoden wirken nicht besonders gut, weil sie nicht auf die eigentliche Ursache der Schmerzen abzielen.* Auch hier widersprechen die Forschungsergebnisse der typischen medizinischen Praxis. Wenn es Ihnen so ergangen ist wie den meisten Patienten, dann waren Sie mit Ihren Rückenproblemen bei einem oder mehreren Ärzten. Dort hat man Ihnen wahrscheinlich gesagt, Sie sollten sich viel Ruhe gönnen, Medikamente einnehmen oder eine »Rückenschule« besuchen. Vielleicht haben Sie es mit speziellen Kissen versucht, mit Stützbandagen,

Physiotherapie, einem Chiropraktiker, oder Sie haben sich sogar zu einer Operation entschlossen. Sie bewegen sich wahrscheinlich sehr vorsichtig, um Ihren Rücken zu schonen und auf keinen Fall wieder zu verletzen. Einige dieser Maßnahmen haben vielleicht bis zu einem gewissen Grad geholfen, aber Ihr Problem nicht vollständig gelöst, denn sonst würden Sie dieses Buch nicht lesen. Konventionelle Behandlungen gehen an der eigentlichen Ursache der meisten Rückenprobleme vorbei – sie beziehen sich einfach nicht auf den Stress und die Muskelschmerzen. Außerdem wird den Patienten häufig empfohlen, sich zu »schonen«, sich »vor Verletzungen zu hüten«, oder sich »ruhig zu verhalten«, bis die Schmerzen abgeklungen sind. Aber alle Forschungsergebnisse und unsere Erfahrungen mit den Patienten zeigen, dass eine rasche Rückkehr zu uneingeschränkten körperlichen Bewegungen der schnellste und sicherste Weg zur Genesung ist.

3. *Unser Selbsthilfeprogramm zeigt Ihnen einen neuen Weg zur Behandlung chronischer Rückenschmerzen, der effektiver und billiger ist als die konventionellen Methoden, und Ihnen wieder uneingeschränkte Aktivität ermöglicht.* Dieses Buch will Ihnen helfen, die wahren Ursachen Ihrer chronischen Rückenschmerzen zu verstehen, Stress abzubauen und Ihr Leben wieder in Ordnung zu bringen. Und das Beste daran ist, dass Sie sich selbst heilen können, ohne besondere Behandlungen, ohne Behinderungen akzeptieren zu müssen und ohne auf Ihre Hobbys verzichten zu müssen.

Wir wissen, dass das alles sehr schwer zu glauben ist, wenn man seit Monaten oder Jahren unter Schmerzen leidet. Auch wir waren äußerst skeptisch, als wir zum ersten Mal von diesem Programm gehört haben. Aber geben Sie sich eine Chance und lesen Sie weiter. Dieses Buch kann Ihr Ausweg aus den Schmerzen sein.

Eine wahre Leidensgeschichte

Bis jetzt haben wir über chronische Rückenschmerzen im Allgemeinen gesprochen. Lassen wir nun einen Mann zu Wort kommen, der mit diesem Problem zu kämpfen hatte. Er erzählt uns die Geschichte seiner Leiden und seiner Genesung. Ihre eigene Geschichte wird anders sein, aber vielleicht finden Sie Parallelen zu Ihren eigenen Erfahrungen.

Ich bin jetzt in den Vierzigern, verheiratet und berufstätig. Als die Tortur begann, war ich Anfang dreißig. Ich war recht gut in Form und trieb gerne Sport an der frischen Luft. Im Urlaub war ich bei meinem Bruder und beschloss, seinen Motorschlitten auszuprobieren. Als ich am nächsten Tag Rückenschmerzen bekam, dachte ich, ich hätte bei der Schlittenfahrt meine Muskeln überanstrengt. Wie die meisten Leute hatte ich schon vorher gelegentlich Rückenschmerzen gehabt. Aber als ich wieder nach Hause kam, waren die Schmerzen schlimmer geworden. Nach einer Weile begannen die Schmerzen in mein Bein auszustrahlen, was mich etwas beunruhigte, denn ich dachte, das könnte auf eine Nervenstörung hinweisen.

Nachdem die Schmerzen einige Wochen angehalten hatten, fing ich an, mir wirklich Sorgen zu machen, zumal auch meine Zehen beim Gehen taub wurden. Also ging ich zu meiner Ärztin, die nach meiner Schilderung ebenfalls besorgt aussah. Sie überwies mich an einen Orthopäden, der Verbindungen zu einer bekannten Universitätsklinik hatte. Er veranlasste eine Computertomographie meiner Lendenwirbelsäule und verordnete mir fürs Erste Bettruhe.

Die Ergebnisse der Computertomographie brachten schlechte Nachrichten. Ich erfuhr, dass ein Bandscheibenvorfall zwischen L5 und S1 die Ursache für meine Schmerzen im Bein war.

Der Spezialist versicherte mir, dass viele Patienten sich auch ohne Operation wieder erholten – vorausgesetzt, sie gönnten sich genug Ruhe und vermieden erneute Rückenverletzungen. Das klang für mich nicht besonders beruhigend. Ich erhielt entzündungshemmende Medikamente, Mittel zur Muskelentspannung, Schmerztabletten und die strenge Anweisung, vorsichtig zu sein. Von den Medikamenten wurde mir schwindlig und übel, und ich war ständig müde.

Stundenlang im Bett zu liegen langweilte mich, und ich fühlte mich elend. Ich hatte reichlich Zeit, an alle möglichen Dinge zu denken, die mir seit Jahren nicht mehr in den Sinn gekommen waren. Ich erinnerte mich, dass bei meiner Mutter früher einmal eine »verrutschte Bandscheibe« festgestellt worden war. Ich wusste noch, dass sie damals Monate lang im Bett gelegen hatte und sogar eine Bettpfanne hatte benutzen müssen. Danach hatte sie nie wieder ein ganz normales Leben führen können. Und so begann ich mir voller Entsetzen vorzustellen, wie mein Leben als Behinderter aussehen würde.

Jeden Morgen versuchte ich beim Aufwachen festzustellen, ob die Schmerzen besser oder schlimmer geworden waren. Es gab keinen eindeutigen Trend. Manchmal hob sich meine Stimmung für ein paar Stunden, wenn die Schmerzen nachzulassen schienen, nur um dann bei ihrer Rückkehr wieder schlagartig zu sinken.

Eines Tages kam mir eine Idee: Vielleicht würde ein Sportmediziner meine Situation optimistischer beurteilen und eine aktivere Behandlung vorschlagen. Ich griff zum Telefon und vereinbarte einen Termin. Der Arzt warf nur einen einzigen Blick auf die Computertomographie und schickte mich zurück ins Bett, wobei er mir drohte, wenn ich mich nicht an seine Anweisung hielte, würde ich in sechs Monaten um »eine Operation betteln«. Nach Wochen der Bettruhe wurden die Schmerzen und die Taubheit schlimmer. Nun stellte ich mir vor, ich würde nie wieder Auto fahren oder auch nur um den Block gehen können. Verzweifelt konsultierte ich einen Chiropraktiker. Dieser bestätigte die Diagnose der beiden Ärzte und verordnete mir regelmäßige Behandlungen der Wirbelsäule, Ultraschall, Stützbandagen und Eispackungen. Ich war überglücklich, endlich aktiv etwas für meine Besserung tun zu können und befolgte die Anweisungen des Chiropraktikers hingebungsvoll. Trotz meiner Hoffnungen wurde jedoch bald deutlich, dass die Schmerzen und die Taubheit nicht wirklich nachließen.

Schließlich begann ich, mich unter Missachtung der ärztlichen Warnungen zur Arbeit zu schleppen. Ich ließ mir ein Bett ins Büro stellen, damit ich die meiste Zeit liegen konnte. Ich war nicht mehr fähig, länger als zehn Minuten zu sitzen und weiter als einen Block zu gehen. Ich trug eine Stützbandage, saß auf Spezialkissen und stellte die Lehne des Autositzes weit zurück, um meine Wirbelsäule zu entlasten. Mehr als einmal entging ich nur knapp einem Unfall, denn ich konnte kaum noch durch die Windschutzscheibe sehen.

Ich dachte kaum noch an etwas anderes als meine Schmerzen und hatte entsetzliche Angst vor jeder Bewegung. Ich war verärgert, deprimiert und bitter. Ich hatte mir immer Kinder gewünscht, aber nun konnte ich nicht einmal für mich selbst sorgen. Meine Frau war ebenfalls deprimiert und erschöpft, nachdem sie Monate lang für einen Invaliden gesorgt hatte. Eines Tages hatte sie die Nase so voll von mir, dass sie sagte, es komme ihr so vor, als würde ich immer dann über besonders starke Schmerzen klagen, wenn ich emotional aufgewühlt sei. Ich wies dies als blanken Unsinn zurück und beschuldigte sie wütend, sie gebe mir die Schuld für einen Zustand, den ich nicht beeinflussen konnte. Sie verstand mich ganz einfach nicht.

Als ein befreundeter Kollege von meinen Problemen hörte, schlug er vor, ich solle mir doch einmal die Behandlungsmethoden von John Sarno, einem berühmten Arzt aus New

York ansehen. Dr. Sarno hatte einer gemeinsamen Bekannten angeblich geholfen. Nachdem ich mehrere medizinische Bücher gelesen und drei Ärzte aufgesucht hatte, war ich der Ansicht, ich wüsste über die Behandlung von Rückenproblemen genug für den Rest meines Lebens. Ich ignorierte die Empfehlung. Ein paar Wochen später kam mein Freund noch einmal auf das Thema zurück. Weil mir auch nichts Besseres einfiel, gab ich nach.

Dr. Sarno vertrat die recht seltsame und unwahrscheinliche Ansicht, dass die meisten chronischen Rückenschmerzen und die damit einhergehenden Ischiassymptome nicht durch Bandscheibenvorfälle oder andere strukturelle Probleme hervorgerufen würden. Die Schmerzen, so behauptete er, würden vielmehr durch körperliche Reaktionen auf emotionalen Stress verursacht. »Das kann nicht wahr sein«, dachte ich. Die Schmerzen waren einfach zu real. Die Computertomographie war zu eindeutig. Die Ärzte und die Bücher waren alle der gleichen Meinung. Aber da war auch diese ärgerliche Beobachtung meiner Frau, dass meine Schmerzen stärker wurden, wenn ich mich aufregte. »Könnte vielleicht doch etwas dran sein an dieser seltsamen Theorie?«, fragte ich mich.

Ich rief die Frau an, der Dr. Sarno angeblich geholfen hatte.

»Wie lange haben Sie im Bett zugebracht?«, fragte sie.

»Ungefähr vier Monate«, antwortete ich.

»Und was tun Sie jetzt?«, wollte sie weiter wissen.

»Liegen natürlich ich tue nichts anderes mehr.«

»Warum gehen Sie nicht einfach los und kaufen ein paar Lebensmittel ein – Ihre Frau wird sich darüber freuen?!«

»Sind Sie verrückt?«, erkundigte ich mich.

»Nein – versuchen Sie es! Ich habe ein ganzes Jahr als Krüppel verbracht, bevor ich das herausgefunden habe. Und seitdem geht es mir gut.«

Ich war von diesem Gespräch völlig verblüfft. Die Frau meinte es ernst. Soweit ich wusste, war sie nicht geisteskrank.

Meine Situation schien hoffnungslos, aber ich wollte daran glauben, dass es einen Ausweg gab.

Ich nahm all meinen Mut zusammen und beschloss, dass ich jetzt versuchen würde, um den Block zu gehen. Nach all den Monaten im Bett schien mir das wie eine größere Expedition. Während ich ging, erfüllt von den vertrauten Ängsten, bemerkte ich, dass mein Ischiasschmerz sich von einem Bein ins andere verlagerte. Völlig schockiert erkannte ich, dass das keinen Sinn ergab – die Computertomographie zeigte deutlich, dass die Bandscheibe auf der einen Seite vortrat. Also hätte nur ein Bein wehtun dürfen. Wenn der Schmerz nun auf die andere Seite wechselte, wurde er vielleicht gar nicht von der Bandscheibe verursacht!

Die folgenden Wochen brachten eine bemerkenswerte Veränderung. Trotz aller Bedenken begann ich mich allmählich wieder zu bewegen. Mir wurde klar, dass Bewegung nicht immer zu mehr Schmerzen führte. Manchmal blieben die Schmerzen gleich oder sie wurden sogar weniger, obwohl ich Dinge tat, die meine geschädigte Wirbelsäule eigentlich hätten reizen sollen. Stück für Stück nahm ich meine normalen Aktivitäten wieder auf. Während dieser Zeit wurde mir klar, dass ich schon früher unter Beschwerden gelitten hatte, die möglicherweise stressbedingt waren, beispielsweise ein »eingeklemmter Nerv« im Nackenbereich und chronisches Sodbrennen. Es schien da ein Muster zu geben.

Zunehmend überzeugt, dass meine Rückenprobleme wahrscheinlich durch Angst und Muskelverspannungen bedingt waren, machte ich mich daran, meinen normalen Aktionsradius wieder zurückzuerobern und verlorene Muskelkraft neu aufzubauen. Es war ein ständiges Auf und Ab. Wenn die Schmerzen schlimmer wurden, fühlte ich mich sehr entmutigt. Dennoch: Mehr zu tun, stärkte mein Selbstvertrauen, und in dem Maße, wie meine Zuversicht wuchs, begannen meine Schmerzen geringer zu werden. Ich brachte meinen Freunden bei, mich nicht mehr nach meinem Rücken zu fragen, sondern lieber danach, wie ich mit meinen Ängsten umging. Meine Depressionen und Sorgen nahmen ab, als die Aussichten auf ein normales Leben wiederkehrten. Während der nächsten Monate nahm ich allmählich wieder in vollem Umfang die Aktivitäten auf, die vor jenem verhängnisvollen Tag auf dem Motorschlitten zu meinem Alltag gehört hatten.

Diese Geschichte hat sich vor ungefähr zehn Jahren ereignet. Der Patient ist wichtig für uns, nicht nur, weil er in gewisser Weise unser erster Patient war, sondern weil es sich dabei um Dr. Ronald Siegel handelt: klinischer Psychologe und einer der Autoren dieses Buches.

Dr. Siegels Geschichte verdeutlicht mehrere entscheidende Faktoren im Zusammenhang mit chronischen Rückenschmerzen. Denken Sie daran, dass sogar die besten Ärzte sich bei der Behandlung des Problems irren können. Sie haben genauso wie ihre Patienten falsche Vorstellungen bezüglich der Ursachen und der Behandlung. Außerdem wirkt die Theorie, dass Wirbelsäulenverletzungen die Rückenschmerzen auslösen, so ungeheuer vernünftig, dass wir alle dazu neigen, sie zu glauben, auch wenn die Fakten unserer eigenen Situation nicht wirklich dazu passen. Wir haben festgestellt, dass die Patienten ihren ersten größeren Durchbruch in der Behandlung oft erreichen, wenn sie selbst bemerken, dass ihre Symptome nicht voll mit der Diagnose übereinstimmen. Dr. Siegels Erfahrung, dass der Schmerz von einem Bein zum anderen wanderte, ist nur ein Beispiel dafür. Seine Geschichte verdeutlicht auch, wie motivierte, praktisch denkende Leute sich in der Abwärtsspirale von chronischen Rückenschmerzen verfangen können. Außerdem macht sie darauf aufmerksam, dass sehr viele Patienten mit Rückenschmerzen schon früher an stressbedingten Beschwerden gelitten haben. Dazu gehören unter anderem Kopfschmerzen, Verdauungsstörungen, Hautausschläge, Kieferschmerzen, Zähneknirschen, Nackenschmerzen, Gelenkschmerzen, Müdigkeit und Schlaflosigkeit. Und schließlich führt uns die Geschichte vor Augen, wie chronische Rückenschmerzen Menschen ihrer sportlichen, sozialen oder sonstigen Aktivitäten berauben können, die ihnen früher geholfen haben, Stress abzubauen. Dies sind freilich nur Teilaspekte des Problems.

Vielleicht denken Sie nun, das sei eine merkwürdige und interessante Geschichte, und das seien seltsame Vorstellungen, aber auf Sie treffe das alles nicht zu. Ihre Wirbelsäule ist *wirklich* geschädigt. Ihre Gedanken und Gefühle haben nicht das Geringste mit Ihren Rückenschmerzen zu tun. Ihre Schmerzen sind zu schlimm, als dass sie nur eine Folge von Muskelverspannungen sein könnten.

Es ist jedoch schlicht eine Tatsache, dass Muskelverspannungen unter bestimmten Bedingungen enorme Schmerzen hervorrufen können. So unglaublich es scheinen mag, Sie können Ihre Rückenschmerzen überwinden.

Ist dies das richtige Buch für Sie?

Unser Selbsthilfeprogramm ist für fast jeden geeignet, der unter Rücken- und Nackenschmerzen oder daraus resultierenden Schmerzen in Armen und Beinen leidet, die länger als einige Monate anhalten. Auch wenn wir in diesem Buch immer nur von »Rückenschmerzen« sprechen, eignen sich die von uns beschriebenen Therapierichtlinien genauso zur Behandlung der meisten Nackenschmerzen. Wir sagen »für fast jeden«, weil es tatsächlich eine sehr kleine Zahl von Patienten gibt, deren chronische Rückenschmerzen durch irgendein anderes gesundheitliches Problem verursacht werden, das einer besonderen Behandlung bedarf. Dies sind die Ausnahmen von der Regel, und sie betreffen nur etwa einen von zweihundert Fällen.

In der Medizin unterscheidet man zwischen akuten und

chronischen Rückenschmerzen. Von akuten Schmerzen spricht man, wenn die Beschwerden nicht länger als zwei bis drei Monate anhalten, während chronische Schmerzen länger bestehen. Bei akuten Schmerzen kann man davon ausgehen, dass es sich vorwiegend um ein körperliches Problem handelt, wogegen bei chronischen Rückenschmerzen Körper und Geist gleichermaßen betroffen sind. Akute Schmerzen werden oft durch alltägliche Verletzungen wie Muskelzerrungen hervorgerufen, die gewöhnlich in ein oder zwei Monaten von selbst ausheilen. Das hier vorgestellte Programm kann zwar auch helfen zu verhindern, dass aus akuten Rückenschmerzen chronische werden, aber es ist ganz besonders für Leute gedacht, die unter chronischen Schmerzen leiden. Wenn Ihre Schmerzen seit mindestens zwei Monaten anhalten und anscheinend nicht besser werden, dann handelt es sich wahrscheinlich um chronische Rückenschmerzen, die durch Muskelverspannungen hervorgerufen werden.

Chronische Rückenschmerzen haben viele Erscheinungsformen. Einige Patienten leiden nur ein paar Monate darunter, während andere sich seit Jahrzehnten damit herumquälen. Für manche Leute waren die Beschwerden nur lästig, andere hingegen sind dadurch erwerbsunfähig geworden.

Wir weisen ausdrücklich darauf hin, dass stressbedingte chronische Rückenschmerzen oft mit einer akuten körperlichen Verletzung *beginnen*, beispielsweise mit einem Unfall, Überanstrengung der Muskeln oder einer Zerrung. Manchmal setzen die Schmerzen aber auch bei ganz alltäglichen Verrichtungen ein, etwa beim Putzen, bei Spiel oder Sport. Für erstaunlich viele Leute fangen die Schmerzen scheinbar »aus heiterem Himmel« an, und es ist kein direkter Zusammenhang mit einem bestimmten Ereignis zu erkennen. Obwohl keine konkrete Ursache erkennbar ist, versuchen die Betroffenen dann um jeden Preis einen vernünftigen Grund für den Ursprung des Problems zu finden und überlegen immer wieder, auf welche Weise sie ihren Rücken geschädigt haben könnten. Leute mit chronischen Rückenschmerzen kommen aus allen erdenklichen Berufen und Lebensumfeldern. Manche haben körperlich schwer gearbeitet, während andere viele Jahre am Schreibtisch gesessen haben. Manche waren sehr sportlich, während andere körperlich nie besonders fit waren.

Auch die Diagnosen fallen sehr unterschiedlich aus. Vielen Patienten wurde gesagt, eine Bandscheibe sei »verrutscht«, »herausgequollen«, »vorgefallen« oder »degeneriert«. Bei anderen hieß es, sie hätten eine Arthritis der Wirbelsäule, ihre Wirbelsäule sei verrenkt (Subluxation), verbogen (Skoliose) oder anderweitig deformiert, geschädigt oder schwach. Einigen unserer Patienten wurde gesagt, es gebe keinen körperlichen Befund und ihre Schmerzen seien wohl Einbildung. Es hieß dann vielleicht, bei den »Untersuchungen sei nichts herausgekommen«, oder die Diagnose lautete »idiopathische Rückenschmerzen«, womit dasselbe gemeint ist. Viele Betroffene wurden dann schlicht mit Schmerzmitteln, Tranquilizern oder Antidepressiva abgespeist und nach Hause geschickt. Oft blieb bei ihnen der Eindruck zurück, der Arzt habe einfach nicht intensiv genug versucht, die Ursache ihrer Beschwerden zu finden.

Gleich wie Ihre Schmerzen begonnen haben, und wie auch immer Ihre Diagnose lauten mag – die Wahrscheinlichkeit ist groß, dass Ihre Schmerzen nichts mit einer Schädigung der Wirbelsäule zu tun haben. Sogar die Tatsache, dass die Untersuchungen vielleicht degenerative oder sonstige Veränderungen der Wirbelsäule ergeben haben, muss kein Grund zur Besorgnis sein. Auch Wachstumsstörungen der Wirbelsäule oder eine schlechte Haltung müssen nicht unbedingt etwas mit Ihren Schmerzen zu tun haben.

Wir werden Ihnen auf den folgenden Seiten zeigen, wie die Sorge über eine Schädigung der Wirbelsäule zusammen mit anderen Quellen von Stress und Anspannung ausreichen können, um Ihre Schmerzen zu verursachen und anhalten zu lassen.

Auch dies bedeutet *nicht*, dass Sie sich Ihre Beschwerden nur einbilden. Vielmehr werden Sie erfahren, wie bestimmte Überzeugungen und emotionale Einstellungen die Ursache dafür sein können, dass Sie unbewusst Ihre Muskeln anspannen, und wie verspannte und verkrampfte Muskeln die Schmerzen auslösen können, die Sie empfinden.

Es ist wichtig, sich klarzumachen, dass jeder Mensch unter Stress und Spannungen leidet und jeder in den Teufelskreis von Schmerzen, Sorgen und Stress geraten kann, der chronische Rückenschmerzen verursacht. Die Anforderungen des modernen Lebens setzen uns alle einer erstaunlichen Vielzahl von Stressfaktoren aus. Doch auch wenn Stress in diesem Zusammenhang eine große Bedeutung zukommt, heißt das nicht, dass Sie Stress um jeden Preis meiden oder ausschließen müssten, um mit unserem Programm Erfolg zu haben. Stattdessen wollen wir Ihnen beibringen, wie Sie mit den unvermeidlichen Belastungen, die das Leben in unserer Gesellschaft mit sich bringt, besser fertig werden können.

Ungeachtet aller bisherigen Diagnosen: Wenn Sie frustriert sind, weil Sie es bisher nicht geschafft haben, Ihre chronischen Rückenschmerzen in den Griff zu bekommen, dann ist dieses Buch genau richtig für Sie.

Warum hat mir mein Arzt darüber nichts gesagt?

An dieser Stelle klingeln nun vielleicht Ihre inneren Alarmglocken. Möglicherweise denken Sie: »Wenn diese Methoden ein solcher ›Durchbruch‹ sind, warum weiß dann mein Arzt oder meine Ärztin nichts darüber? Er oder sie ist ziemlich gescheit. Er oder sie hat eine hervorragende Ausbildung.« Wir haben Verständnis für diese Fragen, weil wir sie genauso stellen würden. Schließlich hat es immer schon Scharlatane und Quacksalber gegeben. Die vollständige Antwort wird Ihre Bedenken zerstreuen, aber sie ist kompliziert. Wir werden sie deshalb eingehend im dritten Kapitel behandeln.

Die vorläufige, kurze Antwort lautet, dass es sehr lange dauert, bis Fortschritte in der Medizin allgemein akzeptiert werden. Das ist oft gar nicht so schlecht, denn schließlich ist die Gesundheit ein kostbares Gut, mit dem man vorsichtig umgehen sollte. Aber zum Glück reden wir hier nicht über Gehirnoperationen. Im Fall von Rückenschmerzen sind die Risiken unserer Methoden verschwindend gering, während die konventionellen Behandlungsmethoden ihrerseits mit einem erheblichen Risiko verbunden sind. Viele von ihnen machen die Dinge sogar schlimmer!

Die Methoden der Selbstbehandlung, die wir Ihnen vermitteln wollen, beziehen sich auf Körper und Geist zugleich. Die meisten Ärzte haben in ihrer Ausbildung einfach nicht gelernt, so zu denken. Eine Untersuchung nach der anderen kommt zu dem Ergebnis, dass chronische Rückenschmerzen oft nichts mit dem Zustand der Wirbelsäule zu tun haben. Immer mehr Untersuchungen zeigen, dass Stress der wichtigste Vorhersageparameter für chronische Rückenschmerzen ist. Die meisten Therapeuten, die mit chronischen Schmerzpatienten arbeiten, akzeptieren die Vorstellung, dass Stress eine *gewisse* Rolle dabei spielt, wie intensiv die Patienten ihre Schmerzen wahrnehmen. Sie kennen jedoch im Allgemeinen nicht die Forschungsergebnisse, die zeigen, dass der Geist über das Potenzial verfügt, die Schmerzen tatsächlich zu verursachen, indem er die Verspannungen im Körper erhöht.

Konventionelle und alternative Medizin

In den letzten Jahren ist das Interesse an dem, was man als »alternative« Medizin bezeichnet, rasch gewachsen. Eine Vielzahl so genannter alternativer Therapeuten verspricht Schmerzpatienten Hilfe und Linderung. Diese Therapeuten vertreten bisweilen die Ansicht, dass ihre Arbeit im Gegensatz zur »konventionellen« oder »westlichen« Medizin steht, andere sehen ihre Tätigkeit als komplementär, also ergänzend zur konventionellen Medizin.

Viele Leute haben gefragt, ob unser Selbsthilfeprogramm der alternativen Medizin zuzurechnen ist. Die Antwort ist schwierig, weil dieser Begriff so unterschiedlich interpretiert werden kann. Wir haben schon darauf hingewiesen, dass unsere Vorstellungen eine Alternative zur konventionellen medizinischen Betrachtung und Behandlung chronischer Rückenschmerzen sind. Aber wir werden Ihnen noch zeigen, dass unsere Methoden gleichzeitig ihre Grundlage in soliden wissenschaftlichen Untersuchungen haben, die in den letzten Jahren überall in der Welt durchgeführt worden sind.

Unser Programm, das die wichtigsten Beiträge aus der konventionellen wie der alternativen Medizin aufgreift, ist Teil einer spannenden Entwicklung, die man als »integrative Medizin« bezeichnet. Es eignet sich zur Behandlung aller Beschwerden, bei denen Stress eine wichtige Rolle spielt.

Es mag so aussehen, als würde das Selbsthilfeprogramm die körperliche Seite der Behandlung vernachlässigen. Das ist jedoch nicht der Fall. Wir wissen, dass vorwiegend körperbezogene Behandlungsansätze durchaus helfen *können*.

Denn da chronische Rückenschmerzen durch verspannte Muskeln verursacht werden, kann jede Behandlung, die zur Muskelentspannung führt, die Schmerzen zumindest vorübergehend lindern. Einige Therapeuten, die erkennen, dass die Schmerzen auf Muskelverspannungen zurückzuführen sind, bezeichnen das Problem als myofasziale Schmerzen. Sie stellen fest, welche Muskeln besonders stark betroffen sind, und versuchen diese durch Wärme, Massagen, manuelle Therapien, Injektionen und Dehnübungen aufzulockern. Das kann den Teufelskreis durchbrechen und zu einer dauerhaften Linderung führen. Im Grund kann jede Maßnahme, die dazu führt, dass sich die Patienten wieder normal bewegen und darauf vertrauen, dass ihr Rücken grundsätzlich intakt ist, die Schmerzen beenden.

Wenn Sie sich für den Inhalt dieses Buches interessieren, haben rein physikalische Behandlungen alleine wahrscheinlich nicht gewirkt. Indem es auf die Wechselwirkungen zwischen Körper und Geist eingeht, durchbricht unser Selbsthilfeprogramm den Schmerzkreislauf zuverlässiger.

2

Das Selbsthilfeprogramm

In diesem Kapitel erfahren Sie:
- Die wesentlichen Elemente des Selbsthilfeprogramms.
- Wie man dieses Buch effektiv benutzt.
- Wie Sie Ihre Vorstellungen von Rückenschmerzen analysieren können.

Unser Selbsthilfeprogramm ist eine brandneue und äußerst wirksame Methode, die Ihnen helfen kann, Ihre chronischen Rückenschmerzen zu überwinden. Sie ist aus persönlichen Erfahrungen hervorgegangen und im Laufe von über zehn Jahren klinischer Praxis in Psychologie und Medizin verfeinert worden. Das Programm erfordert zwar vom Patienten mehr persönlichen Einsatz als traditionelle Behandlungen mit Tabletten, Spritzen oder Manipulationen der Wirbelsäule, aber die Mühe wird durch langfristige Resultate belohnt.

Bevor Sie mit der Selbstbehandlung beginnen, ist jedoch eine vernünftige Diagnostik erforderlich, um die Möglichkeit auszuschließen, dass ernsthafte Gesundheitsprobleme für Ihren Zustand verantwortlich sind. Diese Ausschlussdiagnostik sollte auf jeden Fall durchgeführt werden! Wesentlich ist dabei, zwischen *wirklich ernsten* und nur *scheinbar ernsten* Problemen zu unterscheiden. Sobald diese Frage geklärt ist, können Sie mit dem Programm beginnen. Es besteht aus vier Teilen.

Das Selbsthilfeprogramm Gesunder Rücken

Vor Beginn des Programms

- Medizinische Untersuchungen, um ernste Gesundheitsprobleme auszuschließen.
Kapitel 3

1. Die wirklichen Ursachen chronischer Rückenschmerzen verstehen lernen

- Die Einstellung der konventionellen Medizin zu chronischen Rückenschmerzen – was daran falsch ist, und wieso wir das wissen.
- Ausgezeichnete Prognose – das neue, auf Forschungsergebnissen basierende Verständnis davon, wie Muskelverspannungen chronische Rückenschmerzen verursachen.
- Warum Ihr Arzt das vielleicht alles nicht weiß.
Kapitel 1, 2, 4, 5, 6

2. Ihren eigenen Fall von chronischen Rückenschmerzen verstehen lernen

- Analyse Ihrer persönlichen Symptome und Einstellungen zu Ihrem Schmerzproblem.
- Überprüfen und Aufdecken Ihrer Meinungen darüber, wodurch Ihre Schmerzen besser oder schlimmer werden.
Kapitel 7

3. Lernen, wie man wieder zur vollen körperlichen Aktivität zurückfindet

- Auflistung der Aktivitäten, die durch die Rückenschmerzen eingeschränkt werden oder ganz entfallen.
- Allmähliche und systematische Rückkehr zu einem normalen Spektrum körperlicher Aktivitäten.
- Probleme, die bei vermehrter Aktivität auftreten, bewältigen – durch Achtsamkeit, Übungen und wissenschaftliche Prinzipien.
Kapitel 8, 12, 13

1. *Die wirklichen Ursachen chronischer Rückenschmerzen verstehen lernen.* In diesem Teil des Programms erklären wir, was mit dem traditionellen medizinischen Verständnis von Rückenschmerzen nicht stimmt und woher wir das wissen. Wir helfen Ihnen auch zu verstehen, wieso Sie überhaupt chronische Rückenschmerzen bekommen haben und warum Sie weiterhin darunter leiden. Die Vorstellung, dass diese Schmerzen das Ergebnis einer Schädigung der Wirbelsäule sind, scheint logisch, natürlich und überzeugend, dass es einige Mühe kostet, sie zu widerlegen. Dieser Schritt ist jedoch sehr wichtig, denn Ihre Meinung über das, was nicht in Ordnung ist, kann die Schmerzen tatsächlich verschlimmern. Die Arbeit mit Überzeugungen ist ein ganz wesentlicher Teil der wirksamsten Behandlungen für solche stressbedingten Probleme.

2. *Ihren eigenen Fall von chronischen Rückenschmerzen verstehen lernen.* Sie haben wahrscheinlich Ihre eigenen Vorstellungen, was die Ursache Ihrer Probleme ist, und welche Bewegungen oder äußeren Umstände Ihre Schmerzen bessern oder verschlimmern. Die Überprüfung dieser Vorstellungen und ihre allmähliche Modifizierung, wenn Sie Schwachstellen entdecken, ist ein sehr wichtiger Teil des Programms. Wir zeigen Ihnen, wie man das am besten macht. Sobald Sie zu der Überzeugung gelangt sind, dass Ihr Rücken nicht wirklich »kaputt« ist, wächst Ihr Selbstvertrauen, und Sie sind bereit, sich auf

körperliche Aktivitäten einzulassen, die Ihnen helfen, wieder vollständig gesund zu werden.

3. *Lernen, wie man wieder zur vollen körperlichen Aktivität zurückfindet.* Im Gegensatz zu den meisten Behandlungen bei chronischen Rückenschmerzen zielt unser Selbsthilfeprogramm darauf ab, dass Sie wieder uneingeschränkt Ihren Aktivitäten nachgehen können. Es geht nicht nur darum, Ihre Schmerzen zu lindern, sondern auch, Ihre körperliche Funktionsfähigkeit wiederherzustellen. Das hat mehrere Gründe. Viele der mit Rückenschmerzen verbundenen negativen Emotionen, die Spannungen hervorrufen, haben mit Angst und Frustration zu tun. Sie sind frustriert, weil Sie gehandikapt sind und befürchten, dass Sie nie mehr ohne Einschränkungen so leben können, wie Sie wollen. Diese Gefühle lassen sich nur auflösen, indem Sie zur Normalität zurückkehren. Indem Sie sich selbst beweisen, dass Sie zu einem normalen Leben fähig sind und sogar anstrengende sportliche Übungen bewältigen können, beweisen Sie sich außerdem, dass mit Ihrer Wirbelsäule alles in Ordnung ist. Solange Sie daran nicht wirklich glauben können, wird jedes Auftreten von Rückenschmerzen immer wieder zu Besorgnis, Verspannungen und folglich mehr Schmerzen führen. Wir werden Ihnen bewährte Techniken zeigen, wie Sie mit vorübergehendem Unbehagen oder aufkommenden Sorgen umgehen können. Wahrscheinlich hat man Ihnen bisher immer gesagt, Sie sollten sich schonen und auf Ihren Rücken achten. Eine solche Haltung hat zur Folge, dass die Leute ernsthaft körperlich geschwächt sind. Wir bringen Ihnen bei, wie Sie mit einer ganzen Reihe von Übungen ohne Risiko Ihre Kraft, Gelenkigkeit und Ausdauer wieder verbessern können. Diese Übungen haben eine ganze Reihe nützlicher Effekte: Sie mildern Stress, lassen Sie wieder normal schlafen, verringern die Angst vor Bewegungen sowie die

Schwäche und Starre der Muskeln und »immunisieren« den Körper gegen kleinere Verletzungen.

4. *Den Umgang mit negativen Emotionen lernen.* Wenn Sie unter chronischen Rückenschmerzen leiden, haben Sie im Zusammenhang damit wahrscheinlich Angst, Wut, Sorge, Frustration, Depression und ähnliche Dämonen kennen gelernt. Diese Emotionen sind die natürliche Folge von Beschwerden, die ernste Behinderungen mit sich bringen. Außerdem spielen sie oft eine erhebliche Rolle, wenn chronische Rückenschmerzen unvermindert anhalten, weil sie die Ursache für Muskelverspannungen sind, welche die Schmerzen direkt hervorrufen können. Wenn man lernt, diese Stresszustände zu erkennen und angemessen damit umzugehen, kann das tatsächlich dazu beitragen, aus dem Schmerzkreislauf auszubrechen.

Alle Teile des Programms unterstützen sich gegenseitig. Während wir Sie Schritt für Schritt hindurchführen, werden die Veränderungen auf einem Gebiet es Ihnen erleichtern, die anderen Teile des Programms anzugehen. Alle Ihre Bemühungen werden sich im Laufe der Zeit wirksam ergänzen.

Dieses Buch ist ein Werkzeug

Wie Sie das meiste
aus dem Selbsthilfeprogramm herausholen

Wir sind erstaunt und erfreut über die vielen unterschiedlichen Selbsthilfebücher, die es inzwischen gibt. Ihnen geht es vielleicht genauso, und möglicherweise haben Sie festgestellt, dass die Qualität dieser Bücher recht unterschiedlich ist. Es wird Sie auch nicht überraschen, wenn wir behaupten, dass wir uns bemüht haben, für Sie zuverlässige Informationen von höchster Qualität zusammenzustellen. Wie eine ehemalige Vermieterin einmal sagte, als wir betonten, wir seien ganz besonders ordentlich und sauber: »Alle behaupten das!«

Viele Selbsthilfebücher beschreiben, wie man ein Problem lösen kann. Dieses hier unterscheidet sich davon, denn das bloße Lesen kann schon ein entscheidender Schritt zur Überwindung Ihrer chronischen Rückenschmerzen sein. Tatsächlich empfinden viele Leute eine gewisse Besserung, kurz nachdem sie das Buch beendet haben. Das hängt damit zusammen, dass die Überzeugung, Ihre Schmerzen seien die Folge einer geschädigten Wirbelsäule, für sich genommen schon beträchtliche Schmerzen verursachen kann. Und dieses Buch bringt eben jene Überzeugung ins Wanken. Wir sind der Ansicht, dass ein überwiegend auf Selbstbehandlung ausgerichteter Ansatz der richtige ist, weil professionelle Therapeuten sich von chronischen Rückenschmerzen immer noch ein weitgehend falsches Bild machen. Das bedeutet, dass es gegenwärtig nur wenige Therapeuten gibt, die Ihnen helfen können, unsere Methoden anzuwenden.

Deshalb stellen wir uns das Buch gerne als ein Werkzeug vor, und auf diesem Hintergrund haben wir versucht, es so »benutzerfreundlich« wie möglich zu gestalten. Wir haben weitgehend auf medizinische Fachausdrücke verzichtet (nennen sie aber, wenn sie dazu beitragen können, die Sprache der Ärzte besser zu verstehen). Wir versuchen, technische Fragen so zu erklären, dass sie nicht unter einem Berg überflüssiger Details begraben werden. Wenn Sie skeptisch sind oder weitere Informationen wünschen, finden Sie im Anhang ein Adressen- und Literaturverzeichnis. Außerdem haben wir Erfahrungsberichte von Betroffenen aufgenommen.

Im Text finden Sie immer wieder praktische Übungen. Es kann zweckmäßig sein, die Fragebögen gleich auszufüllen, aber wir wissen, dass manche Leute lieber erst den gesamten Text ohne Unterbrechung lesen. In diesem Fall können Sie später auf die Übungen zurückkommen.

Es ist durchaus möglich, dass Sie gar nicht alle Kapitel dieses

Buches lesen oder alle Teile des Programms absolvieren müssen, um wieder gesund zu werden. Wenn Ihre Zweifel an unserer Sicht des Problems schon früh beseitigt sind, ist es nicht notwendig, den ersten Teil des Buches ganz durchzuarbeiten. Sie können sofort aktiv werden (Kapitel 8) und auf das Hintergrundmaterial zurückgreifen, wenn es nötig ist. Ähnlich gilt: Wenn es Ihnen gut gelingt, Ihre gewohnten Aktivitäten wieder aufzunehmen, können Sie gerne auch schon einen Blick in die folgenden Kapitel werfen, wo es um die komplizierten emotionalen Fragen und Lebenssituationen geht, die viele Leute daran hindern, schmerzfrei zu werden.

Persönliche Meinung über Schmerzen
Eine erste Übung

Weil Meinungen und Überzeugungen bei chronischen Rückenschmerzen eine so wichtige Rolle spielen, besteht der erste Schritt zur Besserung darin, dass Sie Ihre persönlichen Ansichten über die Ursache Ihrer Schmerzen hinterfragen. Nehmen Sie sich deshalb an dieser Stelle ein paar Minuten Zeit, um den folgenden Fragebogen auszufüllen. Er wird Ihnen helfen, Ihre derzeitigen Vorstellungen zu klären.

Ansichten über Schmerzen

Ursachen des Problems
Was haben Sie am Anfang für die Ursache Ihrer Schmerzen gehalten?

_____

_____

Wie sind Sie zu dieser Ansicht gekommen?

_____

_____

Was haben Ärzte und/oder andere Therapeuten Ihnen über die Ursache Ihrer Schmerzen gesagt?

_____

_____

Zu welchen Ergebnissen sind eventuelle diagnostische Untersuchungen gekommen? Haben Sie diesen Ergebnissen getraut?

_____

_____

Haben sich Ihre Ansichten über die Ursachen Ihrer Schmerzen im Laufe der Zeit geändert? Wenn ja, wie und warum?

_____

_____

Beschreiben Sie, welche bildliche Vorstellung Sie von Ihrem Rücken haben. Wo ist Ihrer Meinung nach etwas locker, beschädigt, wo kratzt, reibt oder kneift etwas, wo ist etwas schwach, verspannt etc.?

_____

_____

Wenn Sie meinen, dass sich der Zustand Ihres Rückens verschlechtert, durch welchen Prozess wird das verursacht?

_____

_____

Welche dieser Vorstellungen, die Sie sich über Ihren Rücken gemacht haben, haben Sie am meisten in Aufregung versetzt?

_____

_____

Umgang mit Ihrem Rückenleiden
Haben Sie Sorge, dass Sie Ihren Rücken schädigen könnten, wenn Sie Dinge tun, die Schmerzen verursachen? Wie kommen Sie darauf?

_____

_____

Haben Sie irgendwelche Erfahrungen gemacht, die Sie zu der Überzeugung geführt haben, dass Sie Ihren Rücken schonen sollten?

———————————————————————————

———————————————————————————

Haben Sie Freunde oder Angehörige, die unter Rückenschmerzen leiden und deshalb in ihrem Leben eingeschränkt sind?

———————————————————————————

Geht es Ihnen insgesamt besser, wenn Sie Ihrem Rücken Ruhe gönnen? (Langfristig – nicht nur an bestimmten Tagen)

———————————————————————————

Sollten Sie eine Aktivität beenden, wenn sie Schmerzen auslöst?

———————————————————————————

Meinen Sie, dass Sie Ihre Aktivitäten auf Dauer werden einschränken müssen?

———————————————————————————

Machen Sie sich Sorgen, dass andere Leute mehr von Ihnen erwarten, als Sie leisten können?

———————————————————————————

———————————————————————————

C୬୫ର

Eine Beschreibung unserer Kernpunkte dauert nicht lange. Sie umfassend zu erklären und Ihre berechtigten und skeptischen Fragen zu beantworten, erfordert schon etwas mehr Zeit. Der Rest des Buches wird Ihnen eine praktische Anleitung geben.

3

Kaputter Rücken?

In diesem Kapitel erfahren Sie:
- Wie der Rücken aufgebaut ist.
- Warum wir gewöhnlich zu der *falschen* Annahme kommen, chronische Rückenschmerzen seien die Folge einer geschädigten Wirbelsäule.
- Die überzeugenden wissenschaftlichen Erkenntnisse, die in letzter Zeit den Nachweis erbracht haben, dass Schädigungen der Wirbelsäule fast *nie* die Ursache der Schmerzen sind.
- Warum die meisten professionellen Therapeuten diese Erkenntnisse nur langsam aufgreifen.

Es ist ganz natürlich anzunehmen, dass Rückenschmerzen die Folge einer Verletzung oder Krankheit sind. Wir alle lernen, körperliche Schmerzen mit einer Verletzung in Verbindung zu bringen. Wenn wir uns in den Finger schneiden, sehen wir das Blut und spüren den Schmerz. Wenn wir uns stoßen, tut das weh und wir bekommen einen blauen Fleck. Oft entspricht die Intensität der Schmerzen dem Ausmaß des sichtbaren Schadens. Wenn die Verletzung heilt, verschwinden die Schmerzen. Warum sollte das bei Rückenschmerzen anders sein? Wenn unser Rücken uns »umbringt«, denken wir selbstverständlich, dass irgendetwas Furchtbares die Ursache sein *muss*. Vielleicht hat Ihnen ein Arzt gesagt, Sie hätten von Geburt an eine deformierte Wirbelsäule oder Ihre Wirbelsäule sei im Laufe Ihres

Lebens geschädigt worden, und das sei die Ursache des Problems. Die meisten Erklärungen, die wir von Experten zu hören bekommen, verstärken solche Vorstellungen, aber die Ergebnisse wissenschaftlicher Untersuchungen weisen in eine völlig andere Richtung. Tatsache ist, dass bei chronischen Rückenschmerzen Schäden an der Wirbelsäule nur *sehr selten* eine Rolle spielen.

So ist der Rücken aufgebaut

Anatomie und Funktionsweise des Rückens

Ein kurzer Blick auf den Aufbau des Rückens hilft, unsere Kernpunkte zu verstehen. Einige von Ihnen wissen vielleicht schon mehr über die Anatomie der Wirbelsäule, als sie jemals wissen wollten, weil sie in der Arztpraxis die Furcht erregenden Bilder ihrer vermeintlich geschädigten Wirbelsäule gesehen haben, grafische Darstellungen betrachtet oder andere Bücher darüber gelesen haben. Wir werden uns deshalb an dieser Stelle auf die unbedingt notwendigen Grundlagen beschränken.

In der Abbildung sehen Sie die Grundstrukturen des Rückens. Die Wirbelsäule ist ein extrem robustes Gerüst, das den Körper aufrecht hält: Sie besteht aus einer Reihe kleiner Knochenstücke, die man als Wirbel bezeichnet. Zwischen diesen Wirbeln befindet sich jeweils eine kräftige, gummiartige Bandscheibe, welche die Knochen gegeneinander abpuffert und die Biegsamkeit der Wirbelgelenke erhöht. Außerdem verfügt der Rücken über kräftige Muskeln. An den Wirbeln selbst setzen sehr kurze Muskeln an, während sich längere über die gesamte Wirbelsäule erstrecken.

Die Anatomie des Rückens kann individuell verschieden sein. Einige der am häufigsten beschriebenen Abweichungen haben mit den Bandscheiben zu tun. Ausbuchtungen der Band-

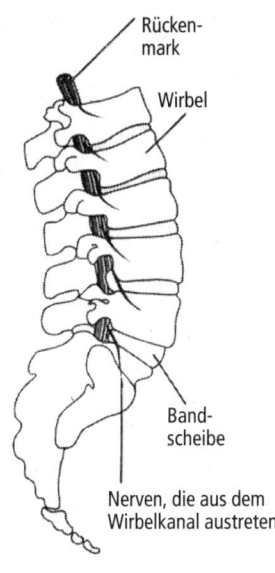

Rücken-
mark

Wirbel

Band-
scheibe

Nerven, die aus dem
Wirbelkanal austreten

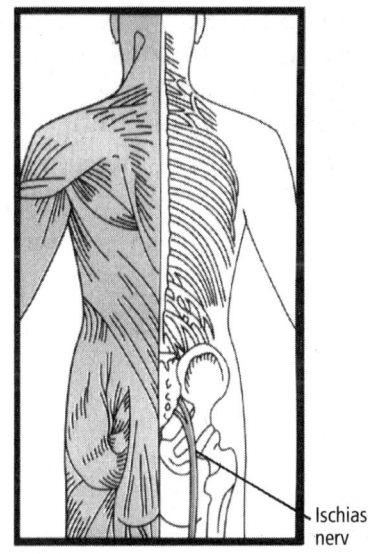

Ischias-
nerv

Aufbau der Wirbelsäule　　　*Rückenmuskeln*

Aus: Bigos S., Bowyer O., Braen G. et al: Understanding Acute Low Back Problems;
US Department of Health an Human Services, Dez. 1994.

scheiben führen dazu, dass eine Bandscheibe vorsteht, während ein Bandscheibenvorfall durch einen Riss in der äußeren Oberfläche der Bandscheibe bedingt ist. Beidem gibt man oft die Schuld für Rückenschmerzen oder Ischias, die Schmerzen, die ins Bein ausstrahlen. Bandscheibenvorfälle können zwar bisweilen zu einem Druck auf die Nerven führen, aber wir werden Ihnen zeigen, dass Ausbuchtungen von Bandscheiben und Bandscheibenvorfälle weit verbreitet sind und oft nicht einmal bemerkt werden.

Wirbelsäulenschaden als Grund von chronischen Rückenschmerzen – eine Theorie

Was die meisten Leute für die Ursache chronischer Rückenschmerzen halten

Inzwischen dürfte deutlich sein, dass Patienten und medizinische Experten oft davon ausgehen, chronische Rückenschmerzen würden durch irgendeine Schädigung der Wirbelsäule verursacht. Diese Annahme wird leider selten als eine Theorie, sondern eher als eine »Tatsache« dargestellt. Vielleicht hat man Ihnen gesagt, dass Sie durch eine genetische Abweichung besonders anfällig für Verletzungen sind, dass bestimmte Teile Ihrer Wirbelsäule degeneriert oder geschädigt sind, oder dass eine Kombination aus beidem vorliegt. Wahrscheinlich haben Sie beim Ausfüllen des Fragebogens am Ende des zweiten Kapitels eines dieser Probleme als Ursache Ihrer Schmerzen angegeben.

Unsere Assoziation zwischen Schmerzen und einer körperlichen Verletzung ist so stark, dass sogar Leute, deren Schmerzen ursprünglich bei einer ganz normalen Aktivität begonnen haben, ständig nach einem Ereignis suchen, das ihrem Rücken »Schaden« zugefügt hat. Bei unserer Arbeit haben wir häufig gehört, wie Leute sagten: »Es muss beim Schnee schaufeln passiert sein« oder: »Ich glaube, ich habe mein Baby nicht richtig gehalten« oder: »Es ist beim Staubsaugen passiert«, obwohl sie schon viele Male vorher auf dieselbe Weise Schnee geschaufelt, ihr Baby gehalten oder Staub gesaugt haben. Forschungsergebnisse zeigen jedoch, dass chronische Rückenschmerzen in zwei von drei Fällen ohne einen Unfall oder eine Verletzung auftreten.

Ihrer Ausbildung entsprechend suchen Allgemeinmediziner, Orthopäden, Neurochirurgen, Chiropraktiker und Physiotherapeuten generell nach strukturellen Abweichungen, um chronische Schmerzen zu erklären. Die Technologie spielt dabei ebenfalls eine Rolle: Wir haben inzwischen bildgebende Verfahren wie die Magnetresonanztomographie und die Computertomographie, die uns genau die »Verletzungen« oder »Defekte« zeigen können. Diesen Abweichungen wird jeweils eine bestimmte Diagnose zugeordnet (die häufigsten erläutern wir im Anhang). Die meisten dieser Diagnosen gehen davon aus, dass eine Bandscheibe oder ein Wirbel auf eine Nervenwurzel drückt. In manchen Fällen glaubt man auch, dass eine Verkrümmung der Wirbelsäule für Fehlhaltungen verantwortlich ist, welche zu einer ständigen Überlastung bestimmter Muskeln führen und dadurch die Schmerzen hervorrufen. Das alles, verbunden mit unserer Vorstellung, dass Schmerzen etwas mit Verletzungen zu tun haben, ist mehr als genug, um die meisten Leute zu überzeugen, dass ihr kaputter Rücken die Ursache ihrer Probleme ist.

Was mit der Theorie des Wirbelsäulenschadens nicht stimmt

Warum wir meinen, dass diese Erklärung für die meisten Fälle chronischer Rückenschmerzen nicht zutrifft

Die meisten Patienten können sich nur schwer von der Überzeugung lösen, dass ihr Rücken geschädigt ist. Vernünftige Leute brauchen nun mal ziemlich triftige Gründe, um den gesunden Menschenverstand, persönliche Erfahrung und Expertenrat zu missachten.

Medizinische Behandlung basiert auf wissenschaftlichen Erkenntnissen, und die meisten von uns vertrauen der Medizin, zumindest mehr als allem anderen, wenn es um Schmerzprobleme geht. Bei chronischen Rückenschmerzen klafft jedoch eine Lücke zwischen den wissenschaftlichen Erkenntnissen und der gegenwärtigen medizinischen Praxis. Deshalb raten wir Ihnen, dieses Kapitel sorgfältig zu lesen und unserer Argumentation zu folgen. Sie finden darin eine solide, ausgewogene und vernünftige Grundlage für fast alles, was zu unserem Selbsthilfeprogramm gehört. Ein absolut wesentliches Element des Programms besteht darin, dass Sie wieder anfangen, sich normal zu bewegen und Ihren üblichen Aktivitäten nachzugehen. Das ist jedoch schwierig, solange Sie glauben, Ihre Schmerzen würden bedeuten, dass Sie Ihrem Rücken Schaden zufügen.

Da chronische Rückenschmerzen eine erhebliche Belastung des öffentlichen Gesundheitssystems darstellen, sind zu diesem Problem weltweit zahlreiche Untersuchungen durchgeführt worden. Ihre Ergebnisse liefern eindeutige Beweise, dass chronische Rückenschmerzen in aller Regel nicht durch einen strukturellen Schaden verursacht werden. Diese Beweise lassen sich in fünf Kategorien unterteilen:

1. *Viele Menschen haben einen Wirbelsäulenschaden, aber keine Rückenschmerzen.* Bei den *meisten* Leuten, die noch nie ernsthafte Probleme mit Rückenschmerzen hatten, können genau die gleichen Schäden oder Missbildungen der Wirbelsäule festgestellt werden wie jene, welche die Ärzte für die chronischen Rückenschmerzen ihrer Patienten verantwortlich machen.

   Eine Gruppe von Untersuchungen beschäftigte sich mit der Frage: »Wie sieht ein ›normaler‹ Rücken aus?« Das ist eine sehr wichtige Überlegung. Denn wenn es zutrifft, dass strukturelle Abweichungen die Ursache für Rückenschmerzen sind, dann dürfte es sie bei schmerzfreien Menschen nicht geben.

   Die Kernfrage ist also, wie verbreitet solche strukturellen Abweichungen bei Leuten sind, die keine Rückenschmerzen haben. Eine sehr eindrucksvolle Untersuchung, über die im ehrwürdigen »New England Journal of Medicine« berichtet wurde, hat Magnetresonanztomographien von einer sehr ungewöhnlichen Personengruppe erstellt: Leute, die in ihrem ganzen Leben noch nie länger als ein paar Tage Rückenschmerzen hatten. Die Ergebnisse waren hochinteressant: 64 Prozent der schmerzfreien Personen hatte deformierte Bandscheiben. Bei 52 Prozent wurden Ausbuchtungen festgestellt, bei 28 Prozent Oberflächenrisse, die zum Bandscheibenvorfall führen. Bei 38 Prozent der untersuchten Personen war mehr als eine Bandscheibe deformiert. Außerdem wurden noch viele andere Abweichungen an der Wirbelsäule gefunden. Denken Sie daran, dass diese »Probleme« bei Leuten festgestellt wurden, die in ihrem ganzen Leben höchstens einmal vorübergehend Rückenschmerzen gehabt hatten!

All diese beängstigend klingenden Diagnosen gelten bei Leuten, die unter chronischen Rückenschmerzen leiden, gemeinhin als Ursache ihrer Beschwerden. Die Autoren dieser Untersuchung, die einen Meilenstein in der Forschung darstellt, kamen zu dem Schluss, dass solche Abweichungen bei Patienten mit chronischen Rückenschmerzen »häufig Zufall sein könnten«. Zahlreiche andere Untersuchungen sind zu ähnlichen Ergebnissen gekommen. Es wird zunehmend deutlich, dass viele vermeintliche Schäden der Wirbelsäule entweder normale Variationen der menschlichen Anatomie darstellen oder das Ergebnis normaler, altersbedingter Abnutzung sind. Sie sind kein Hinweis auf Verletzungen oder Krankheiten.

2. *Viele Menschen mit Rückenschmerzen haben eine intakte Wirbelsäule.* Diese zweite Kategorie von Beweisen liefert eine erstaunlich große Gruppe von Leuten, die unter chronischen Rückenschmerzen leiden, ohne dass die Untersuchung der Wirbelsäule irgendeinen Befund erbracht hätte.

Joseph war ein erfolgreicher Arzt. Nachdem er Internist geworden war, absolvierte er noch zwei zusätzliche Spezialausbildungen. Er liebte die Medizin und war zutiefst wissenschaftsgläubig.

Im Laufe der vielen Jahre seiner medizinischen Ausbildung hatte er hin und wieder leichte Rückenschmerzen gehabt. Da sie stets rasch wieder vergangen waren, hatte er sie nie sonderlich beachtet. Eines Tages bekam er jedoch starke Rückenschmerzen. Er versuchte sie anfangs zu ignorieren, aber nach einigen Wochen fiel es ihm schwer, weiter seiner Arbeit nachzugehen.

Joseph begann, Spezialisten zu konsultieren. Zu seiner Überraschung konnte niemand die Ursache seiner Schmerzen finden. Im Laufe der folgenden zwei Jahre suchte er viele Orthopäden, Neurologen, Rheumatologen und einen Facharzt für Rehabilitationsmedizin auf. Es wurden Computertomographien, Magnetresonanztomographien, Blutuntersuchungen und EMGs zur Nerventestung durchgeführt. Alle Ergebnisse waren normal. Er ließ die Untersuchungen wiederholen. Wieder waren die Ergebnisse normal. Er wurde immer frustrierter, da seine Schmerzen unvermindert anhielten, obwohl alle Untersuchungen, die von den besten Ärzten durchgeführt worden waren, nichts ergeben hatten.

Die Geschichte von Joseph ist keineswegs ungewöhnlich. Bei vielen Patienten findet man auch nach umfangreichen Untersuchungen keine Anomalien der Wirbelsäule. Aber diese Leute beschreiben ihre Schmerzen ganz ähnlich wie jene, deren Wirbelsäule Abweichungen zeigt, einschließlich Ischiasschmerzen (die ins Bein ausstrahlen) und andere Symptome, die man gewöhnlich mit strukturellen Problemen der Wirbelsäule in Verbindung bringt. Leider wird den Patienten ohne konkreten Befund manchmal unterstellt, dass sie sich ihre Schmerzen nur einbilden oder sie nur vorgeben. Viele Betroffene sind sogar enttäuscht, wenn ihre Untersuchungen keinen krankhaften Befund ergeben. Sie fürchten, dass ihre

Klagen über die Schmerzen dann nicht ernst genommen werden, oder sie machen sich Sorgen, dass die wirkliche Ursache ihrer Beschwerden nicht gefunden wurde.

3. *Eine Operation der geschädigten Wirbelsäule nimmt oft nicht die Schmerzen.* Viele Leute mit Rückenschmerzen, deren Wirbelsäule Abweichungen zeigt, haben auch nach einer »erfolgreichen« Operation weiterhin Schmerzen. Diese Erfahrungen vieler operierter Patienten stellen den Zusammenhang zwischen Schäden der Wirbelsäule und Rückenschmerzen weiter in Frage:

Marvin hatte wegen seiner Rückenschmerzen und quälenden Ischiassymptome viele Spezialisten konsultiert und Monate lang nicht mehr arbeiten können. Seine Magnetresonanztomographie zeigte einen Bandscheibenvorfall. Anfangs empfahlen die Ärzte eine konservative Behandlung – Ruhe und Schonung der Wirbelsäule – in der Hoffnung, die Bandscheibe würde sich von selbst wieder normalisieren. Leider besserten sich die Schmerzen nicht, und eine zweite Magnetresonanzuntersuchung zeigte, dass der Bandscheibenvorfall weiterhin bestand.

Die Ärzte empfahlen nun eine Operation, der Marvin bereitwillig zustimmte, weil er nach Monaten des Leidens ohne jede Besserung seinem Elend nun unbedingt ein Ende machen wollte. In seinem Fall beschloss der Chirurg, die Bandscheibe zu entfernen und das betroffene Wirbelgelenk zu versteifen.

Es dauerte eine Weile, bis die Wirbel zusammengewachsen waren, aber Marvin achtete sorgfältig darauf, alle Anweisungen seines Arztes genau zu beachten, und schließlich war auf den Röntgenbildern zu erkennen, dass das Gelenk versteift war. Das einzige Problem bestand darin, dass Marvin noch genau dieselben Schmerzen hatte wie vor der Operation.

Viele, viele andere Patienten berichten ähnliche Geschichten. Die operative Behandlung chronischer Rückenschmerzen bleibt sehr oft erfolglos, sogar wenn bildgebende Verfahren strukturelle Anomalien der Wirbelsäule nachgewiesen haben. Gewöhnlich gelingt es bei den Operationen, Teile der Bandscheiben zu entfernen oder andere strukturelle Schäden der Wirbelsäule zu beheben. Ungeachtet dessen werden die Schmerzen manchmal schlimmer, manchmal besser, oder sie bleiben gleich. Auf jeden Fall zeigen die Ergebnisse klar, dass es keinen engen Zusammenhang zwischen der angeblich defekten Wirbelsäule und den Schmerzen gibt.

Einige faszinierende Ergebnisse wurden von Wissenschaftlern berichtet, die bei chirurgischen Patienten Jahre nach der Operation eine Magnetresonanztomographie durchführten. In einer Studie zeigte sich, dass mehr als ein Drittel der Patienten immer noch Bandscheibenvorfälle hatte. Damit wird klar, dass der Zustand der Bandscheiben keinen Einfluss darauf hat, ob die Schmerzen weiterhin bestehen oder nicht.

4. *Schmerzfrei nach »Placebo-Operationen«.* Häufig verschwinden die chronischen Rückenschmerzen nach einer Operation, bei der absolut keine Schädigung der Wirbelsäule festgestellt werden konnte, sodass die Patienten einfach wieder »zugenäht« wurden. Bevor die modernen bildgebenden Verfahren entwickelt wurden, führten Chirurgen »explorative« Rückenoperationen durch, die ausschließlich auf der Krankengeschichte und den vom Patienten angegebenen Beschwerden (wenn die Schmerzen entsprechend stark waren) basierten. Viele Male wurde in solchen Fällen der Rücken geöffnet, man fand nichts Außergewöhnliches und nähte den Patienten einfach wieder zu.

Eine größere Untersuchung solcher Fälle kam zu dem Ergebnis, dass fast jeder zweite Patient nach einer solchen Operation vollkommen schmerzfrei war. Mehr als ein Drittel der Patienten verspürte nach einer solchen Operation auch keine Ischiasschmerzen mehr. Es ist offensichtlich, dass Schäden an der Wirbelsäule nicht die Ursache für die Schmerzen dieser Patienten waren. Die Resultate mögen zwar schockierend sein, aber die Wissenschaftler verstehen nun, dass diese Patienten wahrscheinlich nur deshalb wieder gesund wurden, weil sie fest daran *glaubten*, dass die Operation ihnen helfen würde. Die Patienten waren in keiner anderen Hinsicht außergewöhnlich, weder »Hypochonder« noch besonders empfänglich für Suggestionen. Es stellt sich heraus, dass der bloße Glaube das Ergebnis aller medizinischen Maßnahmen und Verfahren beeinflussen kann. Dieser Einfluss ist weitaus stärker, als die meisten Leute – Ärzte eingeschlossen – es für möglich halten. Wir werden im nächsten Kapitel näher darauf eingehen.

5. *In Industrieländern mit hohem Stressfaktor sind Rückenschmerzen am häufigsten.* Menschen in den so genannten Entwicklungsländern tun oft all die Dinge, die uns um unseren Rücken fürchten lassen: Sie verrichten harte körperliche Arbeit, schlafen auf primitiven Matratzen, gehen lange Strecken in abgetragenen Schuhen, fahren in unbequemen Autos über holprige Straßen und erhalten nur begrenzte medizinische Fürsorge. Wenn chronische Rückenschmerzen wirklich eine Folge struktureller Wirbelsäulenschäden wären, dann würden wir erwarten, dass diese Leute furchtbare Rückenprobleme hätten. Das trifft aber nicht zu. Ärzte, die in diesen Gebieten arbeiten, berichten, dass die Menschen dort nur selten über Rückenschmerzen klagen. In den USA hingegen sind Rückenschmerzen nach Erkältungen und grippalen Infekten der zweithäufigste Grund für die Konsultation eines Arztes. Es kommt auch nur sehr selten vor, dass man in tech-

nologisch weniger entwickelten Ländern Menschen trifft, die auf Grund von Rückenproblemen nicht arbeiten können. Tatsächlich sind Rückenschmerzen am seltensten in den ländlichen Gebieten armer Länder, wo die Leute körperlich am härtesten arbeiten müssen. Wie kann das sein?

Die meisten Wissenschaftler gehen davon aus, dass kulturelle Unterschiede bezüglich der Einstellung zu Rückenschmerzen den Schlüsselfaktor darstellen. Die Menschen in weniger entwickelten Ländern betrachten gelegentlich auftretende Rückenschmerzen als normal und gehen weiterhin ihrer üblichen Arbeit nach. Sie fürchten die Schmerzen nicht, betrachten sie nicht als Krankheit und lassen sich deswegen nicht medizinisch untersuchen. Sie gönnen sich keine ausgiebigen Ruhepausen, in denen sie darauf warten, dass die Schmerzen verschwinden. Als Folge dieses Verhaltens löst sich das Problem meist von selbst und wird nicht chronisch. Würden chronische Rückenschmerzen tatsächlich durch strukturelle Wirbelsäulenprobleme verursacht, dann könnten die Leute sich nicht so verhalten.

Lassen Sie uns noch einmal alle Beweise zusammenfassen: Menschen ohne Schmerzen haben oft eine Wirbelsäule, die »anormal« aussieht, während Schmerzpatienten häufig eine »normal« aussehende Wirbelsäule haben. »Erfolgreiche« Operationen, bei denen strukturelle Wirbelsäulenprobleme beseitigt werden, vermögen oft nicht, die chronischen Rückenschmerzen zu lindern, während andererseits Patienten nach Operationen, die nichts an der Wirbelsäule verändert haben, von ihren Schmerzen befreit sind. Und schließlich: Leute in weniger entwickelten Ländern, die ihren Rücken oft »misshandeln«, leiden nur selten unter ernsten Schmerzproblemen.

Diese Fakten ergeben nicht den geringsten Sinn, wenn wir weiterhin davon ausgehen, dass chronische Rückenschmerzen durch Schäden an der Wirbelsäule verursacht werden. Jede vernünftige Analyse lässt nur den Schluss zu, dass es eine andere Ursache für die Schmerzen geben *muss*. Die überraschende Wahrheit ist, dass fast alle chronischen Rückenschmerzen *in keiner Weise* mit dem strukturellen Zustand der Wirbelsäule zu tun haben.

Wir sind uns darüber klar, dass diese Schlussfolgerung nur schwer zu akzeptieren ist, und dass jeder Mensch dafür unterschiedlich lange braucht. Wir erwarten nicht von Ihnen, dass Sie allein auf Grund dieser Informationen schon Ihre Meinung über die Ursache Ihrer Rückenschmerzen ändern. Wir wollten damit lediglich gewisse Zweifel wecken. Es reicht im Moment völlig aus, wenn Sie sich einfach mit dem Gedanken auseinander setzen, dass unsere Aussagen wahr sein *könnten*.

Geprüft und nicht bewährt, aber trotzdem weiter praktiziert

Warum manche Ärzte trotz aller Beweise des Gegenteils weiterhin an die Theorie von der geschädigten Wirbelsäule glauben

Wenn es so viele Beweise gibt, die dagegen sprechen, dass strukturelle Anomalien der Wirbelsäule die Ursache für chronische Rückenschmerzen sind, warum konzentrieren sich viele Therapeuten dann immer noch auf diesen vermeintlichen Zusammenhang? Angesichts einer gut ausgebildeten und überaus fähigen Ärzteschaft kann man leicht zu dem Schluss kommen, dass unser neues Selbsthilfeprogramm irgendeine Schwachstelle haben muss – die vielleicht für medizinische Laien nicht nachvollziehbar ist. Tatsache ist jedoch, dass die meisten Ärzte, Chiropraktiker und Physiotherapeuten unseren Ansatz einfach *nicht kennen*. Warum dies so ist, erfahren Sie auf den folgenden Seiten. Dazu müssen wir ein wenig technisch werden und darstellen, wie sich medizinisches Wissen entwickelt.

1. *Veraltete Methoden sind nicht angemessen geprüft worden.* Die schlichte Wahrheit ist, dass viele Patienten mit Rückenschmerzen mit oder ohne Behandlung wieder gesund werden, und manchmal sogar unabhängig von der Art der Behandlung. Das verleitet viele Ärzte natürlich zu der Annahme, dass ihre Behandlung erfolgreich war.

Überraschenderweise kann allein schon der Gedanke, dass eine Behandlung uns helfen wird, dazu führen, dass wir uns besser fühlen. Das ist der »Placeboeffekt«. So wie Scheinmedikamente nachweislich oft genauso gut wirken wie echte Medikamente, kann auch jede Behandlung, die dem Patienten Heilung verspricht, ein wirkungsvolles Placebo sein.

Bei Medikamenten wurde dies schon getestet. Es gibt jedoch nur wenige Untersuchungen, welche die Effektivität von konventionellen Behandlungen bei Rückenschmerzen und vor allem von Operationen mit der Effektivität einer Placebobehandlung vergleichen. Das bedeutet: Auch wenn die meisten Behandlungen zu wirken scheinen, gibt es keine Möglichkeit zu prüfen, ob es den Patienten besser geht, weil sie *glauben*, dass sie eine effektive Behandlung bekommen, oder weil die Behandlung *tatsächlich* effektiv ist.

2. *Die medizinische Wissenschaft hat schon oft verkannt, wie der Geist den Körper beeinflussen kann.* Die Vorstellung, dass Geist und Körper sich gegenseitig stark beeinflussen, kam während des 16. Jahrhunderts aus der Mode. Die Wissenschaftler begannen damals, den Körper als eine Art Maschine zu betrachten. Wenn etwas nicht in Ordnung war, musste es daran liegen, dass ein Teil des Apparates kaputt war.

Viele Ärzte gehen immer noch davon aus, dass der Geist keinen Einfluss auf körperliche Vorgänge hat. Weil die moderne Medizin erstaunliche Fortschritte bei der Behandlung von Krankheiten und Verletzungen gemacht hat, ist diese Annahme bis vor kurzer Zeit nicht ernsthaft in Frage gestellt worden. Mediziner neigen deshalb dazu, bei ihren Rücken-schmerzpatienten nach Defekten der Wirbelsäule zu suchen, um diese dann nach Möglichkeit zu reparieren. Auf der Basis der aktuellen Forschungsergebnisse entwickeln sich zwar immer deutlicher Ansichten, die sowohl den Körper als auch den Geist berücksichtigen. Aber bisher haben nur relativ wenige Ärzte eine Ausbildung auf diesem Gebiet.

3. *Wissenschaftlicher Fortschritt, Objektivität und menschliche Wesen.* Viele Leute haben den Eindruck, die Wissenschaft sei vollkommen objektiv. In Wirklichkeit sind Wissenschaft und Medizin sehr menschliche Unternehmungen. Die Fragen, die Wissenschaftler stellen, und die Art, wie sie die Ergebnisse interpretieren, werden beeinflusst von ihren Persönlichkeiten, der Politik, der Ausbildung, den Lebensanschauungen und den Quellen, aus denen sie ihre Arbeit finanzieren.

Die vorläufigen Überlegungen zu einem Problem, an dem Wissenschaftler arbeiten, werden oft als »Theorien« oder »Modelle« bezeichnet. Die Annahme, chronische Rücken-schmerzen müssten durch eine geschädigte Wirbelsäule verursacht sein, ist eine solche Theorie. Dass viele Therapeuten trotz aller neuen Beweise des Gegenteils diese Theorie noch immer als Tatsache betrachten, ist keineswegs ein Einzelfall. Die Theorie, dass Schokolade Akne verursacht, wurde beispielsweise durch wissenschaftliche Untersuchungen in den fünfziger Jahren widerlegt, aber sie existierte noch lange in den Köpfen vieler Ärzte und Patienten. Auch die Vorstellung, dass Magengeschwüre zum Teil durch Bakterien verursacht werden und mit Antibiotika effektiv behandelt werden können, wurde zunächst belächelt, dann zurückgewiesen und schließlich von den Wissenschaftlern akzeptiert. Trotzdem belegen neuere Daten, dass einige Ärzte immer noch keine Antibiotika verordnen.

Wissenschaftliche Fortschritte brauchen gewöhnlich ihre

Zeit. Die vorherrschende Theorie in einem Wissenschaftszweig wird im Allgemeinen erst aufgegeben, wenn überwältigende Beweise gegen sie sprechen. Bis dahin werden auch Theorien, die sich später als bei weitem überlegen erweisen, oft verhöhnt. Außerdem dauert es oft eine ganze Weile, bis neue Erkenntnisse oder Behandlungsansätze bei der Mehrheit der Anwender angekommen sind und sich in der Praxis wirklich durchsetzen können.

Die Patienten nehmen oft an, es gebe unter den medizinischen Autoritäten vollkommene Übereinstimmung, wie ein bestimmtes Problem zu behandeln ist. Aber selbst wenn das zutrifft, muss sich der einzelne Arzt in seiner Praxis nicht unbedingt daran halten. Bei einer Untersuchung offizieller Behandlungsrichtlinien zeigte sich, dass eine beträchtliche Zahl von Ärzten entweder eine Standardbehandlung verweigerte oder mit einigen der betreffenden Empfehlungen nicht einverstanden war.

CBEO

Obwohl viele Ärzte mit ihren Ansichten über chronische Rückenschmerzen noch nicht auf dem neuesten Stand sind, ist es wichtig, einen Arzt aufzusuchen, bevor Sie mit unserem Selbsthilfeprogramm beginnen. Wir werden Ihnen ein Modell chronischer Rückenschmerzen vorstellen, das angesichts der neuen wissenschaftlichen Erkenntnisse wesentlich mehr Sinn ergibt als die konventionellen Theorien. Um sich auf diese Erklärungen einlassen zu können, müssen Sie jedoch sicher sein, dass Ihre Rückenschmerzen keine körperlichen Ursachen haben, wie es in seltenen Fällen möglich ist.

4

Ausschluss ernsthafter Krankheiten

In diesem Kapitel erfahren Sie:
- Die Bedeutung einer guten medizinischen Diagnose.
- Wo Sie mehr Informationen bekommen.

Wie schon gesagt: Es gibt überzeugende Beweise dafür, dass chronische Rückenschmerzen in den allermeisten Fällen durch Muskelverspannungen und eine schlechte körperliche Kondition verursacht werden. Das gilt sogar für Patienten, die häufig entsetzliche Schmerzen haben und dadurch seit Jahren eingeschränkt sind. Wir haben jedoch auch darauf hingewiesen, dass es gelegentlich Ausnahmen von dieser Regel *gibt*. Dazu gehören Tumore, Infektionen, bestimmte Entzündungskrankheiten sowie Verletzungen oder Deformationen der Wirbelsäule. Bedenken Sie aber, dass diese ungewöhnlichen Probleme lediglich *ein halbes bis ein Prozent* der Patienten mit chronischen Rückenschmerzen betreffen.

Diagnostik zum Ausschluss seltener Probleme

Stellen Sie sicher, dass keine ernsten
strukturellen Probleme oder Krankheiten vorliegen

Es ist entscheidend, dass Patienten mit chronischen Rückenschmerzen einen Arzt aufsuchen, bevor sie mit der Selbstbehandlung oder anderen von uns vorgeschlagenen Methoden
beginnen. Dafür gibt es mehrere wichtige Gründe:

- Für den unwahrscheinlichen Fall, dass bei Ihnen tatsächlich
  schwere und behandelbare medizinische Probleme vorliegen, müssen diese selbstverständlich festgestellt und angemessen therapiert werden.
- Sie brauchen eine kompetente medizinische Beratung, die es
  Ihnen erlaubt, sich ernsthaft mit dem Gedanken auseinander
  zu setzen, dass Ihre chronischen Rückenschmerzen nicht
  durch einen Wirbelsäulenschaden verursacht werden. Solange Sie dazu nicht in der Lage sind, ist es sehr schwierig,
  den Prozess der Genesung einzuleiten.
- Sie müssen sich von einem Arzt bestätigen lassen, dass Sie
  sich ohne Einschränkung körperlich bewegen dürfen.

Zum Glück können gut ausgebildete Ärzte, welche die von uns
dargestellten Prinzipien verstehen, mit Hilfe diagnostischer
Verfahren definitiv die meisten schweren Erkrankungen ausschließen. Viele Leute mit chronischen Rückenschmerzen unterziehen sich zahlreichen Untersuchungen, und es ist unwahrscheinlich, dass dabei eine der seltenen Schmerzursachen übersehen würde. Viel wahrscheinlicher ist es leider, dass zumindest eine dieser Untersuchungen eine harmlose strukturelle
Abweichung, eine Fehlhaltung oder eine körperliche Aktivität
fälschlicherweise als Ursache der Schmerzen identifiziert. Es
kann schwierig sein, sich ohne ein professionelles Gegengut-

achten über eine solche Fehldiagnose hinwegzusetzen. Bisweilen ist es auch gar nicht einfach, einen Arzt zu finden, der Ihre Fortschritte unterstützt, indem er Sie zu uneingeschränkter Bewegung ermutigt. Wenn Sie damit Schwierigkeiten haben, sollten Sie versuchen, in Ihrer Gegend einen Facharzt für Rehabilitationsmedizin zu finden. Er ist auf Muskelprobleme spezialisiert und wird Sie wahrscheinlich eher zu körperlichen Aktivitäten ermutigen. Fragen Sie bei Ihrer Krankenkasse nach entsprechenden Spezialisten oder sehen Sie in den Gelben Seiten des Telefonbuchs nach.

Wonach Ihr Arzt suchen sollte

Die häufigsten Warnzeichen, die auf schwere
Verletzungen oder Krankheiten hinweisen

Jeder ist nervös, wenn er zum Arzt geht, um sich untersuchen zu lassen. Aber denken Sie dran, dass Rückenschmerzen meist durch Muskelverspannungen verursacht werden, und das ist nicht gefährlich. Die medizinische Forschung hat eindeutig nachgewiesen, dass Rückenschmerzen als solche die körperliche Funktionsfähigkeit nicht einschränken. Sie können uneingeschränkt heben, sich bücken, Lasten tragen, in die Hocke gehen, spielen, Sex haben und Sport treiben, sofern Sie nicht zu den wenigen Patienten gehören, bei denen eine schwere Krankheit die Schmerzen verursacht.

Die amerikanische Regierung hat kürzlich Richtlinien zur Diagnose und Behandlung von Rückenschmerzen veröffentlicht. Sie basieren auf einer umfassenden Analyse aller aktuellen Forschungsergebnisse zu diesem Thema. Bei akuten Rückenschmerzen (die nicht länger als einen Monat dauern) sollen die Ärzte nach bestimmten Warnzeichen suchen, die ein Hinweis darauf sein könnten, dass die Beschwerden durch ernste Gesundheitsprobleme verursacht werden. Diese Hinweise können auch bei chronischen Rückenschmerzen ernstere Probleme signalisieren. Dazu gehören:

- Unerklärliche Gewichtsverluste, Fieber oder Frösteln
- Patienten, die jünger als 20 oder älter als 50 Jahre sind (obwohl muskulär bedingte Rückenschmerzen, die ungefährlich sind, auch in diesen Altersgruppen häufig vorkommen)
- Harnwegsinfekte oder bakterielle Infektionen in letzter Zeit
- Drogenmissbrauch
- Immunschwäche auf Grund von HIV, Transplantationen oder Steroiden
- Verschlimmerung der Schmerzen im Liegen oder starke Schmerzen in der Nacht
- Schwere Verletzungen in jüngster Zeit (bei älteren Patienten mit Osteoporose auch kleinere Verletzungen oder schweres Heben)
- Frühere Krebserkrankung
- Taubheitsgefühle in der Leistengegend oder im Gesäß
- In jüngster Zeit aufgetretene Urinverhaltung, Inkontinenz oder häufiger Harndrang
- Schwierigkeiten bei der Kontrolle des Stuhlabgangs
- Extreme Schwäche in den Beinen oder Schwäche, die sich rasch verschlimmert.

Diese Punkte liefern lediglich Hinweise, dass eine ernste Krankheit vorliegen *könnte* und weitere Untersuchungen erforderlich sind. Sollten bei Ihnen irgendwelche dieser Symptome aufgetreten sein, ist es wichtig, mit dem Arzt darüber zu sprechen.

Wenn Ihr Arzt Ihnen eine Diagnose mitgeteilt hat, die Ihnen Sorgen bereitet, können Sie sich darüber im Anhang (»Medizinische Diagnosen bei Rückenschmerzen«) weiter informieren. Die Ausführungen dort sollen Ihnen helfen, weit verbreitete und Furcht erregende Diagnosen, die keine große Bedeutung haben, von seltenen Diagnosen zu unterscheiden, die spezielle Behandlungen erfordern.

Wenn Ihr Arzt einen Behandlungsplan empfohlen hat, können Sie im Anhang (»Medizinische Behandlung von Rückenschmerzen«) Einzelheiten über die jeweiligen Vor- und Nachteile nachlesen.

Zusätzlich zur richtigen Diagnose brauchen Sie die Zustimmung des Arztes zu uneingeschränkter körperlicher Bewegung und Belastung. In Kapitel 13 finden Sie neben den Übungsanleitungen auch Vorschläge, wie Sie dieses Thema mit Ihrem Arzt diskutieren können.

Viele Leute verschwenden Monate und Jahre damit, dass sie von einem Spezialisten zum nächsten gehen, auf der Suche nach der »wirklichen« Ursache und »richtigen« Behandlung ihrer Schmerzen. Wenn Sie erst einmal gründlich untersucht worden sind, um ernste Krankheiten auszuschließen, könnte durchaus der richtige Zeitpunkt gekommen sein, auf weitere Expertenmeinungen zu verzichten.

5

Wechselwirkungen zwischen Körper und Geist

In diesem Kapitel erfahren Sie:

- Warum Ihre Schmerzen – selbst wenn sie stark sind – tatsächlich durch Stress verursacht sein können.
- Wie Forschungsergebnisse gezeigt haben, dass Unzufriedenheit am Arbeitsplatz und andere Stressfaktoren einen engen Bezug zu chronischen Rückenschmerzen haben.
- Welche starken Auswirkungen Stress haben kann.
- Auf welche überraschende Weise unsere Gedanken den Körper beeinflussen.

In den vorangegangenen Kapiteln haben wir dargelegt, dass die meisten chronischen Rückenschmerzen nicht durch Wirbelsäulenschäden verursacht werden. Wir gehen davon aus, dass Sie beim Arzt waren, um ernste Erkrankungen durch eine entsprechende Untersuchung ausschließen zu lassen. Um nun wirklich zu der Überzeugung zu gelangen, dass Ihre Wirbelsäule nicht geschädigt ist, brauchen Sie eine einleuchtende alternative Erklärung. Wir verstehen, dass es anfangs ziemlich schwer ist, an die Stresstheorie zu glauben. Aber die Wissenschaftler stellen zunehmend fest, dass Stress eine ganze Menge dramatischer körperlicher Probleme verursachen kann. In diesem Kapitel erklären wir Ihnen, auf welch außergewöhnliche Weise sich unsere Gedanken auf den Körper auswirken können.

Das soll wohl ein Witz sein

Warum es so schwer sein kann zu akzeptieren,
dass Stress Rückenschmerzen verursacht

Einige Leute sind sehr erleichtert, wenn sie erfahren, dass ihre Rückenschmerzen nicht durch einen Wirbelsäulenschaden verursacht werden. Wem gefallen schon Operationen, Bettruhe, Medikamente oder Stapel von Arzt- und Krankenhausrechnungen? Gleichwohl gibt es viele andere Leute, die unglücklich oder sogar wütend reagieren, wenn wir ihnen sagen, dass bei ihren chronischen Rückenschmerzen auch psychologische Aspekte eine Rolle spielen könnten.

Nach vielen erfolglosen Versuchen, eine wirksame Behandlung gegen ihre chronischen Rücken- und Ischiasschmerzen zu finden, wurde Susan von ihrem Arzt an Dr. Siegel überwiesen. Sie war überrascht, denn sie konnte sich nicht vorstellen, wie ein Psychologe ihr helfen könnte. Dennoch schien sie bei der ersten Konsultation sehr offen für die neuen Ideen und konnte zahlreiche Beispiele dafür nennen, wie ihre qualvollen Rückenschmerzen ihr enormen emotionalen Stress bereitet hatten. Ihr war durchaus bewusst, dass sie sich wegen ihrer Schmerzen oft angespannt und unglücklich fühlte und häufig daran zweifelte, dass es ihr je wieder besser gehen würde.

Bei ihrem zweiten Besuch war Susan reservierter. Als sie gefragt wurde, was sie denke, begann sie plötzlich zu weinen und sagte, sie könne einfach nicht glauben, dass sie sich all ihre Schmerzen nur einbilde. Im weiteren Gespräch wurde klar, dass sie sich die ganze Woche darüber gesorgt hatte, der Doktor meine, sie sei verrückt. Sie hatte begonnen, selbst an ihrem Verstand zu zweifeln.

Solche Reaktionen sind nicht ungewöhnlich. Oft haben die Leute den Verdacht, wir würden ihnen irgendeine Art von Geisteskrankheit unterstellen. Sie meinen, ihnen würde vorgeworfen, dass sie nur simulieren oder sich ihre Schmerzen einbilden. Vorher hatten sie an einen Wirbelsäulenschaden geglaubt; nun haben sie das Gefühl, wir würden sie für emotional gestört halten. Verschlimmert wird die Situation zusätzlich noch durch die Einstellung unserer Gesellschaft: Man geht davon aus, dass man über körperliche Krankheiten keine Kontrolle hat, während psychische oder emotionale Probleme als Zeichen von Schwäche gesehen werden. Also möchte niemand von sich annehmen, er oder sie habe ein »psychisches Problem«.

Viele Leute, die uns konsultieren, fühlten sich von ihrem Arzt im Stich gelassen, als die Untersuchungsergebnisse keine außergewöhnlichen Befunde erbrachten. Oft hieß es dann: »Das muss psychisch sein« – und das heißt eingebildet oder übertrieben – und der Arzt verschrieb vielleicht noch ein Mittel gegen Ängste oder Depressionen. Diese Erfahrung ist für manche Leute schlimmer, als zu hören, dass ihre Wirbelsäule geschädigt ist.

Deshalb möchten wir hier wiederholen, *dass wir keineswegs davon ausgehen, Rückenschmerzen seien simuliert, eingebildet, eine Illusion, erfunden und ausgedacht.* Wir sagen einfach, dass die meisten Rückenschmerzen, genau wie andere körperliche Beschwerden, die psychische Ursachen haben, durch die natürliche Reaktion des Körpers auf übermäßigen Stress ausgelöst werden. Zu dieser Reaktion gehören Muskelverspannungen, die eine erstaunliche Fülle echter körperlicher Beschwerden hervorbringen können. Allerdings können viele Patienten mit chronischen Rückenschmerzen kaum glauben, dass Stress stark genug sein kann, um derart schwere Schmerzen zu verursachen. Doch die Forschungsergebnisse sind überzeugend.

Die Boeing Aircraft Company hat eine Langzeitstudie durchgeführt: Sie beobachtete vier Jahre lang mehr als dreitausend gesunde Mitarbeiter. Fast dreihundert entwickelten während dieses Zeitraums schwere Rückenschmerzen. Die Forscher stellten fest, dass bei der Prognose, ob jemand Rückenprobleme bekommen würde, psychischer Stress aus verschiedenen Quellen eine weitaus größere Rolle spielte, als irgendwelche körperlichen Merkmale wie Kraft, Gelenkigkeit, Größe, Gewicht oder die Ergebnisse körperlicher Untersuchungen. Psychischer Stress spielte auch eine wesentlich größere Rolle als die körperlichen Belastungen am Arbeitsplatz.

Zahlreiche andere Untersuchungen belegen ebenfalls, dass Unzufriedenheit, Stress und mangelnde Unterstützung am Arbeitsplatz schwere Rückenschmerzen verursachen können. An diesen Untersuchungen haben Tausende von Menschen aus allen möglichen Berufsgruppen und zahlreichen Industrienationen teilgenommen. Andere Stressfaktoren, wie die Erziehung von Kindern oder die Arbeit in Kriegsgebieten, spielen nachweislich ebenfalls eine ursächliche Rolle bei Rückenschmerzen. Unsere eigenen Beobachtungen an Patienten, die sich von chronischen Rückenschmerzen erholen, sobald sie verstanden haben, worin die eigentliche Ursache besteht, überzeugt uns ebenfalls, dass Stress der Übeltäter ist.

Vielleicht denken Sie immer noch, dass mit diesen Untersuchungen etwas nicht stimmt. Möglicherweise ist Ihre Situation anders? Um diese Zweifel auszuräumen, ist es ganz wesentlich, mehr darüber zu erfahren, wie Stress sich auf unseren Körper auswirkt.

Die Stressreaktion

Wie ein wunderbarer biologischer Mechanismus entgleist

Oft berichten Freunde, Angehörige, Kollegen, Ärzte und die Medien über »Stress« – meist in dem Sinne, dass man sich dabei schlecht fühlt, oder dass er schädlich für uns ist. Wir gewinnen ganz klar den Eindruck, dass das Stressniveau in unserer Gesellschaft steigt. »Ich bin im Stress« ist heute die übliche Antwort auf die Frage »Wie geht es dir?«. Aber was ist Stress eigentlich genau?

Menschen und Tiere haben ein bestimmtes körperliches Reaktionsmuster gemein, das bei Gefahr automatisch abgespult wird. Die Wissenschaftler bezeichnen es als *Kampf-oder-Flucht-Reaktion*. Angesichts einer Bedrohung schlägt unser Herz schneller, unsere Aufmerksamkeit wächst, und unsere Muskeln spannen sich an als notwendige Vorbereitung auf das, was getan werden muss. Stellen Sie sich vor, Sie gehen nachts eine dunkle Straße entlang. Dabei denken Sie an den Raubüberfall, der kürzlich in dieser Gegend stattgefunden hat. Sie hören ein Geräusch hinter sich. Ihr Herz beginnt schneller zu schlagen, Sie atmen rascher, Ihre Nackenhaare richten sich auf. Sie beginnen schneller zu gehen, als Sie plötzlich ganz in der Nähe ein dumpfes Geräusch hören und einen Satz zur Seite machen, bereit, entweder wegzulaufen oder sich zu verteidigen. Es ist die Nachbarskatze. Diese Kampf-oder-Flucht-Reaktion eignet sich hervorragend für akute Notfälle. Die körperlichen Veränderungen, die sie hervorruft, sorgen dafür, dass wir schneller, kräftiger und effektiver reagieren können als sonst üblich.

Leider neigen wir dazu, auf genau die gleiche Weise zu reagieren, wenn überhaupt kein Notfall vorliegt. Zwei Leute, die an einem Tisch sitzen und kleine Holzfiguren herumschieben, können eine ausgewachsene Kampf-oder-Flucht-Reaktion erleben – wenn diese Holzfiguren zu einem Schachspiel gehören und sie sich gerade mitten in einer Partie befinden. Einfach einen Stift über ein Stück Papier zu bewegen, kann Ihren Körper in Aufruhr versetzen, wenn Sie gerade den Kaufvertrag für ein Haus oder einen Scheidungsantrag unterschreiben. Allein der Gedanke daran, dass wir Streit mit dem Chef haben könnten, beleidigt werden könnten, dass ein Angehöriger verletzt werden könnte oder dass wir einen Wettkampf verlieren könnten, reicht schon, um unsere Kampf-oder-Flucht-Reaktion auszulösen.

Oft machen wir uns Gedanken darüber, was in der Zukunft alles schief gehen könnte, oder wir grübeln nachträglich über Ereignisse aus der Vergangenheit, von denen wir meinen, sie seien tatsächlich schief gegangen. Wir machen uns Sorgen um unsere Gesundheit, dass wir einen Unfall haben oder Gewalttätern zum Opfer fallen könnten, dass uns finanzielle Verluste oder Krankheiten (einschließlich chronischer Rückenschmerzen) treffen könnten. Auf der emotionalen Ebene fürchten wir uns vor Einsamkeit, Versagen oder Unzulänglichkeit oder machen uns Sorgen über unsere Arbeit und die Familie. Alles Mögliche kann uns frustriert oder wütend machen. All diese normalen Ereignisse des menschlichen Alltags können zu mehr oder minder intensiven Kampf-oder-Flucht-Reaktionen führen.

Die negativen Folgen von Stress

Wie unser Körper langfristig reagiert

Viele Jahre lang haben Ärzte und die medizinische Forschung den langfristigen körperlichen Folgen von Stress wenig Beachtung geschenkt. Stressreaktionen werden oft von emotionalen Ereignissen verursacht, und die Medizin neigte zu der Vorstellung, Emotionen seien für die Behandlung von Krankheiten relativ unwichtig. Allmählich jedoch werden auch konventionelle Mediziner aufmerksam. Viele Universitätskliniken haben heute eine Abteilung für *Verhaltensmedizin*, wo man die gesundheitlichen Auswirkungen überschießender Stressreaktionen untersucht.

Dan war ein viel beschäftigter leitender Angestellter in der Finanzbranche und Vater von zwei kleinen Kindern. Als junger Mann hatte er gelegentlich Verdauungsstörungen gehabt – Blähungen, Verstopfung und Sodbrennen – aber sie hatten nie lange gedauert. Dann überfielen ihn plötzlich mit

Macht eine ganze Reihe von Magen- und Darmsymptomen. Und diesmal verschwanden sie nicht mehr. Nachdem sein Hausarzt ihm nicht hatte helfen können, konsultierte er Spezialisten. Keiner von ihnen fand eine Erklärung für seine Probleme. Sie verordneten ihm verschiedene Medikamente: Eins sollte dafür sorgen, dass sein Magen nicht zu viel Säure produzierte, ein anderes sollte Darmkrämpfe verhindern, und ein drittes sollte die Gase im Darm absorbieren. Keines half besonders gut.

Im Laufe der Zeit machte sich Dan ziemliche Sorgen wegen seines Magens. Jedes Mal, wenn er sich nach dem Verzehr eines bestimmten Nahrungsmittels unwohl fühlte, strich er es vom Speiseplan. Das ging immer so weiter, und je eingeschränkter sein Speiseplan wurde, desto gestörter reagierten seine Verdauungsorgane.

Schließlich sagte ihm einer der Spezialisten, das Problem könne etwas mit Stress zu tun haben. Er riet Dan zu einer psychologischen Beratung.

Dan folgte diesem Rat nur zögernd. Er brauchte eine gewisse Zeit, um glauben zu können, dass Stress tatsächlich dazu führen konnte, dass sein gesamtes Verdauungssystem durcheinander geriet, aber schließlich verstand er den Zusammenhang. Schritt für Schritt erweiterte er seinen Speiseplan wieder und achtete mehr auf die Stressfaktoren in seinem Leben als auf das, was er aß. Nach einigen Monaten arbeiteten seine Verdauungsorgane wieder normal.

Wir und unsere Kollegen haben ständig mit Leuten wie Dan zu tun. Manchmal leiden sie unter Verdauungsstörungen, ein andermal unter Kopfschmerzen, Schlaflosigkeit oder den verschiedensten Schmerzen. Wenn ihre Ärzte erkennen, dass die Probleme durch Stress ausgelöst werden, und wenn die Patienten das glauben können, dann stehen die Chancen für eine Genesung gut, ganz gleich, welcher Art die Probleme sind.

Die Wissenschaftler haben festgestellt, dass Stressreaktionen eine unglaubliche Vielzahl von Symptomen auslösen oder beeinflussen können. Sie können zu einem erhöhten Cholesterinspiegel führen, spielen eine Rolle bei Herzkrankheiten und verursachen sogar Herzinfarkte. Sie sind beteiligt bei Gastritis, Magengeschwüren, Darmreizungen und einer Menge anderer Verdauungsprobleme. Viele Hautsymptome wie Ekzeme und Akne werden durch chronischen Stress verschlimmert. Alle möglichen sexuellen Probleme einschließlich Impotenz, vorzeitiger Ejakulation und dem Verlust von sexuellem Interesse können durch Stress verursacht werden. Kopfschmerzen sind oft eine Stressfolge (und wie Rückenschmerzen können sie äußerst heftig sein, auch wenn sie eigentlich harmlos sind). Schwindel, Ohrgeräusche (Tinnitus), Asthma und die Schmerzen bei rheumatoider Arthritis werden durch Stress verschlimmert.

Stress kann auch die Fruchtbarkeit negativ beeinflussen, und er verlangsamt nach chirurgischen Eingriffen tatsächlich die Wundheilung. Unter Stress bekommen wir sehr viel leichter eine Erkältung oder andere Infektionskrankheiten. Es gibt sogar einen überraschend starken Zusammenhang zwischen dem Gefühl, emotional unterstützt zu werden (was Stress verringert) und den Überlebenschancen bei Krebs. Stress kann auch zu Panikattacken, allgemeiner Ängstlichkeit, Müdigkeit, Konzentrationsstörungen und Depressionen führen, und psychische Krankheiten können sich unter seiner Einwirkung verschlimmern. Für unsere Diskussion am wichtigsten ist jedoch die Tatsache, dass Stress zu Muskelverspannungen führt, die ihrerseits alle möglichen Schmerzen hervorrufen können, beispielsweise im Kiefer, im Nacken, in den Ellbogen, Füßen und Knien, außerdem Bauch- oder Beckenschmerzen, Ischias- und natürlich chronische Rückenschmerzen.

Gelegentlicher, kurzfristiger Stress verursacht im Allgemeinen nicht solche Schwierigkeiten. Der Ärger beginnt, wenn sich die Kampf-oder-Flucht-Reaktion nicht mehr abschalten lässt. Ständiger Stress, sogar auf niedrigem Niveau, wird für den Körper sehr belastend. Das ist die Ursache der meisten chronischen Rückenschmerzen sowie anderer stressbedingter Gesundheitsprobleme.

Es ist wichtig, sich klarzumachen, dass man nicht emotional gestört sein muss, um diese Auswirkungen von Stress zu erleben. Die hier beschriebenen Beschwerden breiten sich in der modernen Gesellschaft aus wie eine Epidemie – sie sind Anlass für die meisten Arztbesuche. Fast jeder hat irgendwann im Leben einmal Probleme mit einer überschießenden Kampf-oder-Flucht-Reaktion. Unser Ziel besteht darin, Ihnen zu helfen, Stress zu erkennen und angemessen damit umzugehen, sodass er sich nicht mehr negativ auf den Körper auswirken kann.

Die erstaunliche Macht der Gedanken

Wie der Körper auf den Geist reagiert

Wir haben darauf hingewiesen, wie wichtig es ist, dass wir unsere Vorstellungen von den Ursachen unserer Schmerzen ändern. Ein Grund dafür ist die Tatsache, dass unsere Einstellungen unsere Entscheidungen beeinflussen, und in diesem Fall wird eine andere Einstellung Ihnen helfen, wieder zu normalen Aktivitäten zurückzukehren. Der andere Grund ist die Tatsache, dass unsere *Vorstellung* davon, was in unserem Körper geschieht, sich dramatisch auf unser Stressniveau, unsere Schmerzwahrnehmung und Hunderte anderer Vorgänge auswirkt.

Wir haben schon erwähnt, auf welche Weise Placeboeffekte es schwierig machen können, die Wirksamkeit einer Therapie zu beurteilen. Viele Leute denken, der Placeboeffekt bewirke nur, dass die Patienten sich die Heilungsprozesse in ihrem Körper einbilden. Aber der Placeboeffekt hat tatsächlich konkrete Auswirkungen auf die Organfunktionen. Dafür gibt es einige überzeugende Beispiele:

Lynn litt während ihrer Schwangerschaft unter quälender Übelkeit und Erbrechen. Die Ärzte versuchten alles Mögliche, aber nichts schien zu helfen. Ihre Magenaktivität wurde gemessen, und es zeigte sich, dass sie tatsächlich gestört war. Schließlich gaben ihr die Ärzte ein »neues und sehr wirksames Medikament«, das, wie sie versprachen, die Übelkeit beenden würde. Schon zwanzig Minuten nach der Einnahme gab Lynn an, die Übelkeit habe sich gebessert, und tatsächlich hatte ihre Magenperistaltik begonnen, sich zu normalisieren. Das Mittel, das die Ärzte ihr gegeben hatten, war ein Ipecac-Sirup, der im Allgemeinen verwendet wird, um Erbrechen *hervorzurufen!*

Ein anderes gutes Beispiel findet man in einer Untersuchung von Personen, die Entspannungsübungen lernten, um ihren Blutdruck zu senken. Der einen Hälfte der Gruppe wurde gesagt, ihr Blutdruck würde schon nach der ersten Sitzung niedriger sein, während man der anderen Hälfte erklärte, die Wirkung würde frühestens nach der dritten Sitzung eintreten. Bei jenen, die ein sofortiges Resultat erwarteten, war der Blutdruck nach der ersten Sitzung deutlich stärker gesunken als bei den anderen, denen man gesagt hatte, die Wirkung würde später eintreten.

Überzeugungen, besonders in Form von Erwartungen, haben die bei weitem stärkste Wirkung auf unsere Wahrnehmung von Schmerzen und Unbehagen. Hunderte von Untersuchungen bestätigen, dass das Ausmaß der Schmerzen, die wir bei Krankheiten oder Verletzungen empfinden, von unseren Erwartungen abhängt.

Alle Arten von Placebos können sehr effektiv Erwartungen hervorrufen und somit Schmerzen lindern. Die stärkste Placebowirkung haben nicht etwa Pillen, sondern Operationen und andere körperliche Behandlungen, die dem Patienten dadurch Linderung verschaffen, dass er *glaubt*, danach sei alles wieder in Ordnung.

In den fünfziger Jahren wurden oft Operationen durchgeführt, um Brustschmerzen auf Grund von Herzproblemen (Angina) zu beseitigen. Bei diesen Operationen wurde eine Arterie abgebunden, um die Bildung neuer Blutgefäße am Herzen zu fördern. Die Operationen brachten zwar im Allgemeinen gute Resultate, aber einige Ärzte begannen daran zu zweifeln, dass auf diese Weise tatsächlich die Blutversorgung des Herzens verbessert wurde.

Also wurden Untersuchungen durchgeführt, um zu prüfen, wie effektiv die Operation war. Die Hälfte der Patienten wurde wie gewohnt operiert, der anderen Hälfte sagte man lediglich, diese Operation würde durchgeführt, während man in Wirklichkeit nur einen Hautschnitt vornahm. Die positiven Effekte dieser Hautschnitte waren genauso groß wie die der echten Operationen. Die Patienten waren körperlich belastbarer, brauchten weniger Medikamente und klagten weniger über Brustschmerzen, weil sie *dachten*, die Operation hätte ihr Problem beseitigt.

Eine weniger extreme Placebobehandlung konnte chronische Kiefer- und Gesichtsschmerzen kurieren, die man als *temporomandibuläre Störung* bezeichnet. Im Rahmen dieser Studie sagten die Zahnärzte ihren Patienten, sie würden das Problem durch Abschleifen der Zähne behandeln, um dadurch den Biss zu regulieren. Dann vollzogen sie eine Prozedur, die sich für den Patienten so anfühlte, als würden seine Zähne abgeschliffen, obwohl in Wirklichkeit nichts geschah. 64 Prozent der Patienten berichteten anschließend, ihre Schmerzen seien vollständig oder fast vollständig beseitigt, obwohl sich in ihrem Mund nichts verändert hatte.

Placebos können offenbar sogar Nebenwirkungen erzeugen. Patienten berichten oft über Schwindel, Kopfschmerzen, Nervosität, Schlaflosigkeit, Übelkeit und Verstopfung, nachdem sie Placebo-Pillen eingenommen haben. Diese Reaktionen treten wesentlich häufiger auf, wenn man die Leute auf mögliche Nebenwirkungen hinweist.

Die meisten Menschen sind überrascht, wenn sie erfahren, wie substanziell und vielfältig die Effekte von Placebos sein können. Zunächst mag man zwar annehmen, dass davon nur besonders leicht beeinflussbare oder emotional labile Patienten betroffen sind, aber tatsächlich gibt es *kein* eindeutiges Muster, nach dem sich prognostizieren ließe, welcher Persönlichkeits-typ besonders stark auf Placebos reagiert. Es kann auch ein und derselbe Mensch in verschiedenen Lebenssituationen un-terschiedlich reagieren. Die Forschungsergebnisse zeigen, dass es vor allem darauf ankommt, wie stark der Patient demjeni-gen vertraut, der ihm das Placebo oder die Suggestion anbietet, und mit wie viel Überzeugungskraft das geschieht.

Die Forschungsergebnisse zeigen außerdem, dass die Wahr-scheinlichkeit einer Placeboreaktion am größten ist, wenn wir besorgt sind. Je mehr Sorgen wir uns also wegen unserer chro-nischen Rückenschmerzen machen, desto stärker wird das Aus-maß unserer Verspannungen und Schmerzen von unseren Er-wartungen beeinflusst.

Entscheidend ist, dass *fast alle* Menschen körperlich auf Überzeugungen reagieren, und zwar oft sehr heftig. Die Macht der Überzeugungen erklärt, warum bei Rückenschmerzen so viele verschiedene Behandlungsansätze *manchmal* helfen kön-nen, selbst dann, wenn sie auf völlig widersprüchlichen Theo-rien basieren. Sie erklärt auch, warum neue Behandlungsansät-ze, die häufig so viel versprechend scheinen, wenn sie von ihrem begeisterten Erfinder eingeführt werden, sich oft langfristig nicht bewähren.

Bei chronischen Rückenschmerzen spricht vieles dafür, dass Placeboeffekte für die Erfolge zahlreicher Operationen, Injek-tionen, chiropraktischer Behandlungen, Stützbandagen, Mag-nete, Spezialstühle, Korsetts und anderer Maßnahmen verant-wortlich sein könnten. All diese Behandlungsformen können Rückenschmerzen deshalb lindern, weil sie unsere Gedanken beeinflussen, was sich dann wieder auf die Rückenmuskeln auswirkt. Das mag Ihnen auch erklären, warum eine bestimmte Behandlung früher bei Ihnen gewirkt hat, jetzt aber nicht mehr anzuschlagen scheint. Das zu verstehen, wird für den weiteren Verlauf sehr nützlich sein.

CRBO

Bei vielen Beschwerden wissen wir nicht genau, auf welche Weise der Geist den Körper beeinflusst. Wir sind jedoch der Ansicht, dass es bei chronischen Rückenschmerzen einige typische Mechanismen gibt, die uns logisch erklären, wie Stress dazu führen kann, dass Schmerzen auftreten und andauern. Was dabei vor sich geht, wollen wir Ihnen im nächsten Kapitel zeigen.

6

Chronische Rückenschmerzen –
ein Teufelskreis

In diesem Kapitel erfahren Sie:
- Wie Stress zu Muskelverspannungen führt und Muskelverspannungen Schmerzen auslösen.
- Wie Sie durch die Vorstellung, Ihre Wirbelsäule sei geschädigt, in einem brutalen Schmerzkreislauf gefangen sein können.
- Wie die psychologische Konditionierung dazu führt, dass wir Bewegungen fürchten.
- Wie Frustration, Zorn und Depression das Problem verschärfen können.

Wir haben bisher festgestellt, dass es kaum einen Zusammenhang zwischen erkennbaren Schäden an der Wirbelsäule und chronischen Rückenschmerzen gibt. Bei vielen Leuten, die keine Rückenschmerzen haben, gibt es strukturelle Veränderungen an Wirbeln oder Bandscheiben, während andere unter chronischen Rückenschmerzen leiden, ohne dass ihre Wirbelsäule irgendwelche Anomalien aufweist. Dann gibt es all die Leute, die »erfolgreich« operiert worden sind, aber weiterhin Schmerzen haben. Andere wiederum, deren Operation nichts an den strukturellen Anomalien der Wirbelsäule geändert hat, sind anschließend schmerzfrei. Wir haben auch festgestellt, dass Stress erhebliche Auswirkungen auf den Körper haben und eine erstaunliche Vielzahl medizinischer Probleme hervorrufen kann.

Und zu allem Überfluss stellt sich nun heraus, dass unsere Vorstellungen von dem, was körperlich mit uns geschieht, einen dramatischen Einfluss darauf haben, wie wir unsere Schmerzen und die Vorgänge in unserem Körper wahrnehmen. Auf der Grundlage all dieser Informationen werden wir Ihnen nun zeigen, wie die Auswirkungen von Stress und Überzeugungen eine fatale Beziehung eingehen, aus der die meisten chronischen Rückenschmerzen entstehen.

Der Zusammenhang zwischen Stress, Angst und Muskelverspannungen

Die ursprünglichen Auslöser chronischer Rückenschmerzen

Ein wichtiger Bestandteil der Kampf-oder-Flucht-Reaktion ist die erhöhte Muskelspannung. Wie kann diese Spannung nun chronische Rückenschmerzen verursachen? Viele unserer Patienten betonen, dass ihre Schmerzen sich nicht wie Verspannungen anfühlen – es tut wirklich weh! Damit haben sie völlig Recht, denn wenn Muskeln verspannt genug sind oder lange genug verspannt bleiben, kann das ziemlich schmerzhaft sein. Wenn Sie je einen Krampf im Wadenmuskel oder im Fuß hatten, dann wissen Sie, wie heftig solche Schmerzen sein können. Ein anderes Beispiel für intensive Muskelschmerzen sind Bauchkrämpfe, die durch Verdauungsstörungen oder die Menstruation ausgelöst werden. Interessant ist, dass wir uns über solche vorübergehenden Muskelverspannungen wenig Gedanken machen, selbst wenn sie mit starken Schmerzen verbunden sind. Wir halten sie für harmlos und erwarten, dass sie bald vorübergehen. Chronische Rückenschmerzen sind jedoch nichts anderes als heftige Verkrampfungen, die eine Folge von Stress – der Kampf-oder-Flucht-Reaktion – sind. Eine Vielzahl sozialer und emotionaler Situationen kann Stress verursachen. Psychischer

Stress und körperliche Muskelverspannungen sind sozusagen zwei Seiten einer Medaille. Sowohl die Psyche als auch unsere Muskeln reagieren auf Stress mit Anspannung. Viele Leute stellen nach einem harten Arbeitstag oder nach Konflikten fest, dass ihre Schulter- und Nackenmuskeln hart und verspannt sind.

Aus diesem Grund werden häufig Benzodiazepine wie Valium zur Muskelentspannung verschrieben, dieselben Mittel, die man auch als Tranquilizer verordnet, damit Patienten ruhiger werden und weniger Ängste empfinden. Genauso können Maßnahmen, welche die Muskeln entspannen, wie Gymnastik, Massagen oder ein heißes Bad auch psychischen Stress reduzieren, zu geistiger Entspannung und emotionalem Frieden führen.

Der Teufelskreis
bei chronischen Rückenschmerzen

Wie Schmerzen, negative Gedanken und Furcht zusammenwirken und dazu beitragen, dass Rückenschmerzen chronisch werden

In der Abbildung ist der Schmerzkreislauf dargestellt. Chronische Rückenschmerzen sind Teil einer Kettenreaktion, bei der ein Ereignis das nächste auslöst.

Chronische Rückenschmerzen können einen körperlichen Auslöser haben. So kann man sich einen Muskel zerren, wenn man sich verrenkt oder zu schwer hebt. Auch Überanstrengung beim Sport oder bei körperlich ungewohnter Arbeit kann akute (kurzzeitige) Rückenschmerzen auslösen. Ein Sturz oder ein anderer Unfall, der in irgendeinem Teil des Rückens ein Trauma verursacht, kann ebenfalls starke Rückenschmerzen nach sich ziehen.

Es mag Sie überraschen, aber im Grund ist es nicht besonders wichtig, was der ursprüngliche Auslöser Ihrer Rückenschmerzen war. Die meisten akuten Rückenschmerzen heilen

Der Teufelskreis bei chronischen Rückenschmerzen

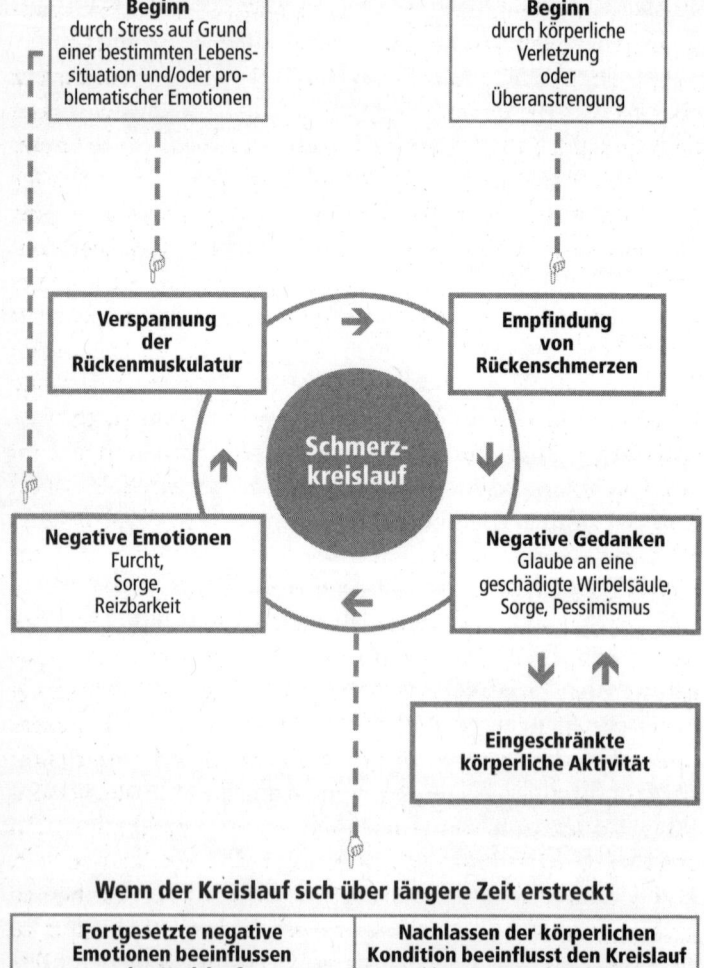

Beginn
durch Stress auf Grund einer bestimmten Lebenssituation und/oder problematischer Emotionen

Beginn
durch körperliche Verletzung oder Überanstrengung

Verspannung der Rückenmuskulatur

Empfindung von Rückenschmerzen

Schmerz-kreislauf

Negative Emotionen
Furcht, Sorge, Reizbarkeit

Negative Gedanken
Glaube an eine geschädigte Wirbelsäule, Sorge, Pessimismus

Eingeschränkte körperliche Aktivität

Wenn der Kreislauf sich über längere Zeit erstreckt

Fortgesetzte negative Emotionen beeinflussen den Kreislauf	**Nachlassen der körperlichen Kondition beeinflusst den Kreislauf**
Frustration, Zorn, Depression, Erschöpfung	Nachlassen von Kraft, Gelenkigkeit und Ausdauer. Erhöhte Anfälligkeit für kleinere Verletzungen

von selbst und ohne jede Behandlung in ein bis zwei Monaten. Wenn Sie nach einigen Monaten immer noch Schmerzen haben, liegt die Vermutung nahe, dass psychischer Stress ihre akute Rückenverletzung in eine chronische Muskelverspannung verwandelt hat, die jetzt Ihre Schmerzen verursacht.

Manchmal wird dieser Stress durch Druck am Arbeitsplatz oder finanzielle Sorgen ausgelöst. Bisweilen sind auch Beziehungsprobleme die Ursache. Für viele Leute bedeutet es Stress, wenn sie mit unangenehmen Gefühlen wie Zorn oder sexueller Zurückweisung zurechtkommen müssen. Manchmal wissen wir, was unseren Stress verursacht. Bei anderen Gelegenheiten fühlen wir uns einfach angespannt oder »überdreht«, allgemein unglücklich, wir haben wenig Interesse am Leben oder zu wenig Energie. Für viele unserer Patienten wird die wachsende Sorge über ihre Rückenschmerzen selbst zur größten Ursache für psychischen Stress. Wie Sie wahrscheinlich nur zu gut wissen, können Rückenprobleme bei einer bemerkenswerten Zahl von Aktivitäten stören. Sobald unsere Rückenmuskeln anfangen, wehzutun, stellen wir plötzlich fest, dass wir sie bei fast allem brauchen, was wir tun. Sitzen, Gehen, Stehen und Autofahren können extrem schmerzhaft werden.

Früher oder später regen sich die meisten Leute über ihre Rückenschmerzen auf. Einige machen sich Sorgen, sind ängstlich oder fürchten sich; andere reagieren eher verärgert, zornig oder frustriert. Wenn die Schmerzen schon lange bestehen, fühlen sich die Betroffenen oft deprimiert oder hoffnungslos. Unsere bisherigen Erfahrungen mit Schmerzen und die persönlichen Umstände bestimmen mit darüber, wie wir die Situation empfinden. Manchmal ist eine Phase besonders schmerzhaft, und wir fürchten uns davor, sie noch einmal durchstehen zu müssen. Ein andermal haben wir Angst davor, behindert zu sein, unfähig zu arbeiten, unseren Lebensunterhalt zu verdienen, unsere Kinder zu versorgen, soziale Kontakte zu pflegen oder unseren Interessen nachzugehen. Wir sind vielleicht frustriert oder zornig auf unsere Ärzte, die uns nicht helfen konnten. Unabhängig von ihrem konkreten Inhalt sind die Auswirkungen solcher Gefühle auf den Kreislauf chronischer Schmerzen bemerkenswert ähnlich.

Dies ist also die Art und Weise, wie der Schmerzkreislauf funktioniert: Er beginnt vielleicht mit einer körperlichen Verletzung wie einer Muskelzerrung, einer Überanstrengung oder einem Unfall. Dann machen wir uns Sorgen wegen unserer Rückenschmerzen, was zur Verspannung der Muskeln im Rücken führt. Das wiederum verstärkt natürlich die Schmerzen. Bald ist ein Teufelskreis in Gang gesetzt, bei dem unsere Schmerzen emotionalen Stress verursachen, der seinerseits dazu führt, dass sich die Muskeln noch stärker verspannen. Unterdessen bekommen wir gewöhnlich Angst, unseren Rücken normal zu benutzen, wodurch unsere Muskeln noch verspannter und schwächer werden, und die Rückenschmerzen nehmen weiter zu. Dieser Kreislauf kann Tage, Wochen oder sogar Jahre dauern. Er hält meist noch an, wenn die ursprüngliche Verletzung längst ausgeheilt ist.

Was, wenn ich nie eine Verletzung hatte?

Für viele Leute beginnen die Schmerzen ohne eine erkennbare Verletzung, ungewöhnliche Bewegungen oder irgendwelche außergewöhnlichen Ereignisse. Oft denken die Leute, dass sie sich durch irgendetwas Unerklärliches verletzt haben, etwa einen Bleistift, den sie falsch in die Hand genommen haben, eine schlechte Matratze oder die Fahrt im neuen Auto. Oft schreiben wir die Schuld an den Schmerzen Dingen zu, die wir vor Tagen oder Wochen gehabt haben.

Marys Kreuzschmerzen begannen als morgendliche Steifheit, die schließlich den ganzen Tag über anhielt, und mit scharfen,

stechenden Schmerzen. Obwohl das Problem so schleichend einsetzte, dachte Mary, sie müsste irgendetwas getan haben, was die Schmerzen verursacht hatte. Es war ein Mysterium – die Schmerzen hatten zu einer Zeit begonnen, als sie sich kaum körperlich bewegt hatte. Nach langem Nachdenken kam sie zu dem Schluss, sie müsse sich die Sache beim Laubharken zugezogen haben, obwohl sie damit schon zwei Wochen fertig gewesen war, als die ersten Symptome einsetzten.

Eine Überlastung der Muskeln kann zwar Schmerzen verursachen, aber solche Reaktionen sollten innerhalb der nächsten ein bis zwei Tage auftreten und spätestens nach zwei Wochen wieder verschwinden. Bei Mary, wie auch bei vielen anderen Betroffenen ohne eine erkennbare körperliche Ursache für die Schmerzen, ist es sehr viel wahrscheinlicher, dass emotionaler Stress die Beschwerden ausgelöst hat.

Wenn wir unter psychischem Stress stehen, verspannen sich unsere Muskeln. Im Laufe der Zeit führt diese Verspannung entweder zu Muskelkrämpfen mit heftigen Schmerzen oder zu einem dumpfen Dauerschmerz. Wenn solche Rückenbeschwerden anhalten, reagieren wir verärgert, weil wir entweder den Schmerz selbst oder eine Behinderung fürchten. Wir können auch frustriert oder zornig reagieren. Diese Gefühle verstärken die Muskelverspannungen, führen dadurch zu noch mehr Schmerzen, und der Teufelskreis wird in Gang gesetzt.

Ich hatte nicht das Gefühl, besonders gestresst zu sein

Es gibt erhebliche Unterschiede, wie bereitwillig wir Anzeichen von Stress oder emotionalem Unbehagen zur Kenntnis nehmen. Manche Leute bemerken sofort, wenn sich ihre Stimmung oder Gefühlslage verändert; bei anderen muss schon ziemlich viel passieren, ehe sie ihre innere Erregung wahrnehmen. Wichtig ist die Einsicht, dass es keineswegs ungewöhnlich ist, wenn unser Körper auf emotionalen Stress reagiert, den wir überhaupt nicht bewusst wahrnehmen. Sogar sehr schwache emotionale Reaktionen lassen sich mit entsprechend empfindlichen Instrumenten im Körper eindeutig nachweisen. Die meisten von uns haben im Fernsehen schon einmal gesehen, wie ein Lügendetektor eingesetzt wird. Diese Geräte messen stressbedingte Veränderungen, die sich beispielsweise im Blutdruck zeigen. Oft sind sich die Testpersonen ihrer Stressreaktionen nicht bewusst, aber das Gerät kann sie problemlos messen.

Das ist eine Erklärung dafür, warum Rückenschmerzen oder andere durch Verspannungen hervorgerufene Probleme uns wie aus »heiterem Himmel« treffen. Wissenschaftliche Untersuchungen konnten tatsächlich nachweisen, dass wir sehr viel eher unter solchen Beschwerden leiden, wenn wir in den letzten Monaten emotionalen Belastungen ausgesetzt waren. Unsere Symptome schienen aus dem Nichts zu kommen, entweder, weil wir unsere emotionalen Reaktionen auf bestimmte Lebensereignisse nicht bemerkt haben, oder weil wir den Zusammenhang zwischen unseren Emotionen und unseren Symptomen nicht erkennen.

Wissenschaftler, die untersucht haben, wie emotionale Reaktionen mit chronischen Rückenschmerzen zusammenhängen, konnten eine Reihe interessanter Entdeckungen machen. Die Forscher verglichen eine Gruppe von Patienten, die seit mehr als sechs Monaten unter chronischen Rückenschmerzen litten, mit einer Gruppe von Leuten ohne Rückenschmerzen. Bei der Untersuchung wurde die Muskelspannung im Rücken gemessen. Getestet wurden die Reaktionen der Leute auf verschiedene Situationen, die in unterschiedlichem Maß Stress erzeugen sollten. Manche Situationen waren in keiner Weise belastend, während es bei anderen darum ging, sich an unangenehme Lebensereignisse oder jüngst erlittene Phasen starker Schmerzen zu erinnern.

Die Leute, die keine Rückenschmerzen hatten, reagierten zwar auf die verschiedenen Situationen mit einer gelegentlichen Anspannung der Rückenmuskeln, aber die Unterschiede zwischen neutralen und emotional belastenden Situationen waren nur geringfügig. Ganz anders die Patienten mit chronischen Rückenschmerzen: Wenn sie über emotional aufgeladene Ereignisse sprachen, zeigte sich bei ihnen eine deutlich erhöhte Anspannung der Rückenmuskulatur. Als anschließend die Spannung einer anderen Muskelgruppe (Stirn) gemessen wurde, die ebenfalls oft auf Stress reagiert, fand man keine signifikanten Unterschiede zwischen den beiden Gruppen.

Diese Resultate lassen den Schluss zu, dass sich bei Patienten mit chronischen Rückenschmerzen die Rückenmuskeln bei emotionaler Belastung verspannen, und emotional belastend ist für sie auch der Gedanke an ihre Schmerzen. Leute, die keine chronischen Rückenschmerzen haben, verspannen ihre Rückenmuskeln bei Erregung nicht in demselben Ausmaß. Weitere Forschungsergebnisse zeigen außerdem, dass Patienten, die unter Schmerzen in anderen Körperregionen leiden, beispielsweise im Kiefer, bei Erregung besonders diese Muskeln anspannen.

In Übereinstimmung mit diesen wissenschaftlichen Erkenntnissen haben wir zahllose Patienten erlebt, denen selbst auffiel, dass sie ihre Rückenmuskeln verspannten und mehr Schmerzen hatten, wenn sie unter emotionalem Stress standen. Denken Sie daran, wie Dr. Siegels Frau bemerkte, dass er nach Auseinandersetzungen mehr über Schmerzen klagte. Später, während der Zeit seiner Genesung, fiel ihm auf, dass seine Schmerzen zurückkehrten, wann immer sich jemand nach seiner Bandscheibe erkundigte.

Ein Gedanke, der wie Gift wirkt

*Wie der Glaube an einen Wirbelsäulenschaden
chronische Schmerzen verschlimmert*

Für die meisten Leute trägt *die Vorstellung*, dass ihre Wirbelsäule geschädigt ist, *als solche* dazu bei, den Kreislauf von
Schmerzen, Stress und Verspannung in Gang zu halten, denn
sie führt dazu, dass wir unnötige Furcht empfinden und alles
vermeiden, was wir mit den Schmerzen in Verbindung bringen.

Viele Patienten berichten uns, dass sie ständig ihren »Schmerz-
pegel« beobachten, um festzustellen, welche Aktivitäten ihnen
Schaden zufügen könnten. Sie haben Angst, »zu viel« oder
»falsch« zu gehen, etwas zu heben, zu sitzen, zu stehen, sich zu
drehen oder zu bücken. Sie befürchten, sie könnten »einen Nerv
reizen«, »eine Entzündung verursachen«, »die Bandscheibe wieder verletzen« oder auf andere Weise den strukturellen Schaden verschlimmern, den sie für die Ursache ihrer Schmerzen
halten. Vielleicht machen auch Sie sich ständig Sorgen, ob Sie
das richtige Bett, den richtigen Stuhl, den geeigneten Autositz,
das passende Kissen und den angemessenen Lebensstil haben,
um Ihren Rücken zu schonen und zu schützen. Oft lernen die
Leute, »sparsam« mit ihrem Rücken umzugehen:

Nach mehreren schwierigen Jahren hatte Sam den Umgang
mit seinen Rückenschmerzen zu einer Wissenschaft kultiviert.
Er hatte festgestellt, dass er bestimmte Dinge tun konnte, solange er es nicht übertrieb. Wenn er starke Schmerzen hatte,
sagte er alles ab, was für seine Arbeit nicht unbedingt nötig
war, damit er früh nach Hause kommen und den Rest des Tages liegend verbringen konnte.

An einem guten Tag riskierte Sam etwas mehr. Wenn sicher-
gestellt war, dass er nicht zu lange sitzen musste, ging er zum
Abendessen in ein Restaurant. Gelegentlich wagte er sich so-

gar ins Kino, achtete aber sorgfältig darauf, dass er seinem Rücken vorher Ruhe gönnen konnte. Er würde nicht mehr so dumm sein wie zu Anfang, als er sich häufig zu stark unter Druck gesetzt und dann den Rest der Woche mit mehr Schmerzen dafür bezahlt hatte.

Auf Grund früherer Erfahrungen oder durch professionellen Rat gelangen viele Leute zu der Ansicht, dass sie ihre Aktivitäten einschränken müssen, nichts Schweres mehr heben und ihren Rücken nicht zu stark »belasten« dürfen. Oft wird im Laufe der Zeit alles nur noch unter der Frage betrachtet, »wie es sich auf meinen Rücken auswirkt«.

Solche Sorgen fördern alle möglichen Ängste. Wir fürchten, dass wir später den Preis dafür zahlen müssen, wenn wir nicht vorsichtig genug sind. All diese Wachsamkeit führt dazu, dass wir unsere Muskeln verspannen und die Schmerzen schlimmer werden. Wie stark unsere Furcht letztlich wird, hängt maßgeblich davon ab, was wir für die Ursache unserer Schmerzen halten.

Vielen Patienten wurde gesagt, ihre Bandscheiben seien wie mit Marmelade gefüllte Donuts mit einem Riss, aus dem die Marmelade nun auslaufe. Das löst bei ihnen natürlich die Vorstellung aus, ihr Rücken sei äußerst zerbrechlich, und sie haben Angst davor, dass noch mehr Marmelade auslaufen oder ein anderer Donut ebenfalls einen Riss bekommen könnte. Anderen wurde gesagt, ihre Wirbelsäule sei »chronisch instabil«, »arthritisch« oder so »verschlissen wie bei einem Siebzigjährigen«. Vielleicht haben Sie erfahren, Ihre Wirbelsäule sei verkrümmt oder die Wirbel würden gegeneinander reiben. Oft heißt es, wir hätten eine verbogene Wirbelsäule, ein zu kurzes Bein, Plattfüße oder andere angeborene »Missbildungen«, und es sei »nur eine Frage der Zeit gewesen«, bis sich die Symptome bemerkbar gemacht hätten. Manche Patienten bekommen zu hören, dass sie unter einer »degenerativen Bandscheibenerkrankung« leiden, was die Vorstellung vermittelt, dass sich der Zustand unserer Wirbelsäule immer weiter verschlechtert. All diese Diagnosen geben uns das Gefühl, dass wir sehr zerbrechlich sind, mehr oder weniger verkrüppelt und dauernd weitere Verletzungen fürchten müssen. Da Rückenschmerzen so verbreitet sind, werden solche Ängste noch weiter geschürt durch all die Geschichten, die wir von anderen Leuten mit einem »kaputten Rücken« hören. Es sind Geschichten von Behinderungen, fehlgeschlagenen Operationen und Schmerzen, die niemals vergehen. Oft kennen wir im Freundeskreis oder in der Familie jemanden mit einer ähnlichen Diagnose und haben miterlebt, wie dieser Mensch sein Leben einschränkt und dauernd unter Schmerzen leidet. Ist es da ein Wunder, dass viele von uns sich eingeschüchtert fühlen?

Die Vorstellung, dass unsere Wirbelsäule geschädigt ist, veranlasst uns, alle Aktivitäten zu meiden, von denen wir annehmen, dass sie uns weiteren Schaden zufügen könnten. Wenn wir uns den Fuß verstauchen, schonen wir ihn normalerweise so lange, bis er nicht mehr wehtut. Wenn wir uns verbrennen oder in den Finger schneiden, verbinden wir die Wunde, bis die Schmerzen vergangen sind. Ein ähnliches Verhalten wäre zweckmäßig, wenn chronische Rückenschmerzen tatsächlich durch eine Verletzung verursacht würden, die durch Ruhe und Schonung ausheilen könnte. Beim Umgang mit Muskelverspannungen ist dieser Ansatz jedoch absolut kontraproduktiv.

Chronische Rückenschmerzen sind lediglich ein Beispiel dafür, wie an und für sich zweckmäßige körperliche Reaktionen »entgleisen« können – und das passiert recht häufig. Ein anderes Beispiel für eine solche Entgleisung ist die Reaktion des Immunsystems auf harmlose Pollen, die zu einem heftigen allergischen Anfall führen kann.

Früher oder später bewegen sich Menschen mit chronischen Rückenschmerzen nicht mehr wie gewohnt. Vielleicht hat man Ihnen gesagt, Sie sollten beim Bücken stets in die Hocke gehen, nie Ihren Rücken beugen, keine schweren Lasten heben, auf speziellen, ergonomisch geformten Stühlen sitzen, nicht mehr joggen oder Fahrrad fahren, nicht mehr auf dem Bauch schlafen, auf Brustschwimmen verzichten, sich vor dem Sex Kissen unter den Rücken stopfen und plötzliche Bewegungen meiden.

Wenn wir Patienten bitten, uns aufzulisten, auf welche Aktivitäten sie inzwischen verzichten, tauchen dabei interessanterweise meist Dinge auf, die sie früher getan haben, um sich zu entspannen. Viele Leute mit chronischen Rückenschmerzen haben vorher gerne Sport getrieben, getanzt, lange Spaziergänge unternommen, sind ins Fitness-Studio gegangen und waren sexuell aktiv; genauso gerne sind sie gereist, haben Restaurants besucht, sich Sportereignisse und Filme angesehen. Wenn wir das alles aufgeben, verlieren wir wichtige Möglichkeiten zum Stressabbau. Wenn Sie früher besonders sportlich waren, kann das besonders schwere Folgen haben. Die meisten Sportler, die nicht mehr aktiv sind und sich nicht mehr körperlich fit halten, werden rasch verspannt und unglücklich. Und bei fast allen Menschen führt mangelnde körperliche Aktivität dazu, dass sich psychische Spannungen aufbauen.

Außerdem führt die Vorstellung, unsere Wirbelsäule sei geschädigt, häufig zu Fehlhaltungen, die daraus resultieren, dass wir versuchen, uns vor weiteren Verletzungen zu schützen. Wenn wir Schmerzen haben und glauben, wir seien verletzt, versuchen wir natürlich, uns so zu bewegen, dass empfindliche Körperteile geschützt sind. Das bedeutet oft, dass wir uns langsam, verspannt und gehemmt bewegen. Einige Leute wirken dann ein wenig wie Roboter oder sehen so aus, als würden sie über dünnes Eis gehen, wobei sie sorgfältig jede Bewegung planen.

Besonders bei jenen, die von ihren Therapeuten den Rat bekommen haben, vorsichtig zu sein, ist der Tag mit allen möglichen Regeln angefüllt. Oft lernen wir, bestimmte Bewegungen oder Haltungen zu bevorzugen und werden dadurch ziemlich steif und unnatürlich. All diese Ängste erhöhen die emotionale und muskuläre Spannung, was wiederum zu mehr Schmerzen führt.

Eine weitere verbreitete Folge von Schonhaltungen und Bewegungsmangel ist der Verlust der körperlichen Kondition. Viele Leute mit chronischen Rückenschmerzen legen sich regelmäßig hin und vermeiden möglichst jede Bewegung ihrer Rückenmuskeln, die sonst zum Alltag gehören. Manche Patienten tragen sogar Stützbandagen oder Korsetts, die ebenfalls Muskelbewegungen verhindern. Wenn wir uns auf diese Weise einschränken, werden unsere Muskeln immer verspannter, kürzer und schwächer. Dies macht uns auch für kleinere Zerrungen und Entzündungen anfällig, denn nun werden schon leichte Bewegungen oder ein normales Strecken zum Problem für den ernsthaft geschwächten Muskel. So gibt es neue Auslöser für akute Rückenschmerzen, zusätzlich zu den chronischen Beschwerden, unter denen wir leiden. Außerdem wächst unsere Furcht, dass unser Rücken zerbrechlich sein könnte, denn wir verlieren jedes Selbstvertrauen, das sonst aus dem normalen Gebrauch unseres Rückens erwächst. Das sind beachtliche Konsequenzen, die sich alle aus einer einzigen falschen Vorstellung ergeben haben. Aber wir wissen ja bereits, dass unser Glaube den Blutdruck senken und Scheinbehandlungen zum Erfolg verhelfen kann: Auf dieselbe Weise kann die Überzeugung, dass unsere Schmerzen durch einen Wirbelsäulenschaden verursacht sind, schließlich unsere Rückenmuskeln ruinieren.

Das Fürchten lernen

Wie die psychische Konditionierung dazu führt,
dass wir unsere Muskeln verspannen

Wir haben gesehen, wie Stress zusammen mit der Überzeugung, dass unsere Schmerzen durch eine geschädigte Wirbelsäule verursacht werden, alle möglichen Probleme hervorruft, die den Teufelskreis der chronischen Rückenschmerzen in Gang halten. Es gibt aber noch weitere psychische und physische Prozesse, die das Problem verschärfen können. Ein wichtiger Faktor ist die klassische Konditionierung.

Den Wissenschaftlern ist schon lange bekannt, dass Tiere (einschließlich des Menschen) mühelos konditioniert, also darauf trainiert werden können, in bestimmter Weise auf Reize zu reagieren. Bei vielen dieser Reaktionen ist dasselbe System beteiligt, das auch die Kampf-oder-Flucht-Reaktion auslöst. Tiere können beispielsweise darauf trainiert werden, auf einen bestimmten Reiz, ein Lichtzeichen, ihre Herzfrequenz oder die Aktivität ihrer Verdauungsorgane zu ändern. Um das zu erreichen, braucht man nur den Reiz an etwas zu koppeln, das auf natürliche Weise die erwünschte Reaktion auslöst. Das berühmteste Beispiel dafür ist Pavlovs Experiment, bei dem er Hunden beibrachte, auf den Klang einer Glocke hin Speichel abzusondern.

Etwas Ähnliches passiert bei den meisten Patienten mit chronischen Rückenschmerzen. Allerdings wird die Verbindung zwischen verschiedenen Reizen und dem Schmerz nicht künstlich erzeugt, sondern durch das normale Leben. Wir verinnerlichen rasch die Reaktionen, die auf Grund der Zusammenhänge zwischen unserem Schmerz und dem, was gerade vor sich geht, wenn wir ihn fühlen, auftreten.

Wenn wir beispielsweise eines Tages beim Sitzen heftige Schmerzen spüren, dann werden wir uns beim nächsten Mal, bevor wir uns hinsetzen, daran erinnern und mit Sorge oder Furcht reagieren, wobei sich automatisch unsere Muskeln stärker verspannen. Oft denken wir dabei: »Hoffentlich bekomme ich nicht wieder solche Rückenschmerzen wie beim letzten Mal, als ich sitzen musste.« Da die Schmerzen nun wahrscheinlich durch die erhöhte Anspannung zunehmen, werden wir zum zweiten Mal die Erfahrung machen, dass Sitzen schmerzhaft ist, und das wird die Konditionierung in dieser Richtung verstärken.

Dieselbe psychische Konditionierung zur Muskelverspannung kann in Verbindung mit nahezu jeder Aktivität auftreten, sei es nun Sitzen, Stehen, Gehen, Fahren, Bücken oder Heben. Natürlich denken wir dann immer, dass es dieses Verhalten ist, das unsere geschädigte Wirbelsäule reizt.

Jane hatte jahrelang immer wieder mit Rückenschmerzen zu kämpfen. In letzter Zeit waren sie jedoch nicht so schlimm gewesen. Eines Tages, als sie im Auto nach Hause fuhr, geriet sie in eins der vielen Schlaglöcher auf der Straße, die zu ihrem Haus führte. Sie spürte einen stechenden Schmerz in ihrem Rücken und hoffte, das würde nicht der Beginn einer neuen Schmerzphase sein.

Später am Abend fing ihr Rücken an, wehzutun. Sie fürchtete, sich durch das Schlagloch die Wirbelsäule ausgerenkt zu haben, hoffte aber, sich zu täuschen. Bis zum nächsten Morgen hatten sich die Rückenschmerzen sehr verschlimmert, und es fiel ihr schwer, den ganzen Tag bei der Arbeit am Schreibtisch zu sitzen. Abends ging sie zu ihrem Chiropraktiker, der sie wieder einrenkte. Im Laufe der nächsten Tage fühlte sie sich besser, aber eine Woche später fuhr sie wieder durch ein Schlagloch. Wieder spürte sie den stechenden Schmerz, und nachts hatte sie erneut Rückenschmerzen.

Während der nächsten Monate traten die Schmerzen jedes Mal auf, wenn Jane durch ein Schlagloch fuhr. Dinge wie Wäsche waschen, Einkaufen oder Staub saugen machten ihr nichts aus. Sie konnte auch ohne Schwierigkeiten im Fitness-Center ihre Gymnastik treiben. Aber obwohl ihr Auto gute Stoßdämpfer hatte, renkte sie sich bei den Schlaglöchern immer wieder den Rücken aus. Jane gab sich nun große Mühe, jedem Schlagloch auszuweichen. Sie fuhr langsam und achtete sorgfältig auf die Straße, sodass sie gewöhnlich um die Schlaglöcher herumfahren konnte. Aber hin und wieder traf sie doch eins, und sofort kehrten die Schmerzen zurück.

Es ist sehr unwahrscheinlich, dass Jane sich tatsächlich den Rücken verletzt hat, als sie in einem gut gefederten Auto langsam durch ein Schlagloch fuhr. Es war allein die Macht der Konditionierung, die dazu führte, dass sie bei jedem Schlagloch, das sie traf, ihre Muskeln verspannte und dadurch erneut Schmerzen bekam. So wurde sie getäuscht und begann so zu reagieren, als wären Schlaglöcher gefährlich.

Es ist ganz natürlich, dass wir Aktivitäten zu meiden versuchen, die wir zu fürchten gelernt haben. Wenn wir das, was wir fürchten, dann trotzdem tun, führt unsere psychische Konditionierung zu Verspannungen, die nun ihrerseits wieder Schmerzen auslösen. Häufig geht uns das so beim Sitzen. Vielen Leuten, die unter Rückenschmerzen leiden, ist gesagt worden, Sitzen sei sehr schlecht für ihren Rücken. Also versuchen sie, es nach Möglichkeit zu meiden. Müssen sie trotzdem sitzen, beginnen sie, sich sofort zu verspannen, weil sie damit rechnen, dass die Schmerzen jetzt stärker werden. In solchen Fällen muss der Patient systematisch lernen, ohne Angst wieder längere Zeit zu sitzen.

Pavlos Rücken?

Wie man eine Rückenbelastungsphobie entwickelt

Ein großer Teil der frühen Forschung über psychische Konditionierung wurde durchgeführt, um Phobien besser verstehen zu können. Phobien sind irrationale Ängste, die uns in bestimmten Lebenssituationen stark einschränken und behindern können.

Einige Phobien entwickeln sich ganz ähnlich wie chronische Rückenschmerzen. Am bekanntesten ist die so genannte Agoraphobie, die Angst, allein über freie Plätze oder Straßen zu gehen, was oft auch damit verbunden ist, dass man Angst hat, Orte aufzusuchen, wo sich viele Menschen befinden. Die Sache beginnt häufig mit einer plötzlichen Aktivierung der Kampf-oder-Flucht-Reaktion, gewöhnlich irgendwo in der Öffentlichkeit, beispielsweise in einem Supermarkt. Die meisten Leute bekommen ohne bestimmten Anlass heftiges Herzklopfen, ihr Atem beschleunigt sich, sie schwitzen stark und fühlen sich schwindlig oder einer Ohnmacht nahe. Wenn all diese Symptome auftreten, spricht man von einer Panikattacke. Solche Attacken können als leichte Form von Ängstlichkeit oder Unbehagen beginnen. Irgendwann macht sich der Betroffene dann Sorgen wegen der damit verbundenen körperlichen Symptome (der Kampf-oder-Flucht-Reaktion) und denkt vielleicht, er hätte einen Herzanfall oder würde ohnmächtig. Diese Furcht erregenden Gedanken verstärken die körperlichen Symptome, wodurch nun wieder die Angst zunimmt. Der Betroffene gerät rasch in einen eskalierenden Teufelskreis von körperlicher Erregung und Furcht, was gewöhnlich dazu führt, dass er in der Notaufnahme des Krankenhauses landet oder von dem Ort wegrennt, wo das alles geschieht.

Wenn er später dann dorthin zurückkehrt, fühlt er sich typischerweise wieder ängstlich und angespannt – eine Reaktion, die durch die vorhergegangene Erfahrung konditioniert ist. Das kann einen erneuten Kreislauf in Gang setzen, durch den sich die Furcht noch tiefer eingräbt.

Der Prozess, durch den Menschen mit chronischen Rückenschmerzen Ängste vor vielen Aktivitäten entwickeln, verläuft ganz ähnlich. Hier fürchten die Betroffenen nicht das Herzrasen und die Atemlosigkeit, sondern sie haben Angst davor, dass sich die Schmerzen verschlimmern. In beiden Fällen gehen die Opfer davon aus, dass etwas Gefährliches geschieht, wenn ihre Symptome auftreten.

Eine weitere Ähnlichkeit zwischen der Agoraphobie und chronischen Rückenschmerzen betrifft die unangemessene Reaktion auf ganz normale Empfindungen von Unbehagen. Sobald jemand intensive Zustände von Angst und psychischer

Erregung erlebt hat, reagiert er überempfindlich auf jeden Anflug von normaler Ängstlichkeit. So kann ein Agoraphobie-Patient in einen Teufelskreis geraten, indem er auf eine leichte, vorübergehende Ängstlichkeit mit unangemessener Furcht und entsprechenden körperlichen Symptomen reagiert, weil er fürchtet, dass sich daraus eine weitere Panikattacke entwickeln könnte. So entsteht dann eine sich selbst erfüllende Prophezeiung. Auf ähnliche Weise fürchten sich Patienten mit chronischen Rückenschmerzen vor der geringsten Missempfindung in ihrem Rücken. Wenn solche Missempfindungen dann auftreten, fürchten sie, dass sich daraus ein ernster Schmerzanfall entwickeln könnte, der vielleicht sogar zu einer Körperbehinderung führt. Was »normale« Menschen als übliche »Rückenschmerzen« gelassen hinnehmen können, löst bei den übersensiblen Patienten schon eine schwere Verunsicherung aus. Als Folge davon kann ein ganz normaler Muskelkater oder eine vorübergehende Verspannung sich rasch zu unerträglichen Rückenschmerzen auswachsen.

Schlimm und immer schlimmer

Frustration, Zorn und Depression

Wahrscheinlich haben Sie schon viele Ärzte aufgesucht, um Linderung für Ihre Schmerzen zu finden. Die meisten Patienten, die wir kennen lernen, haben immer wieder zwischen Hoffnung und Enttäuschung geschwankt, wenn Behandlungen zunächst Erfolg versprechen und dann doch versagen. Früher oder später werden die meisten frustriert, zornig und depressiv. Diese Emotionen können Ihr gesamtes Leben in Mitleidenschaft ziehen. Abhängig von der Intensität Ihrer Schmerzen und dem Ausmaß, wie sie in Ihre Arbeit und Ihre Freizeitaktivitäten eingreifen, können solche Gefühle recht extrem werden. Manche Leute beschreiben die Phasen, in denen sie unter chronischen Rückenschmerzen litten, als die schlimmste Zeit ihres Lebens. Sie werden reizbar, streiten mit ihren Partnern und Kindern, sind wütend auf ihre Therapeuten und verlieren schließlich allen Lebensmut.

Einige Patienten empfinden die Schmerzen selbst als so intensiv und unablässig, dass diese Qual im Mittelpunkt ihrer emotionalen Belastung steht. Sie schildern, wie sie sich von den Schmerzen ausgelaugt und erschöpft fühlen, kaum fähig, den nächsten Tag in Angriff zu nehmen. Der Gedanke daran, wie die Schmerzen irgendwie gelindert werden könnten, beherrscht jeden wachen Moment. Wenn die Schmerzen anhalten, spüren viele den verzweifelten Wunsch, um Gottes willen nicht für den Rest ihres Lebens verkrüppelt oder derart von Schmerzen geplagt zu sein. Es ist nicht ungewöhnlich, dass die Leute unter diesen Umständen an Selbstmord denken, weil sie meinen, nur der Tod könne sie von ihren Schmerzen befreien.

Der Brennpunkt von Frustration, Zorn und Depression ist individuell verschieden.

Ann war Mutter eines vierjährigen Sohnes. Sie war Computerspezialistin und hatte beschlossen, zu Hause zu bleiben, um für ihren kleinen Jungen zu sorgen.

Eines Tages spürte sie beim Fitness-Training einen scharfen Schmerz im Rücken. Sie nahm an, dass sie sich einen Muskel gezerrt hätte. Als die Schmerzen nach einigen Wochen immer noch nicht vergangen waren, konsultierte sie ihren Arzt. Er riet ihr, sich zu schonen, bis die Schmerzen vorüber seien. Doch leider gingen sie nicht vorüber. Für Ann begann nun eine lange Leidenszeit, während der sie einen Neurologen, einen Orthopäden, einen Chiropraktiker und mehrere Physiotherapeuten aufsuchte.

Bald hatte sie das Gefühl, sie könne kaum noch für ihren Sohn sorgen, und sie brauchte die Hilfe ihres Mannes, wenn sie die Betten machte, saugte und die Wäsche wusch. Sie wurde frustriert und zornig und brüllte ihren Sohn jedes Mal an, wenn er Unordnung machte. Sie hatte keine Lust mehr auf Sex, während die Spannungen in ihrer Ehe zunahmen. Ann wurde immer depressiver und wünschte sich manchmal nur noch zu sterben. Allein die Liebe zu ihrem Sohn und ihrem Mann hielt sie aufrecht.

Ihre persönliche Erfahrung mag anders sein, aber wahrscheinlich ist es Ihnen in mancher Hinsicht doch ähnlich ergangen wie Ann. Meist machen die Leute sich weniger Sorgen über ihre Schmerzen als darüber, dass sie behindert sein oder das Leben verpassen könnten. Bei jenen, die wegen der chronischen Rückenschmerzen ihren Arbeitsplatz verloren haben, konzentrieren sich die Gefühle der Unzulänglichkeit, Enttäuschung und Frustration gewöhnlich darauf, dass sie arbeitslos sind und sich nutzlos vorkommen. Wenn jemand vor allem sportliche Interessen und Freizeitaktivitäten aufgegeben hat, empfindet er diesen Verlust vielleicht als zentrales Problem. Die meisten Menschen mit chronischen Rückenschmerzen stellen fest, dass ihre familiären Beziehungen und Freundschaften unter ihrem Gesundheitszustand leiden und regen sich darüber oft sehr auf. Unsere schlechte Laune wirkt abstoßend auf andere, und unsere Mitmenschen haben vielleicht irgendwann keine Lust mehr, sich um uns zu kümmern. Häufig meinen wir, dass sexuelle Aktivitäten unserem Rücken schaden könnten, und auch das kann Beziehungen beeinträchtigen. Wie Ann haben die meisten Mütter und Väter mit chronischen Rückenschmerzen ein schlechtes Gewissen, weil sie ihren eigenen Ansprüchen als Eltern nicht genügen, entweder weil sie ständig gereizt sind, oder weil sie ihre Kinder nicht angemessen versorgen und ausgelassen mit ihnen spielen können.

Unsere alltägliche Erfahrung zeigt uns, dass es einen engen Zusammenhang zwischen Frustration, Zorn und Muskelverspannungen gibt.

Stellen Sie sich einen Moment vor, dass Sie sehr wütend sind. Und nun agieren Sie diese Wut körperlich aus. Wahrscheinlich werden Sie Verspannungen bemerken, die sich vielleicht in den Schultern, im Nacken und im oberen Rückenbereich konzentrieren. Als »Kampf-Komponente« der Kampf-oder-Flucht-Reaktion bringen Frustration und Zorn spezifische Muster von Muskelverspannungen hervor, die unsere Schmerzen verschlimmern.

Wie chronische Rückenschmerzen Depressionen verursachen

Forschungsergebnisse, die zeigen, dass Depressionen bei Leuten mit chronischen Rückenschmerzen weit verbreitet sind, werden Sie wahrscheinlich nicht überraschen. Je nach Definition leiden zwischen fünfzig und neunzig Prozent der Patienten mit chronischen Rückenschmerzen bis zu einem gewissen Grad unter Depressionen. Menschen mit chronischen Rückenschmerzen entwickeln drei- bis viermal häufiger als die Durchschnittsbevölkerung *schwere* Depressionen.

Wie es zu diesen Depressionen kommt, lässt sich auf verschiedene Weise erklären. Beispielsweise verwandeln sich Frustration und Zorn in Depression, wenn wir sie nicht als solche wahrnehmen und ausdrücken können. Diese Beobachtung geht bis auf Freud zurück. Wir wenden diese negativen Gefühle gegen uns selbst, und daraus ergibt sich die Selbstkritik und die Hoffnungslosigkeit, die für eine Depression charakteristisch sind.

Es ist unschwer zu erkennen, wie sich dieser Prozess bei jemandem entfaltet, der unter chronischen Rückenschmerzen leidet. Viele Betroffene wissen nicht, gegen wen sie ihren Zorn richten sollen, vor allem, wenn sie von Angehörigen abhängig sind und umsorgt werden und sich von ihren Therapeuten

Hilfe erhoffen. Das kann zu einer Depression führen, welche die Hoffnung und die Motivation verringert, die benötigt werden, um an der eigenen Genesung zu arbeiten.

Eine weitere Ursache von Depressionen ist die so genannte *erlernte Hilflosigkeit*, was bedeutet, nach mehreren Fehlschlägen aufzugeben. Nach zahlreichen erfolglosen Behandlungen kommt man leicht zu dem Schluss, dass einem nichts und niemand helfen kann. Erlernte Hilflosigkeit kann uns sehr zurückhaltend machen, wenn es darum geht, eine neue Lösung für unser Problem auszuprobieren oder angesichts von Schwierigkeiten durchzuhalten.

Das Konzept der erlernten Hilflosigkeit basiert auf Tierexperimenten. Hunde wurden in einen Käfig gesperrt, in dem sie Elektroschocks ausgesetzt waren. Anfangs winselten und heulten die Hunde und versuchten zu entkommen, aber schließlich gaben sie auf und legten sich auf den Boden. Sie zeigten psychische Stressreaktionen, die wir mit Depressionen in Verbindung bringen, verloren den Appetit und spielten nicht mehr. Am nächsten Tag wurden die Hunde in einen Käfig gesperrt, der nur auf einer Seite unter Strom gesetzt wurde, sodass sie den Elektroschocks leicht entgehen konnten. Anders als normale Hunde machten die »depressiven« Tiere keinen Versuch zu entkommen. Selbst wenn sie gelegentlich auf die andere Käfigseite wechselten, lernten sie nichts aus dieser Erfahrung. Die Hunde hatten gelernt, hilflos zu sein, und das sah ganz ähnlich aus wie eine menschliche Depression.

Sie haben vielleicht schon festgestellt, dass Sie bei einer Depression besonders selbstkritisch sind und sehr pessimistisch in die Zukunft blicken. Oft sind diese Gedanken nicht logisch, aber sie sind sehr mächtig. Vielleicht denken Sie, es sei Ihre eigene Schuld, dass Sie etwas getan haben, von dem Sie annehmen, dass es Ihre Schmerzen verursacht. Oder Sie machen sich selbst Vorwürfe, dass Sie keine angemessene medizinische Betreuung erhalten. Vielleicht sind Sie bei Ihrem Versuch, herauszufinden »warum ich?« zu dem Schluss gekommen, Ihre Schmerzen seien eine Strafe für irgendein Versagen. Die schlichte Wahrheit ist, dass niemand weiß, warum manche Leute chronische Rückenschmerzen bekommen, während andere unter anderen stressbedingten Beschwerden leiden. Wir werden Ihnen später helfen, mit Ihren möglicherweise selbstkritischen Gedanken fertig zu werden.

CR&SO

Wir beenden hier unseren Überblick über den Teufelskreis der chronischen Rückenschmerzen. Wir haben beschrieben, welche Kreisläufe in Gang gesetzt werden, wenn wir auf Schmerzen mit Angst, Furcht oder Ärger reagieren – Gefühle, die ihrerseits wieder die Muskelverspannung verstärken, was zu noch heftigeren Schmerzen und emotionalem Aufruhr führt. Wir haben ebenfalls dargestellt, wie leicht man konditioniert werden kann, als Reaktion auf eine Vielzahl von Situationen Furcht, Anspannung und Schmerzen zu empfinden, und wie uns das dazu bringt, unsere Bewegungen einzuschränken. Diese Einschränkungen verstärken die Furcht, wir verlieren Möglichkeiten zur Entspannung, und unsere körperliche Kondition lässt nach.

Selbst wenn Sie diese Überlegungen für vollkommen vernünftig halten, sind Sie vielleicht immer noch nicht in der Lage, Ihre Sorgen aufzugeben, bis Sie selbst erfahren haben, welche Auswirkungen sie auf Ihren Geist und Körper haben. Der zweite Teil des Buches wird Ihnen genau dabei helfen. Um chronische Rückenschmerzen zu heilen, muss man den Teufelskreis durchbrechen. Sie haben damit schon begonnen, indem Sie Ihre Annahmen über die Ursachen Ihrer Schmerzen in Frage stellen.

Teil II

Chronische Rückenschmerzen lindern

7

Überzeugungen und der Körper

In diesem Kapitel erfahren Sie:
- Wie Sie Ihre eigenen Vorstellungen darüber, welche Aktivitäten Ihren Rücken schädigen, einschätzen sollten.
- Wie Sie die Zusammenhänge zwischen Emotionen, Muskelverspannungen und körperlichen Schmerzen beobachten können.
- Warum »sich von den Schmerzen führen zu lassen« eine gute Regel für den Umgang mit akuten Schmerzen ist, sich aber bei chronischen Schmerzen als kontraproduktiv erweist.
- Wie neuere Forschungsergebnisse zeigen, auf welche Weise Vorsicht und Schonung tatsächlich chronische Rückenschmerzen *hervorbringen*.

Wir gehen jetzt davon aus, dass bei Ihnen eine kompetente medizinische Diagnostik durchgeführt wurde (wie in Kapitel 4 beschrieben), und dass Sie nicht unter einer der seltenen Krankheiten leiden, die Rückenschmerzen verursachen können und eine besondere Behandlung erfordern. Wenn diese Annahmen zutreffen, dann sind Sie bereit für die nächsten Schritte zur Genesung.

Wie man chronische Rückenschmerzen überwindet

Wie Sie damit anfangen können,
Ihren eigenen Teufelskreis chronischer Rückenschmerzen
zu durchbrechen

Um chronische Rückenschmerzen zu überwinden, ist es wichtig, sich jeden einzelnen Teil des Schmerzkreislaufs vorzunehmen. Die grundsätzliche Dynamik chronischer Rückenschmerzen haben Sie nun hoffentlich durchschaut. Nun ist es Zeit, dass wir unsere Aufmerksamkeit der spezifischen Kette von Ereignissen zuwenden, die *Ihre* Rückenschmerzen verursacht hat und aufrechterhält, und uns ansehen, welche Schritte nötig sind, um Sie daraus zu befreien. Diese Schritte werden individuell verschieden sein, aber das Grundgerüst sieht in jedem Fall so aus:

- Auseinandersetzung mit Ihren persönlichen Vorstellungen von den Ursachen Ihrer Schmerzen
- Vollständige Wiederaufnahme Ihrer körperlichen Aktivitäten
- Arbeit an Ihren persönlichen negativen Gedanken und Emotionen
- Förderung der effektivsten Methoden zur Stressbewältigung und zum Umgang mit Beziehungen

Untersuchung Ihrer persönlichen Überzeugungen

Analyse der Elemente, die in Ihrem eigenen Fall
eine Rolle spielen

Im zweiten Kapitel hatten wir Sie gebeten, einen Fragebogen auszufüllen, in dem es um Ihre Einstellung zu Schmerzen ging. Sehen Sie sich nun diesen Fragebogen noch einmal an.

Haben sich Ihre Ansichten inzwischen geändert, oder glauben Sie, »Muskelverspannungen können bei anderen das Problem sein, aber meine Schmerzen werden durch meine ... (vorgefallene Bandscheibe, schlechte Haltung, verdrehtes Gelenk, verbogene Wirbelsäule oder eine andere Diagnose) verursacht«? Vielleicht haben Sie auch den Verdacht, Ihre Ärzte könnten etwas »übersehen« haben. Solche Vorstellungen haben viele Leute, die gerade erst mit dem Selbsthilfeprogramm beginnen. Die meisten Patienten mit chronischen Rückenschmerzen haben viele erfolglose Behandlungen hinter sich. Da ist es nur natürlich, dass man jeder neuen Idee extrem skeptisch gegenübersteht.

Wir erwarten nicht, dass Sie Ihre Sorge, Ihre Wirbelsäule könnte geschädigt sein, sofort aufgeben. Das ist nicht die Voraussetzung für den Erfolg des Programms. Das Durchbrechen des Schmerzkreislaufs vollzieht sich allmählich, und Ihre Vorstellungen von den Schmerzursachen verändern sich schrittweise, während Sie immer öfter Momente erleben, in denen Ihre Schmerzen nicht dem erwarteten Muster entsprechen. Im Augenblick ist nur zweierlei erforderlich:

- Die Überzeugung, dass Muskelverspannungen zumindest teilweise bei Ihren Schmerzen eine Rolle spielen könnten.
- Dass Sie die Möglichkeit in Betracht ziehen, Aktivitäten, von denen Sie glauben, dass sie Ihren Zustand verschlimmern, führen in Wirklichkeit vielleicht nicht zu einer dauerhaften Schädigung Ihrer Wirbelsäule.

Wir werden diese Punkte der Reihe nach behandeln.

Könnten Muskelverspannungen
die Ursache Ihrer Rückenschmerzen sein?

Erkennen Sie selbst,
welche Rolle verspannte Muskeln spielen

Zu einer erfolgreichen Arbeit an Ihren Überzeugungen gehören persönliche Experimente. Sie werden selbst beobachten müssen, wie Ihre Schmerzen auf verschiedene Situationen reagieren. Ein guter Anfang ist es, die Zusammenhänge zwischen Schmerzintensität, Stimmung und Muskelverspannungen zu überprüfen. Für viele Leute ist es eine Hilfe, wenn sie ihre Schmerzintensität ein oder zwei Wochen lang schriftlich notieren, um die Zusammenhänge zwischen Emotionen und Schmerzen zu erkennen. Die folgende Liste wird Ihnen dabei helfen, sie ist sehr einfach zu benutzen. Schreiben Sie auf, in welchen Situationen Sie sich im Tagesverlauf befinden. Dazu notieren Sie Ihre jeweiligen Emotionen, außerdem die Schmerzintensität auf einer Skala von 0 bis 10, wobei 0 für keine Schmerzen steht, und 10 extreme Schmerzen bedeutet.

Versuchen Sie zu beobachten, ob Ihre Schmerzen bei emotionalen Belastungen stärker werden. Haben sich Ihre Schmerzen verschlimmert, als mit Ihrem Rücken etwas geschehen ist, das Sie entmutigt hat? Werden die Schmerzen stärker, wenn Sie eine Auseinandersetzung haben oder wenn etwas schief läuft?

Als Rogers Rückenschmerzen anfingen, war er sicher gewesen, dass der Umzug in die neue Wohnung und die schweren Kisten, die er dabei geschleppt hatte, die Ursache waren. Die Schmerzen machten ihm noch Jahre später zu schaffen, obwohl er seitdem seinen Rücken immer geschont hatte.

Als er aufgefordert wurde, seine Schmerzintensität genau zu beobachten, stellte er fest, dass die Schmerzen oft zu Beginn der Arbeitswoche am schlimmsten waren. Er hatte im-

Ihren Schmerzen und Emotionen auf der Spur

Datum: _____

Zeit	Situation	Schmerzintensität	Emotionen
7.00 Uhr		0 1 2 3 4 5 6 7 8 9 10	
8.00 Uhr		0 1 2 3 4 5 6 7 8 9 10	
9.00 Uhr		0 1 2 3 4 5 6 7 8 9 10	
10.00 Uhr		0 1 2 3 4 5 6 7 8 9 10	
11.00 Uhr		0 1 2 3 4 5 6 7 8 9 10	
12.00 Uhr		0 1 2 3 4 5 6 7 8 9 10	
13.00 Uhr		0 1 2 3 4 5 6 7 8 9 10	
14.00 Uhr		0 1 2 3 4 5 6 7 8 9 10	
15.00 Uhr		0 1 2 3 4 5 6 7 8 9 10	
16.00 Uhr		0 1 2 3 4 5 6 7 8 9 10	
17.00 Uhr		0 1 2 3 4 5 6 7 8 9 10	
18.00 Uhr		0 1 2 3 4 5 6 7 8 9 10	
19.00 Uhr		0 1 2 3 4 5 6 7 8 9 10	
20.00 Uhr		0 1 2 3 4 5 6 7 8 9 10	
21.00 Uhr		0 1 2 3 4 5 6 7 8 9 10	
22.00 Uhr		0 1 2 3 4 5 6 7 8 9 10	
23.00 Uhr		0 1 2 3 4 5 6 7 8 9 10	

mer angenommen, die körperlich schwere Arbeit sei daran schuld. Auf Nachfragen wurde ihm jedoch klar, dass er die schlimmsten Schmerzen hatte, wenn es Ärger am Arbeitsplatz gab, während er sich an den Wochenenden meist besser fühlte.

Beobachten Sie, ob sich Ihre Schmerzen in den entspannten Augenblicken des Alltags überhaupt verringern. Werden sie beispielsweise nach einer Massage besser, nach einem heißen Bad, nach der Sauna oder anderen entspannenden Aktivitäten? Lassen sie nach, wenn Sie weniger Verpflichtungen haben? Werden Ihre Schmerzen gelindert, wenn Sie Alkohol trinken oder Medikamente zur Muskelentspannung einnehmen?

Wenn Sie, wie die meisten Patienten mit chronischen Rückenschmerzen, stets gedacht haben, die Ursache sei eine geschädigte Wirbelsäule, dann haben Sie vielleicht bisher nicht auf die Zusammenhänge zwischen Lebenssituationen und Schmerzintensität geachtet. Versuchen Sie, Ihre Erfahrungen aus diesem neuen Blickwinkel zu betrachten. Füllen Sie Ihre Liste während der nächsten Woche aus, und kommen Sie dem Zusammenhang zwischen Ihren Schmerzen und Ihren Emotionen auf die Spur. Sehen Sie, ob dabei Muster erkennbar werden, die sich mit der Vorstellung vereinbaren lassen, dass emotionaler Stress zu Ihren Schmerzen beiträgt.

Eine bestimmte emotionale Erfahrung wird fast garantiert Ihre Rückenschmerzen verschlimmern oder bessern: die Diagnose, die Sie von Ihrem Arzt erhalten. Erinnern Sie sich an die Geschichte von Dr. Siegel und wie unglücklich er war, als er erfuhr, er habe einen Bandscheibenvorfall; diese Diagnose war Anlass zu einer ernsten Verschlechterung seines Zustands. Viele unserer Patienten haben Ähnliches erlebt, und ihre Schmerzen wurden schlimmer, nachdem der Arzt ihnen eine emotional belastende Diagnose mitgeteilt hatte.

Evelyn hatte mehrere Jahre lang immer wieder leichte Rückenschmerzen. Sie hatte einen anstrengenden Beruf und nahm an, ihre Rückenschmerzen seien dadurch bedingt, dass ihr nie genügend Zeit blieb, um sich körperlich fit zu halten oder auszuruhen. Um ihren fünfzigsten Geburtstag herum wurden die Schmerzen schlimmer und hartnäckiger. Ihr Arzt schickte sie zu einem Orthopäden. Er ordnete eine Magnetresonanztomographie an und erklärte ihr dann, drei Bandscheiben im Bereich ihrer Lendenwirbelsäule seien degeneriert. Nachdem sie das erfahren hatte, wurden Evelyns Schmerzen schlimmer, und sie war sehr deprimiert über ihre Situation.

Andererseits kann eine günstige Diagnose erheblich zur Erleichterung beitragen. Das erweist sich als entscheidender Faktor bei den offensichtlichen Erfolgen vieler Behandlungen, die nicht direkt auf den Stress abzielen. Die Patienten bekommen eine Diagnose, die ihnen Hoffnung gibt, und sie sind sicher, dass der Arzt ihnen helfen kann. Dadurch beginnen sie, sich zu entspannen und fühlen sich folglich besser.

Martha war sehr niedergeschlagen, weil sie seit einem Jahr unter Rückenschmerzen litt. Sie hatte fast alles aufgegeben, was ihr Spaß machte, und verbrachte eine Menge Zeit damit, Ärzte zu konsultieren und verschiedene Behandlungen auszuprobieren, aber die meiste Zeit litt sie immer noch Qualen. Sie konnte oft nicht zur Arbeit gehen und fürchtete, ihr Chef würde das nicht mehr lange mitmachen. Heute ist Martha der Ansicht, dass sich ihr Zustand zu bessern anfing, als sie einen Arzt konsultierte, der auf Rehabilitation spezialisiert war. Er untersuchte sie, warf einen Blick auf ihre Magnetresonanztomographie und kam zu dem Schluss, ihre strukturellen »Probleme« seien geringfügig und nicht die Ursache ihrer Schmerzen. Er sagte ihr, er könne ihr helfen, ihren Rücken wieder in Form zu bringen. Als Resultat würden ihre Schmerzen wahrscheinlich nachlassen.

Schon in der folgenden Woche, noch bevor die Rehabilitation begonnen hatte, fühlte Martha sich allmählich besser. Allein der Gedanke, sie sei *vielleicht* doch kein Krüppel, half ihr, sich zu entspannen und linderte ihre Schmerzen.

Reagiert Ihr Rücken auf hoffnungsvolle oder entmutigende Neuigkeiten? Das trifft zwar nicht für jeden zu, aber für viele Betroffene ist dies eine Möglichkeit, zum ersten Mal selbst wahrzunehmen, dass emotionale Ereignisse eine direkte Auswirkung auf unser Schmerzempfinden haben.

Gefährliche Vorsicht

Warum es für die meisten Leute besser ist,
trotz ihrer Schmerzen körperlich aktiv zu sein

Nehmen Sie sich noch einmal einen Moment Zeit für den Fragebogen, auf dem Sie Ihre »Ansichten über Schmerzen« (siehe S. 31ff.) eingetragen haben. Vermutlich haben Sie sich sehr bemüht, genau herauszufinden, welche Aktivitäten sich positiv oder negativ auf Ihren Rücken auswirken. Die meisten Menschen mit chronischen Rückenschmerzen können zu engagierten Wissenschaftlern werden, die genau verfolgen, ob die Schmerzen schlimmer werden, wenn sie zu lange sitzen, stehen oder liegen, zu schwer heben oder die falsche Matratze, den falschen Stuhl oder Autositz benutzen. Vielleicht haben Sie diese Zusammenhänge »entdeckt« und sind nun überzeugt davon, dass bestimmte Aktivitäten Ihre Schmerzen verschlimmern. Und natürlich versuchen Sie, diese Aktivitäten nach Möglichkeit zu meiden.

Wir nehmen automatisch an, dass alles, was unsere Schmerzen verstärkt, unseren Zustand verschlechtert. Manche Leute machen sich Sorgen, sie könnten dazu beitragen, dass ihre vorstehenden Bandscheiben sich noch weiter herausschieben, oder dass weitere Bandscheiben geschädigt werden. Andere glauben, dass sie durch Bewegung ihre Nerven reizen und schädigen und dafür später mit verstärkten Schmerzen und einer schlimmeren Behinderung bezahlen müssen. Manchmal fürchten die Leute auch, dass ein bereits geschädigter Muskel, ein Band oder eine Sehne schlimmer verletzt wird, wenn die Schmerzen stärker werden.

Jerry hatte festgestellt, dass längeres Sitzen seine Schmerzen verschlimmerte. Man hatte bei ihm einen Bandscheibenvorfall im Bereich der Lendenwirbelsäule diagnostiziert und ihm gesagt, dass beim Sitzen ein enormer Druck auf der Wirbelsäule laste. Jerry hatte von seinem Arzt erfahren, Bandscheiben seien wie Donuts mit Marmeladenfüllung, und wenn sie erst einmal einen Riss hätten, dann würde die weiche Marmelade aus dem Inneren gegen die Nervenwurzeln gedrückt. Wann immer er saß, stellte er sich diesen Prozess vor und dachte, dass er am Ende völlig verkrüppelt sein würde.

Schmerzen haben die Funktion, uns auf Krankheiten oder Verletzungen aufmerksam zu machen, damit wir etwas unternehmen, um uns zu schützen. Darum glauben wir, dass wir uns »von den Schmerzen leiten lassen« sollten, also alle Aktivitäten aufgeben, die uns anscheinend Unbehagen bereiten. Das wäre richtig, wenn Ihre chronischen Rückenschmerzen tatsächlich durch eine noch nicht geheilte Verletzung verursacht würden. Doch da das nicht der Fall ist, handelt es sich hier um eine ganz falsche Strategie. Weil chronische Rückenschmerzen in Wirklichkeit durch Muskelverspannungen und mangelnden Gebrauch der Muskeln verursacht werden, ist körperliche Bewegung ausgesprochen nützlich. Wenn Ihre Schmerzen dabei schlimmer werden, heißt das nicht, dass Sie sich selbst Schaden zufügen. Wir können diesen Punkt gar nicht genug betonen: Bewegung zu vermeiden, vergrößert nur unsere Probleme!

Wir haben im sechsten Kapitel gesehen, wie psychische Konditionierung dazu führen kann, dass wir Schmerzen mit nahezu allem und jedem in Verbindung bringen. Sobald wir bei einer bestimmten Aktivität stärkere Schmerzen empfinden, stellen wir einen Zusammenhang zwischen dieser Aktivität und den Schmerzen her und bekommen Angst (oft sogar, ohne uns dessen bewusst zu sein), sobald wir dasselbe wieder tun wollen. Diese Angst erhöht unsere Schmerzen weiter. Wenn psychische Konditionierung die Ursache ist, dann wächst unsere Furcht immer weiter, je mehr wir auf die Schmerzen achten.

Wie viele wissenschaftliche Untersuchungen aus aller Welt zeigen, kann die Furcht vor einer Aktivität dazu führen, dass akute Rückenschmerzen chronisch werden. Die Forschungsergebnisse zeigen sogar, dass es *gewöhnlich* die Furcht vor Schmerzen ist und nicht etwa die Intensität der Schmerzen, die zu körperlichen Behinderungen führt.

Unsere Erfahrungen bestätigen das. Viele Patienten mit Rückenschmerzen sind verblüfft, wenn sie erfahren, dass andere Betroffene mit den gleichen Beschwerden völlig entgegengesetzte Dinge fürchten. Einige können schlecht sitzen, andere schlecht stehen. Einige Leute sind überzeugt, dass eine bestimmte Körperübung ein Problem darstellt, während andere dem Verzicht auf diese Körperübung die Schuld geben.

Nachdem er fast ein Jahr danach gesucht hatte, entdeckte Richard genau das Bett, das er brauchte, damit seine Rückenschmerzen in einem erträglichen Rahmen blieben – mit einer besonders festen Matratze der Extraklasse. Es war eine kostspielige Suche gewesen, weil er vorher schon drei andere Betten gekauft und dann wieder abgegeben hatte. Mit dieser neuen Errungenschaft konnte er nun gelegentlich nachts durchschlafen. Reisen waren natürlich eine Tortur, denn selbstverständlich gab es in Hotels nur Billigbetten.

Wenn Sie wollen, dass es Ihnen besser geht, ist es wichtig, zunächst alle Aktivitäten zu prüfen, die Sie mit Schmerzen in Verbindung bringen, und sich zu fragen, ob es wirklich stimmt, dass diese Aktivitäten Ihren Rücken schädigen. Der Rücken besteht aus Knochen, Bandscheiben, Bändern, Sehnen und Muskeln. Muskeln, Sehnen und Bänder bestehen aus haltbaren Fasern, der Rest ist Knochen und Knorpel. Sollten diese Materialien wirklich durch alltägliche Bewegungen Schaden nehmen?

Warum wird der eine durch Sitzen »geschädigt«, während sich die Probleme des anderen durch Liegen verschlimmern? Fast alle unsere Patienten entdecken im Laufe der Zeit, wie unlogisch ihre Überlegungen sind, dass bestimmte Aktivitäten sich nachteilig auf ihren Rücken auswirken. Das hat nichts damit zu tun, dass sie irrational wären, sondern nur damit, dass sie keine andere Möglichkeit hatten, ihre Schmerzen zu verstehen. Unser Verstand sucht immer nach Erklärungen, die unsere Erfahrungen in einen sinnvollen Zusammenhang stellen.

Ihr Rücken ist nicht aus Glas

Erkennen Sie, dass Ihr Rücken stark ist

Um Ihre Fortschritte zu unterstützen, sollten Sie sich vorstellen, dass Ihr Rücken stark und fest ist. Denn das ist er tatsächlich.

John hatte einen anstrengenden Beruf und ein aktives Familienleben. Eines Tages bückte er sich bei der Arbeit, um eine Kiste aufzuheben. Er spürte einen Knall in seinem Rücken, gefolgt von intensiven Schmerzen. Zehn Monate lang konnte er sich kaum zur Arbeit schleppen. Er ertrug Medikamente, Injektionen, Massagen, Physiotherapie und chiropraktische Behandlungen. Auf Anraten seiner Ärzte vermied er es, längere Zeit zu sitzen, er hob keine schweren Gegenstände mehr und beugte stets die Knie. Nichts half. In höchster Not begab er sich in ein Rehabilitationszentrum, das anders sein sollte und von dem er viel gehört hatte. Man brachte ihn in einen Übungsraum, wo eine ältere Frau dabei war, Plastikkisten zu heben, die mit schweren Gewichten gefüllt waren. Sie keuchte und schwitzte, während sie die Kisten in Industrieregale wuchtete und wieder herausholte. John mochte seinen Augen nicht trauen. Die Frau bückte sich ganz normal, ohne dabei in die Hocke zu gehen oder sonst etwas zu tun, was er als »ungefährliche« Technik des Hebens gelernt hatte. War das eine Art verrücktes wissenschaftliches Experiment, das falsch lief? Fast erschrocken ging John zu der Frau hinüber, um mit ihr zu sprechen. Er war schockiert, als er hörte, dass sie eine lange Geschichte von Schmerzen und Behinderung hinter sich hatte. Sie sagte, sie fange zum ersten Mal seit Jahren an, wieder ein normales Leben zu führen.

Programme wie dieses haben sich als äußerst effektive Mittel zur Schmerzlinderung erwiesen. Sie werden in der Rehabilitationsmedizin zunehmend eingesetzt. Deshalb ist es sehr wichtig, dass man sich körperliche Bewegung nicht als gefährlich, sondern als wohltuend bei Schmerzen vorstellt. Wir wissen, dass es den meisten von Ihnen schwer fallen wird, das zu akzeptieren. Aber denken Sie an die Untersuchungen, die zeigen, dass die Menschen in nicht industrialisierten Ländern weitaus weniger chronische Rückenschmerzen haben, obwohl sie körperlich sehr viel schwerer arbeiten als wir.

Es gibt viele Untersuchungen, in denen man die Krankheitsverläufe von Patienten mit akuten Rückenschmerzen, die sich stark schonen, mit jenen verglichen hat, die trotz Schmerzen ihr normales Leben weiterführen. In einer dieser Untersuchungen erhielten städtische Angestellte, die mit akuten Rückenschmerzen in eine Klinik kamen, verschiedene Behandlungen. Einigen wurden zwei Tage Bettruhe verordnet, anderen zeigte man spezielle Übungen für den Rücken, und der dritten Gruppe wurde gesagt, sie sollten sich weiterhin ganz normal verhalten. Bei dieser letzten Gruppe waren die Schmerzen am schnellsten vergangen und es waren die wenigsten Arbeitsausfälle zu verzeichnen.

Viele andere Untersuchungen zeigen ähnliche Ergebnisse. Die Forschung konnte auch nachweisen, dass intensive körperliche Bewegung für Patienten mit chronischen Rückenschmerzen sehr nützlich ist. Zum Beispiel verglich eine sehr große Studie, welche Effekte lebhafte körperliche Aktivität bzw. Ruhe und Medikamente bei Menschen hatten, die durch Rückenschmerzen behindert waren. Man stellte dabei fest, dass die Leute, die sich trotz ihrer Schmerzen weiter bewegten, rascher wieder arbeitsfähig waren als die anderen, die konventionell behandelt wurden. Ein Kollege von uns hat ebenfalls eine interessante Studie durchgeführt. Dabei ging es um die Vorstellungen der Leute darüber, welche Bewegungen oder Aktivitäten ihre Schmerzen verursachten, im Vergleich mit dem, was sie tatsächlich erreichen konnten, wenn sie ihre Kraft und Gelenkigkeit trainierten. Im Verlauf eines aggressiven Übungsprogramms gelang es den Patienten, ihre körperlichen Fähigkeiten deutlich zu verbessern, ohne dass ihre Schmerzen nennenswert stärker wurden. Das geschah, obwohl sie davon *überzeugt* gewesen waren, dass körperliche Bewegung ihre Schmerzen deutlich erhöhen würde.

Neuere Forschungsergebnisse zeigen außerdem, dass der Rat zu vorsichtigem Heben, ergonomischen Stühlen und korrekter Haltung, den vielleicht auch Sie erhalten haben (möglicherweise in einer so genannten Rückenschule), weder für die Prävention noch für die Therapie von Rückenschmerzen effektiv ist: An einer größeren Studie, die im »New England Journal of Medicine« veröffentlicht wurde, nahmen 4000 Mitarbeiter der Post teil. Die Hälfte von ihnen erhielt eine professionelle Unterweisung, wie man seinen Rücken schützt, Lasten korrekt hebt und sich richtig hält; die andere Hälfte erhielt keinerlei Instruktionen. Im Verlauf von über fünf Jahren gab es keine Unterschiede zwischen den beiden Gruppen im Hinblick auf die Häufigkeit von Rückenschmerzen und die Dauer der Beschwerden.

Viele andere Studien, in denen die Programme von Rückenschulen untersucht wurden, sind zu demselben Schluss gekommen. Nimmt man diese Ergebnisse zusammen mit den wissenschaftlichen Erkenntnissen über die Wirkungen von Ruhe beziehungsweise körperlicher Bewegung, dann sieht es sogar so aus, als würde Schonung schaden.

Bei der Entscheidung, mit welchem Nachdruck man seine körperlichen Aktivitäten wieder aufnehmen sollte, ist es natürlich vernünftig, den gegenwärtigen Zustand zu berücksichtigen und die Sache nicht zu übertreiben. Andererseits können, selbst wenn Sie den perfekten Zeitpunkt für Ihren Start gewählt haben, durchaus stärkere Schmerzen auftreten. Denken Sie aber daran, dass diese Schmerzen harmlos sind.

Es ist wichtig, dass Sie Ihre eigenen Erfahrungen machen. Sie sollten aber von Anfang an berücksichtigen, dass Sie Ihre Schmerzen sehr unterschiedlich empfinden können. Viele Leute stellen fest, dass es Tage gibt, an denen sie eine bestimmte Bewegung oder Aktivität als ziemlich schmerzhaft empfinden, während dieselbe Aktivität ihnen an anderen Tagen wenig ausmacht. Wenn Sie Ihr Formular »Ihren Schmerzen und Emotionen auf der Spur« (siehe S. 101) einige Wochen lang ausfüllen, werden Sie das wahrscheinlich auch feststellen. Solche Erfahrungen sind Hinweise darauf, dass nicht die betreffende Aktivität als solche den Rücken schädigt, sondern dass andere Faktoren für das Auftreten und Nachlassen der Schmerzen ausschlaggebend sind.

CЗВО

Die meisten Leute können die Zusammenhänge am besten einschätzen, wenn sie mit Aktivitäten experimentieren, die sie zuvor aufgegeben haben, weil sie der Meinung waren, dadurch
mehr Schmerzen zu bekommen. Anfangs braucht man dafür
vielleicht einigen Mut. Aber Sie werden schließlich feststellen,
dass solche Bewegungen Ihnen lediglich Unbehagen bereiten –
wie stark auch immer –, weil Sie dabei geschwächte Muskeln
benutzen und fürchten, Ihre vermeintlichen Grenzen zu überschreiten. Darauf werden wir im nächsten Kapitel genauer eingehen.

8

Wie Sie Ihr Leben
wieder in Ordnung bringen

In diesem Kapitel erfahren Sie:
- Warum es nicht sinnvoll ist, darauf zu warten, dass die Schmerzen vergehen, bevor Sie Ihre Aktivitäten wieder aufnehmen.
- Wie Sie ein sicheres und effektives Rehabilitationsprogramm zusammenstellen.
- Wie Sie Einstellungen entwickeln, die Ihre Genesung beschleunigen.

Rückkehr zur Aktivität

Wie Sie Ihre Funktionsfähigkeit wiedererlangen

Allmählich erkennen Sie jetzt wahrscheinlich, dass uneingeschränkte Bewegung kaum eine Gefahr für Ihren Rücken darstellt. Wir hoffen, dass Sie sich für die nächsten Schritte bereit fühlen. Falls Sie Ihre Aktivitäten bisher eingeschränkt haben, ist es nun Zeit, Ihre Ziele neu zu formulieren – wenn es Ihnen bisher darum ging, die Schmerzen zu lindern, sollte ab jetzt mehr Bewegung im Mittelpunkt stehen.

Die meisten Patienten mit chronischen Rückenschmerzen konzentrieren sich darauf, die Schmerzen zu lindern. Diese Reaktion ist normal – wir alle möchten frei von Schmerzen sein.

Leider führt diese Haltung wie viele unserer natürlichen Reaktionen und Annahmen im Hinblick auf Rückenschmerzen dazu, dass wir in der Schmerzfalle stecken bleiben. Dafür gibt es zwei Ursachen:

1. *Solange Sie versuchen, Ihre Schmerzen loszuwerden, sind Sie ständig mit ihnen beschäftigt.* Wenn Sie dauernd das Ausmaß Ihrer Schmerzen überwachen, machen Sie sich die ganze Zeit Sorgen darüber, wie sich die eine oder andere Aktivität auswirken könnte, und diese Ängstlichkeit führt zu einer erhöhten Muskelspannung.

2. *Indem Sie versuchen, Schmerzen zu vermeiden, vermeiden Sie die Aktivitäten, die Sie damit assoziieren.* Das führt dazu, dass Sie »riskante« Bewegungen immer mehr fürchten und jedes Mal zurückschrecken, wenn Sie sie ausführen sollten. Außerdem führt das Vermeiden von Aktivitäten zu einem Verlust der Muskelkraft, wodurch wir für alle möglichen akuten Verletzungen anfällig werden. Bedenken Sie, was Andrea passiert ist:

Andrea litt jahrelang unter chronischen Rücken- und Ischiasschmerzen. Regelmäßig ging sie zum Chiropraktiker, der ihre Wirbelsäule wieder einrenkte und sie mit Ultraschall und Elektrostimulation behandelte. Das brachte vorübergehend Linderung, aber die Schmerzen kehrten stets zurück. Andrea war deprimiert – ständig beschäftigt mit ihren Schmerzen und mit der Frage, ob die chiropraktischen Behandlungen nun wirklich halfen oder nicht.

Andrea ging zwar weiterhin zur Arbeit, aber nicht mehr ins Kino (zu langes Sitzen), sie unternahm keine Spaziergänge mehr und arbeitete nicht mehr im Garten (zu viel Bücken). Sie wartete immer erst darauf, dass die chiropraktische Behandlung ihre Schmerzen beseitigte, bevor sie sich wieder diesen Hobbys widmete. Wie die meisten Therapeuten konzentrierte sich auch Andreas Chiropraktiker ganz darauf, wie er ihre Schmerzen lindern konnte. Er wollte es nicht riskieren, »die Sache noch schlimmer zu machen«, indem er sie unter Druck setzte, bevor ihr Rücken »geheilt« war. Aber währenddessen verging die Zeit, ohne dass sich ihre Rückenschmerzen verringerten.

Solche Versuche, die Schmerzen zu lindern, sind zwar gut gemeint, aber meist wenig erfolgreich. Wir sagen natürlich nicht, dass Sie auf Dauer mit Ihren Schmerzen leben sollen. Es geht nur darum, dass es in dieser Phase des Programms äußerst wichtig für Sie ist, die Aktivitäten wieder aufzunehmen, auf die Sie wegen Ihrer Rückenschmerzen verzichtet haben. Ein erfülltes und interessantes Leben zu führen, ist der beste Weg, die problematische Fixierung auf die Schmerzen zu verringern. Die Rückkehr zu normalen Aktivitäten wird auch Ihren Muskeln wieder zu ihrer natürlichen Kraft und Flexibilität verhelfen. Dadurch fällt es Ihnen leichter, Dinge zu tun, die Ihren Stress abbauen und Ihr Leben verbessern. Dabei ist entscheidend: Während Sie allmählich wieder ein normales Leben führen und weniger emotionalen Stress empfinden, werden Ihre Schmerzen *von selbst* vergehen!

Der Teufelskreis der chronischen Rückenschmerzen wird dann ersetzt durch eine neue Abfolge aus mehr Bewegung, wachsendem Selbstvertrauen, verringerter Spannung und nachlassenden Schmerzen. In diesem Kreislauf der Genesung, der in der folgenden Abbildung dargestellt wird, wächst Ihr Selbstvertrauen, während Spannung und Schmerzen allmählich geringer werden. Sie können sich im Laufe der Zeit immer mehr zumuten, bis Sie sich selbst überhaupt nicht mehr als einen Menschen mit Rückenproblemen wahrnehmen.

Genesungskreislauf bei chronischen Rückenschmerzen

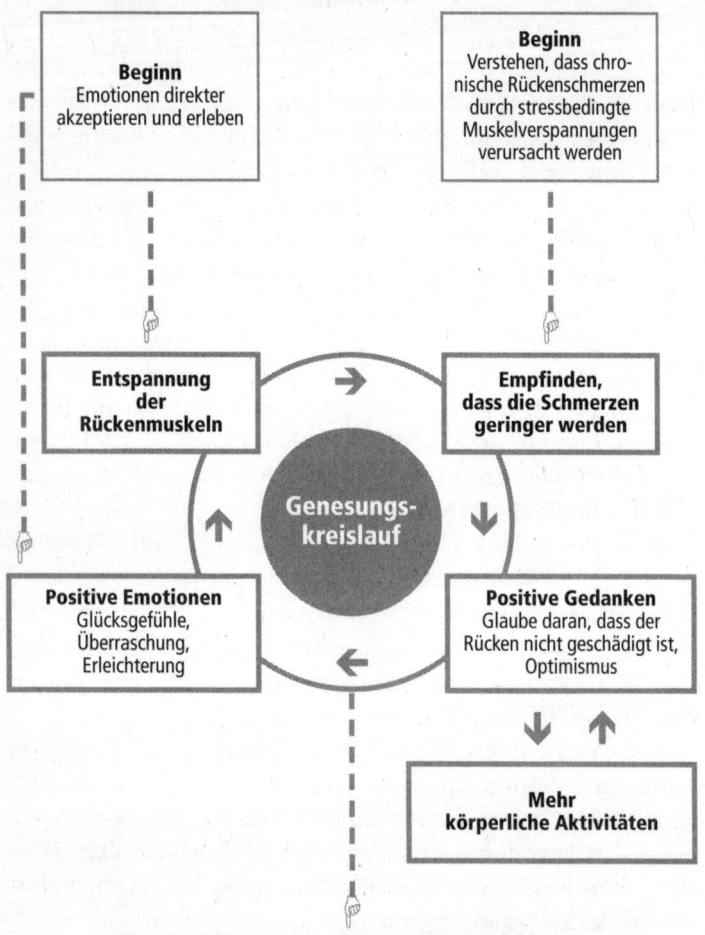

Beginn
Emotionen direkter akzeptieren und erleben

Beginn
Verstehen, dass chronische Rückenschmerzen durch stressbedingte Muskelverspannungen verursacht werden

Entspannung der Rückenmuskeln

Empfinden, dass die Schmerzen geringer werden

Genesungskreislauf

Positive Emotionen
Glücksgefühle, Überraschung, Erleichterung

Positive Gedanken
Glaube daran, dass der Rücken nicht geschädigt ist, Optimismus

Mehr körperliche Aktivitäten

Während sich dieser Kreislauf ständig fortsetzt

Stetige positive Emotionen beeinflussen den Kreislauf Wachsende Hoffnung, Wohlbefinden, Zufriedenheit, Interesse am Leben	**Bessere körperliche Kondition beeinflusst den Kreislauf** Zunehmende Kraft, Gelenkigkeit und Ausdauer verringern die Anfälligkeit für kleinere Verletzungen

Wo fange ich an?

Ein Orientierungsrahmen für Ihr Vorhaben

Die ersten Schritte sind gewöhnlich die schwersten, weil sie mit den größten Ängsten behaftet sind. Die Liste der Aktivitäten, die Sie aufgegeben haben, wird Ihnen bei der Einschätzung helfen, auf welche Weise Ihre chronischen Rückenschmerzen Ihr Leben eingeschränkt haben. Von diesen Informationen können Sie dann ausgehen, wenn Sie entscheiden, wo Sie beginnen wollen.

Notieren Sie in dieser Liste alles, was Sie früher (egal, wie lange es her ist) getan haben und worauf Sie nun wegen Ihrer Rückenschmerzen ganz oder teilweise verzichten. Wir haben verschiedene Kategorien vorgegeben. Was dort nicht hineinpasst, können sie unter »Sonstiges« eintragen.

Sobald Sie die Liste vollständig ausgefüllt haben, bewerten Sie, wie Sie diese Aktivitäten empfunden haben, bevor Ihre Rückenschmerzen begannen. Waren sie angenehm, unangenehm oder neutral? Markieren Sie das betreffende Feld.

Anschließend bewerten Sie, für wie schwierig Sie es halten, die betreffende Aktivität wieder aufzunehmen. Halten Sie es für leicht, mäßig schwer oder schwierig? Markieren Sie auch hier das betreffende Feld.

Betrachten Sie nun die vollständige Liste der aufgegebenen Aktivitäten. Kennzeichnen Sie jene, die Sie zugleich als angenehm und leicht eingeschätzt haben. Welche davon könnten Sie dreimal wöchentlich oder häufiger durchführen, wenn Sie nicht durch Ihre Schmerzen eingeschränkt wären? Bei welcher haben Sie das Gefühl, es würde sich lohnen, sie wieder aufzunehmen? Welche halten Sie für besonders entspannend? Wir haben festgestellt, dass dies der beste Punkt für einen Anfang ist.

Entsprechend Ihrer persönlichen Situation entscheiden Sie sich vielleicht für relativ leichte Tätigkeiten wie Spazierengehen, Radfahren oder Kochen. Wenn Sie bereits etwas aktiver

Aufgegebene Aktivitäten

Kategorie	Spezifische Aktivität	Angenehm	Neutral	Unangenehm	Leicht	Mäßig schwer	Schwierig
Alltägliche Routine							
Aktivitäten am Arbeitsplatz							
Sport und Freizeit							
Soziale Aktivitäten							
Partnerschaft und Familie							
Reisen							
Sonstiges							

geworden sind, könnten es auch anstrengendere Tätigkeiten wie Tennis, Basketball, Aerobic oder Gewichtheben sein. Es kommt immer darauf an, was Ihnen früher Spaß gemacht hat, wie eingeschränkt Ihr Leben geworden ist, und wie viel Zeit Sie aufbringen können.

Tom hatte eines Tages bei seiner Arbeit an einer Druckerpresse das Gefühl, er habe sich »den Rücken ausgerenkt«. Er kehrte zwar bald wieder zur Arbeit zurück, wird aber seither für leichtere Tätigkeiten eingeteilt und vermeidet es, schwere Papierstapel zu heben oder lange Zeit ohne Unterbrechung zu sitzen. Zu Hause scheut er ebenfalls Heben und Sitzen. Er ist vor allem unglücklich darüber, dass er nicht einmal seinen vierjährigen Sohn hochheben kann. Tom verzichtet weitgehend auf Freizeitaktivitäten, sofern er dabei nicht liegen kann. Auf S. 120 ist seine Liste.

Sie sehen, dass Tom »Spaziergänge in der Nachbarschaft« und »Schwimmen im CVJM« als *angenehme* Aktivitäten markiert hat, die er relativ *leicht* wieder aufnehmen könnte. Beides könnte er jeweils viermal in der Woche tun. Tom hat auch das Gefühl, Spazierengehen würde ihn am meisten entspannen. Also könnte er damit gut beginnen.

Wenn Sie eine Aktivität auswählen, auf die Sie in den letzten Monaten verzichtet haben, und wenn Sie auch sonst körperlich nicht besonders aktiv waren, dann haben Sie wahrscheinlich viel von Ihrer früheren Kraft, Gelenkigkeit und Ausdauer verloren. Weniger anstrengende Dinge wie Spazierengehen sind meist von Anfang an ohne Risiko möglich, während Sie sich auf größere Belastungen wahrscheinlich länger vorbereiten müssen. Es gibt mehrere Gründe, warum Sie nicht sofort »durchstarten« sollten. Erstens sind Ihr Herz und Ihre Lunge wahrscheinlich nicht mehr an körperliche Bewegung gewöhnt und brauchen Zeit, um wieder in Form zu kommen. (In Kapitel 13

Aufgegebene Aktivitäten

Kategorie	Spezifische Aktivität	Angenehm	Neutral	Unangenehm	Leicht	Mäßig schwer	Schwierig
Alltägliche Routine	Geschirr spülen		✓		✓		
	Lebensmittel einkaufen			✓	✓		
	Schnee schaufeln		✓			✓	
	Rasen mähen		✓		✓		
Aktivitäten am Arbeitsplatz	Papierstapel heben	✓					✓
	Sitzend an der Presse arbeiten	✓					✓
	Die Presse reinigen	✓					✓
Sport und Freizeit	Im CVJM schwimmen	✓					✓
	Spaziergänge in der Nachbarschaft	✓					✓
	Tennis spielen	✓					✓
	Rad fahren	✓					✓
Soziale Aktivitäten	Kino	✓					✓
	Restaurants	✓					✓
	Ballspiele	✓					✓
	Parties	✓				✓	
Partnerschaft und Familie	Meinen Sohn hochheben	✓					✓
	Mit meinem Sohn balgen	✓					✓
	Sex	✓					✓
	Meine Schwester besuchen	✓				✓	
Reisen	Länger als zwanzig Minuten fahren		✓			✓	
	Flugreisen	✓					✓
Sonstiges	An meinem Auto arbeiten		✓				✓
	Meinem Sohn das Radfahren beibringen	✓				✓	

finden Sie konkrete Richtlinien, wie Sie Ihre Fitness langsam wieder aufbauen.) Zweitens müssen Sie damit rechnen, dass Sie in der ersten Zeit einen ganz normalen Muskelkater haben werden, wenn Sie mit länger vernachlässigten Muskelgruppen arbeiten, und es gibt keinen Grund, sich unnötig Schmerzen zuzufügen. Und schließlich hilft Ihnen ein gemächlicher Anfang, mit Ihrer Angst vor Bewegungen besser zurechtzukommen.

Am Ball bleiben

Wie man Vermeidungsverhalten wieder verlernt

Die meisten Patienten mit chronischen Rückenschmerzen überwachen ständig ihr Schmerzniveau, um festzustellen, welches Verhalten sich positiv oder negativ darauf auswirkt. Dann entwickeln sie Furcht vor Aktivitäten, die sich scheinbar negativ auswirken und empfinden Schmerzen, wenn sie sich trotzdem darauf einlassen. Wenn Sie wieder aktiv werden, sollten Sie sich deshalb an bestimmte Richtlinien halten, die Ihnen helfen, diese lästigen Reaktionen auszuschließen.

1. *Machen Sie sich einen Zeitplan und halten Sie sich daran.* Dazu sollte gehören, dass Sie die betreffende Aktivität in ähnlicher Form mindestens dreimal pro Woche wiederholen. Indem Sie regelmäßig dieselben Bewegungen machen, werden Sie allmählich feststellen, dass Ihre Schmerzintensität wechselt, während Ihre körperlichen Bewegungen dieselben bleiben. Das wird Ihnen helfen, die psychische Konditionierung aufzulockern, durch die Sie Bewegung und Schmerz miteinander in Verbindung bringen, und das wiederum wird Ihre Furcht verringern.

2. *Führen Sie Ihre Aktivität jedes Mal in derselben Länge und Intensität durch.* Wenn Sie beispielsweise spazieren gehen,

sollten Sie vorher festlegen, wie weit und wie schnell Sie ungefähr gehen wollen. Sie können etwa beschließen, dass Sie fünfzehn Minuten mit normaler Geschwindigkeit gehen wollen. Wenn Sie an Fitnessgeräten oder mit Gewichten trainieren, sollten Sie jedes Mal die gleiche Einstellung wählen und die gleiche Anzahl von Übungen durchführen. Versuchen Sie nicht, die Dauer oder Intensität zu verringern, nur weil Sie letztes Mal Schmerzen hatten. Wenn Sie konsequent bleiben, werden sie allmählich feststellen, dass Ihre Schmerzen nicht nur davon abhängen, wie aktiv Sie sind. Das wird die Assoziation zwischen Aktivität und Schmerz weiter lockern.

3. *Versuchen Sie, die Übung nicht vorzeitig abzubrechen, weil Sie sich unbehaglich fühlen.* Hören Sie auf, wenn Sie Ihr Ziel erreicht haben, und nicht, wenn die Schmerzen zu stark werden. Vorzeitiger Abbruch oder auch die Fortsetzung der Übung über das Ziel hinaus, bis starke Schmerzen einsetzen, fördert ein Vermeidungsverhalten. Sie werden später feststellen, dass dadurch ernste Probleme bei der Durchführung Ihres Programms auftreten können.

4. *Versuchen Sie, sich normal zu bewegen.* Wie schon gesagt, besteht eine unserer instinktiven Reaktionen auf Schmerzen darin, den Körper »steif« zu machen, um die schmerzenden Körperteile zu schützen. Das verstärkt jedoch die gesamten Muskelverspannungen und dadurch die Schmerzen. Um dem entgegenzuwirken, achten Sie darauf, sich nicht zu versteifen, und versuchen Sie, sich ganz normal zu bewegen. Es hilft auch, auf eine regelmäßige Atmung zu achten, weil wir oft den Atem anhalten, wenn wir Angst haben.

5. *Stellen Sie sich vor, wie Sie die Aktivität auf normale Weise ausführen.* Indem wir uns vorstellen, wie sich unser Körper

nach unseren Wünschen bewegt, können wir diesen Vorgang tatsächlich erleichtern. Leistungssportler benutzen diese Technik häufig. Gönnen Sie sich ein paar ruhige Minuten und lassen Sie vor Ihrem inneren Auge das Bild entstehen, wie Sie die Bewegungen durchführen und die Körperhaltungen einnehmen, für die Sie sich entschieden haben. Stellen Sie sich vor, dass Sie Ihre Übungen voller Selbstvertrauen ausführen. Erinnern Sie sich daran, wie gut sich das früher angefühlt hat. Sehen Sie, wie sich Ihre Muskeln lockern und das Blut in die schmerzenden Körperpartien strömt.

Wenn Muskeln lange Zeit verspannt oder verkrampft waren, dann lösen bestimmte Körperhaltungen und Bewegungen akute Schmerzen aus. Manchmal empfinden wir intensive Nervenschmerzen und es kann qualvoll sein, sich über einen bestimmten Punkt hinaus zu bücken oder bestimmte Muskeln zu strecken. Es ist wichtig zu wissen, dass solche Schmerzen fast immer harmlos sind. Aber wenn sie auftreten, müssen Sie sich nicht zwingen, unerträgliche Schmerzen auszuhalten. Bewegen Sie sich einfach so normal und so weit wie möglich. Sie werden festsfelle, dass im Laufe der Zeit immer mehr geht. Falls Sie sehr steif sind, können Sie leichte Streckübungen machen, die in Kapitel 13 dargestellt sind; sie helfen Ihnen, Ihre Beweglichkeit zu verbessern.

Sie können Ihre geplanten Aktivitäten in die folgende Liste eintragen:

Aktionsplan	
Aktivität:	_____
Häufigkeit:	_____
	(pro Woche)
Dauer:	_____
	(Zeit, Entfernung, Zahl der Wiederholungen)
Intensität:	_____
	(Geschwindigkeit, Gewicht)

Dies war Toms erster Aktionsplan:

Aktionsplan

Aktivität: Spaziergänge in der Nachbarschaft
Häufigkeit: Viermal pro Woche (Montag, Mittwoch, Freitag und Sonntag)
Dauer: 20 Minuten pro Tag
Intensität: Gemächliches Tempo

Während Sie Ihre Übungen durchführen, sollten Sie Ihre Gedanken und emotionalen Reaktionen beobachten. Tauchen irgendwelche Zweifel oder Sorgen auf? Haben Sie Bedenken, dass Sie sich Schaden zufügen könnten oder dass sich Ihre Schmerzen verschlimmern? Machen Sie sich Sorgen, dass wir Ihnen unvernünftige Ratschläge geben? Solche Gedanken sind fast selbstverständlich. Sie verändern sich in der Regel, wenn Sie sich an Ihren Plan halten. Die meisten Leute stellen fest, dass ihre sorgenvollen Gedanken zunehmen, wenn die Schmerzen stärker werden, und dass sie geringer werden, wenn die Schmerzen nachlassen.

Nachdem sie das Programm eine Woche durchgeführt haben, ist den meisten Leuten mindestens eine Gelegenheit aufgefallen, bei der die Aktivität die Schmerzen anscheinend *nicht* verschlimmert hat. Doch wenn diese speziellen Bewegungsabläufe wirklich schädlich wären, dann müssten sie ausnahmslos immer Schmerzen verursachen. Deshalb ist es sehr wichtig, festzustellen, wenn das *nicht* geschieht. Dies ist eine sehr persönliche Entdeckung – dass eine zuvor gefürchtete Bewegung einem tatsächlich keinen Schaden zufügt – und sie kann das Selbstvertrauen enorm fördern.

Tom begann seine Spaziergänge mit sehr gemischten Gefühlen. Die Vorstellung, dass Stress ein Teil seines Problems war, ergab durchaus einen Sinn, aber wenn er sich früher zu irgendetwas gezwungen hatte, dann hatte sich das stets als Bumerang erwiesen, und seine Schmerzen waren anschließend stärker geworden. Trotz seiner Zweifel war er es jedoch leid, behindert zu sein. Er war bereit, etwas Neues zu versuchen.

Bei seinen ersten Spaziergängen fühlte er sich gar nicht gut. Sein Rücken schmerzte schon, bevor er losging. Er wurde unterwegs immer verspannter. Manchmal wurden seine Ischiasschmerzen wirklich heftig, und er fürchtete, er würde nicht weitermachen können. Er begann an dem Programm zu zweifeln und brauchte eine Menge Mut, um es fortzusetzen.

Nach der ersten Woche war Tom ziemlich sicher, dass sich der Zustand seines Rückens und seines Beines verschlechtert hatte. Er brauchte viel Ermutigung, um die zweite Woche durchzuhalten. Er hatte weiterhin Schmerzen, stellte jedoch fest, dass sie anscheinend nicht mehr stärker wurden. Das war eine Erleichterung, weil es nahe legte, dass die Spaziergänge wenigstens keine ernsten Schäden verursachten.

Während der dritten Woche merkte Tom schließlich, dass sich sein Rücken nach den Spaziergängen tatsächlich besser anfühlte. Das war wirklich eine angenehme Überraschung. Selbst wenn die Schmerzen am nächsten Tag wieder da waren, blieb er optimistisch.

Tom setzte seinen Aktionsplan fort. An manchen Tagen waren die Rückenschmerzen schlimmer, an anderen besser. Manchmal wurden die Ischiasschmerzen stärker, dann wieder ließen sie nach. Es wurde deutlich, dass die Intensität der Schmerzen in keinem direkten Zusammenhang mit den Spaziergängen stand. Tom begann sich auf die Spaziergänge zu freuen und entwickelte die ersten positiven Gefühle im Hinblick auf seine körperlichen Aktivitäten. Das hatte er nicht mehr erlebt, seit seine Rückenprobleme aufgetreten waren.

Wir haben festgestellt, dass Toms Erfahrung keineswegs ungewöhnlich ist. Oft bekommen die Patienten zunächst stärkere Schmerzen, wenn sie ihre früheren Aktivitäten wieder aufnehmen. Mit regelmäßiger Übung jedoch normalisieren oder verringern sich die Schmerzen innerhalb weniger Wochen.

Es ist wichtig, sich immer wieder zu vergegenwärtigen, dass Sie in dieser Phase des Programms nicht versuchen, Ihre Schmerzen zu beseitigen. Wenn wir darauf warten, dass die Schmerzen verschwinden, bevor wir zum Leben zurückkehren, dann warten wir vielleicht unser ganzes Leben lang. Wenn wir andererseits jedoch durch Erfahrung lernen, dass mehr Aktivität unsere Schmerzen nicht zwangsläufig und dauerhaft verstärkt, können wir unser normales Leben vergnügt wieder aufnehmen.

Angststörungen überwinden

Wie man die Angst vor Bewegungen verlernt

Wir haben schon erwähnt, dass zwischen chronischen Rückenschmerzen und Phobien einige Ähnlichkeiten bestehen. In beiden Fällen spielt Angst eine große Rolle. Zwar gibt es bei Phobien sehr viele Behandlungsmöglichkeiten, doch eine der wirksamsten ist dem von uns beschriebenen Prozess sehr ähnlich: die Konfrontationstherapie. Diese besteht im Grunde darin, einen Menschen der Situation – oder dem Objekt – auszusetzen, die er fürchtet, und ihm dann zu helfen, die Situation auszuhalten. Die unangenehmen körperlichen Empfindungen, welche die beängstigende Situation in ihm hervorrufen, lösen einen Fluchtimpuls aus, dem er widerstehen muss. Dazu gehört, allmählich zu lernen, sich den Ängsten zu stellen, bis sie schließlich von selbst vergehen. Aktivitäten, die man einst gefürchtet hat, werden so lange wiederholt, bis man sie problemlos durchstehen kann.

Hunderte von wissenschaftlichen Untersuchungen bestätigen, dass diese Technik eine Vielzahl von Angststörungen wirksam beseitigen kann. Hier ein Beispiel dafür, wie die Konfrontationstherapie wirkt: Manche Menschen haben eine überwältigende Furcht vor Schlangen. Sie weigern sich, irgendwo hinzugehen, wo auch nur die geringste Möglichkeit besteht, einer Schlange zu begegnen. Die Behandlung dieser Phobie beginnt damit, die Person in einen Raum zu führen, wo sich mehrere Meter entfernt eine in einen Käfig eingesperrte Schlange befindet. Dort bleibt der betreffende Mensch, bis er sich so weit beruhigt hat, dass er nicht mehr das Bedürfnis empfindet, auf der Stelle hinauszulaufen. In einem nächsten Schritt wird die Schlange in ihrem Käfig ein wenig näher herangeschoben. Der Patient bekommt wieder Angst, wird jedoch ermutigt, stehen zu bleiben und zu warten, bis die Angst vergeht. Dieser Vorgang wird mehrmals wiederholt, wobei die Schlange immer ein paar Schritte näher gerückt wird. Erträgt der Patient die Nähe der Schlange, wird der Käfig schließlich geöffnet. Ziel der Therapie ist, dass der Patient die Schlange berührt. Schafft er dies, ist er von seiner Phobie geheilt.

Während dieser Art von Behandlung geschehen zwei wichtige Dinge. Erstens lernt der Mensch, der unter der Phobie leidet, dass er das Unbehagen einer intensiven Kampf-oder-Flucht-Reaktion tatsächlich aushalten kann. Und zweitens wird die problematische Assoziation zwischen dem gefürchteten Objekt oder der gefürchteten Situation immer schwächer, denn durch die Erfahrung, dass nichts Schreckliches passiert, lassen die Angstsymptome allmählich nach.

In unserem Selbsthilfeprogramm benutzen wir dieselben Prinzipien, um die Furcht vor einer Verletzung der Wirbelsäule zu überwinden. Erstens lernen Sie durch die regelmäßige Wiederholung einer Aktivität, dass Sie Unbehagen aushalten können, und dass körperliche Bewegung keinen dauerhaften Schaden verursacht. Zweitens durchbrechen Sie allmählich die Assoziation zwischen Aktivität und Schmerzen, sodass Sie sich im Laufe der Zeit mit wesentlich weniger Bedenken bewegen können. Ihre Gedanken, körperlichen Reaktionen und Verhaltensweisen verändern sich zum Besseren.

Erfolg belohnt

Wie Sie psychische Konditionierung
zu Ihrem Vorteil nutzen können

Die Konditionierung durch Belohnung und Strafe spielt auch im Schmerzkreislauf eine beträchtliche Rolle. Wenn ein bestimmtes Handeln oder Verhalten angenehme Folgen hat (belohnt wird), dann sind wir eher zu einer Wiederholung bereit. Bei unangenehmen Folgen (Strafe) gilt das Gegenteil.

Bei Angststörungen werden wir jedes Mal versehentlich belohnt, wenn wir uns von einem gefürchteten Gegenstand oder einer Situation zurückziehen. Wenn wir in einen Park gehen, bekommen wir Angst vor Schlangen. Wenn wir auf die Straße zurückkehren, fühlen wir uns erleichtert. Die Erleichterung ist eine Belohnung dafür, dass wir den Park verlassen, und das führt dazu, dass wir beim nächsten Mal eher geneigt sind, aus dem Park zu fliehen. Ähnliches geschieht bei chronischen Rückenschmerzen: Wenn Sie eine Aktivität beenden, weil Sie Schmerzen haben, und anschließend Linderung spüren, dann wirkt das wie eine Belohnung, und Sie sind beim nächsten Mal eher geneigt, die Aktivität zu beenden oder zu meiden.

Dieses Muster von Flucht und Vermeidung gilt als eins der hartnäckigsten Verhaltensmuster und ist ohne ein gezieltes Programm kaum zu verändern. Jeder Mensch hat einen schier unüberwindlichen Hang dazu, ein solches Vermeidungsverhalten einfach fortzusetzen. Deshalb gelingt es uns nie, uns einer schwierigen Situation so lange auszusetzen, dass wir erleben, wie unsere Furcht von selbst verschwindet.

Unser Selbsthilfeprogramm geht dieses Problem an, indem es Sie systematisch darin unterstützt, eine gefürchtete Aktivität durchzuhalten, bis Sie durch das Verschwinden der Angst und Nachlassen der Schmerzen belohnt werden. Dadurch fällt es Ihnen beim nächsten Mal leichter, eine Aktivität fortzusetzen, auch wenn Sie sich dabei unwohl fühlen. Dann entwickelt sich ein positiver Impuls, der sich selbst verstärkt. Als Tom in der dritten Woche feststellte, dass seine Schmerzen nach dem Spaziergang gelegentlich geringer waren, wurde es für ihn leichter, weiterzumachen.

Sie können das Prinzip der Belohnung nutzen, indem Sie Ihre Fortschritte genau aufzeichnen. Es ist sehr ermutigend, zu beobachten, wie es einem immer besser geht, und Sie werden Ihre Anstrengungen verstärken. Das Formular »Ihren Fortschritten

Ihren Fortschritten auf der Spur

Aktivität: _____

Geplante Häufigkeit: _____ (pro Woche)

Datum	Dauer (Zeit, Entfernung, Anzahl der Wiederholungen)	Intensität (Geschwindigkeit, Gewicht)	Emotionale Reaktionen

auf der Spur« hilft Ihnen dabei zu sehen, wie lange Sie eine Aktivität fortgesetzt haben und wie sich Ihre Ausdauer und Ihre Anstrengungen steigern. Sie können mit Hilfe dieses Formulars auch kontrollieren, wie sich Ihre emotionalen Reaktionen auf die Schmerzen im Laufe der Zeit verändern.

Und so sah Toms Formular aus, als er mit seinen Spaziergängen begann:

Ihren Fortschritten auf der Spur

Aktivität: Spaziergänge in der Nachbarschaft
Geplante Häufigkeit: Viermal pro Woche
(Montag, Mittwoch, Freitag und Sonntag)

Datum	Dauer (Zeit, Entfernung, Anzahl der Wiederholungen)	Intensität (Geschwindigkeit, Gewicht)	Emotionale Reaktionen
3. 4. 00	20 Minuten	Gemächlich	Ängstlich, Schmerzen während des Gehens und danach
5. 4. 00	20 Minuten	Gemächlich	Mehr Schmerzen, etwas Panik
7. 4. 00	20 Minuten	Gemächlich	Schmerzen während des Gehens und danach, weniger Angst
9. 4. 00	20 Minuten	Gemächlich	Schmerzen während des Gehens und danach
10. 4. 00	20 Minuten	Gemächlich	Hoffnung schwindet, möchte aufhören
12. 4. 00	20 Minuten	Gemächlich	Viel Schmerzen, entmutigt
14. 4. 00	20 Minuten	Gemächlich	Fühlte mich nachher besser, etwas Hoffnung

Nach einigen Wochen erkannte Tom, dass gemächliches Gehen seine Rückenschmerzen nicht verschlimmerte. Er beschloss, nun die Dauer und Intensität seiner Spaziergänge zu erhöhen.

15. 5. 00	30 Minuten	Schnell	Müde, wund, nicht zu besorgt
17. 5. 00	30 Minuten	Schnell	Müde, wund, aber ok
19. 5. 00	30 Minuten	Schnell	Weniger müde, mehr Schmerzen, ruhig und gelassen

Schmerzen oder Leiden

Die Unterscheidung zwischen Schmerzen
und Leiden mindert den Stress

Viele Patienten sagen uns: »Euer Programm mag bei anderen wirken, aber ich habe mich früher schon zu bestimmten Aktivitäten gezwungen, und das hat dazu geführt, dass es mir noch schlechter ging.« Auf Grund dieser Erfahrung sind diese Leute natürlich sehr zurückhaltend, wenn es darum geht, weiterhin Dinge zu tun, die sie mit Schmerzen in Verbindung bringen. Wir wollen uns deshalb jetzt ansehen, was die Wissenschaft über Schmerzen herausgefunden hat, denn das kann uns helfen, unsere Aktivitäten fortzusetzen.

Bis vor relativ kurzer Zeit war es die vorherrschende Ansicht der Medizin, dass es sich bei Schmerzen einfach um einen körperlichen Prozess handelt – eine Verletzung reizt die Nerven, die daraufhin ein Signal an das Gehirn senden, was dazu führt, dass wir Schmerzen empfinden. Man stellte sich diesen Prozess als sehr geradlinig vor, so als würde man an einem Seil ziehen, um eine Glocke zu läuten. In den letzten Jahrzehnten haben die Wissenschaftler jedoch herausgefunden, dass es sich bei Schmerzen um einen ziemlich komplexen Vorgang handelt. Es hat sich herausgestellt, dass das Ausmaß der Schmerzen, die wir empfinden, nur sehr locker mit der Schwere der Verletzung zusammenhängt, dafür aber auf dramatische Weise von vielen anderen Faktoren beeinflusst wird. (Denken Sie an die schmerzstillende Wirkung, die Placebos haben können.) Von all diesen Faktoren, so zeigen die wissenschaftlichen Ergebnisse, ist Angst der wichtigste. Angst scheint eine Art »Tor« zu öffnen, das dafür sorgt, dass die Schmerzen wesentlich intensiver wahrgenommen werden.

Bei chronischen Rückenschmerzen spielt die Angst sogar noch eine wichtigere Rolle als bei anderen Arten von Schmerzen. Sie bewirkt Schmerzen und sorgt dafür, dass die Schmerzsignale der Muskeln bei ihrer Ankunft im Gehirn vervielfacht werden. Das lässt uns die Schmerzen noch stärker empfinden.

Neuere Forschungsarbeiten an der Universität von Oxford unterstützen die These, dass der »einfache« Schmerz ein komplexes Phänomen ist. Freiwillige Versuchspersonen wurden harmlosen Schmerzen ausgesetzt. Computertomographien der Gehirne dieser Personen zeigen, dass die Erwartung körperlicher Schmerzen andere Areale des Gehirns aktiviert als die tatsächliche Schmerzerfahrung. Ausgangspunkt dieser Untersuchung war der Wunsch, Patienten mit chronischen Schmerzen zu helfen, denn andere Forschungsergebnisse hatten Hinweise darauf erbracht, dass die Erwartung von Schmerzen für diese Patienten oft schlimmer war als die Schmerzen selbst.

Wie wir unsere Schmerzen interpretieren, hat einen erheblichen Einfluss darauf, in welchem Ausmaß wir sie als störend empfinden. Wenn wir körperliche Schmerzen fühlen, die wir für harmlos halten, dann kommen sie uns wesentlich erträglicher vor als Schmerzen, die wir für gefährlich halten. Wie schon erwähnt, können Blähungen oder Darmkrämpfe sehr heftige Schmerzen hervorrufen, aber wir ertragen sie relativ klaglos, weil wir sie für harmlos halten. Genauso ist unsere Schmerztoleranz erheblich höher, wenn wir davon ausgehen, dass die Schmerzen nicht lange anhalten werden. Wenn wir ohne warme Kleidung in die Kälte hinausgehen und dann frieren, können wir das bemerkenswert gut ertragen, solange wir wissen, dass wir in ein paar Minuten wieder drinnen sein werden. Schmerzen können jedoch sehr störend sein, wenn wir befürchten, dass sie auf eine Verschlechterung unseres Zustandes hinweisen und zu einer Behinderung führen werden.

Die meisten Leute mit chronischen Rückenschmerzen interpretieren ihre Schmerzempfindungen auf genau diese negative Weise. Weil die Schmerzen uns so belasten, glauben wir nicht, dass sie vorübergehend und harmlos sind. Es ist sehr wichtig, zwischen der Schmerzempfindung selbst und dem damit verbundenen *Leiden* zu unterscheiden. Achten Sie einmal einen Moment auf Ihre körperlichen Empfindungen. Spüren Sie irgendein Unbehagen? Wenn ja, wie würden Sie es beschreiben? Handelt es sich um Schmerzen? Sind sie dumpf oder scharf? Gleich bleibend oder hämmernd? Prickelnd? Vibrierend? Verändert sich die Intensität? Diese sich ständig wandelnden Empfindungen machen den »Schmerz« aus.

Zum »Leiden« gehören alle so genannten *Aversionsreaktionen*, mit denen wir auf Schmerzen *reagieren*. Das können beispielsweise negative Gedanken sein, wie »Ich hasse das«, »Da ist es wieder«, »Das wird nie besser«, und viele andere schon erwähnte emotionale Reaktionen. Das können auch körperliche Reaktionen sein, wenn die Schmerzen als sehr stark empfunden werden – wir krümmen uns zusammen, machen uns steif, verspannen unsere Muskeln, stöhnen und verziehen das Gesicht. Immer wenn Menschen versuchen, Schmerzen »durchzustehen«, reagiert ihr Körper auf diese Weise. Wenn Sie Ihre Schmerzen aufmerksam beobachten, werden Sie vielleicht merken, dass Ihre Aversionsreaktionen wesentlich stärker sind, sobald Sie sich Sorgen machen, dass die Schmerzen gefährlich sein oder anhalten könnten. Wenn Sie sich jedoch auf den gegenwärtigen Augenblick konzentrieren, können Sie lernen, diese Reaktionen abzumildern. Dann sind die Schmerzen wesentlich leichter zu ertragen.

Bei vielen Techniken zur Schmerzbewältigung geht es im Kern darum zu lernen, wie man die Aversionsreaktionen abmildert. Faszinierend ist auch die Tatsache, dass Menschen unter Hypnose enorme Schmerzen ertragen können – manchmal sogar größere Operationen. Die Patienten sind während dieser Experimente nicht bewusstlos – sie sind tief entspannt und setzen den Schmerzen keinen Widerstand entgegen.

Maria, eine Frau von Mitte fünfzig, hatte während der meisten Jahre ihres Erwachsenenlebens unter Rückenschmerzen gelitten, die sie bisweilen stark behinderten. Sie lebte nahe am Strand und hatte es früher sehr genossen, dort lange Spaziergänge zu unternehmen. Sie war deprimiert, weil sie dieses Vergnügen vermisste, aber als sie versuchte, die Spaziergänge wieder aufzunehmen, verspannten sich ihre Muskeln nach einigen Minuten so sehr, dass sie während der nächsten ein, zwei Tage starke Schmerzen hatte. Sie war völlig entmutigt und wollte aufgeben.

Um Marias Angst vor dem Gehen abzubauen, beschlossen wir, sie auf ihren Spaziergängen zu begleiten und ihr durch die Schmerzen zu helfen, indem wir sie zur Konzentration auf den gegenwärtigen Augenblick anleiteten. Zu Beginn der Spaziergänge baten wir sie, uns einfach die Empfindungen in ihrem Körper zu beschreiben. Sie fing mit dem Gefühl des Bodens unter ihren Füßen an, beschrieb dann die Luft auf ihrem Gesicht, die Wolken, die Bäume und die Gebäude. Als die Schmerzen stärker wurden, begann sie, auf das Gefühl zu achten, wie ihre Muskeln sich verspannten. Statt zu versuchen, diese Empfindungen zu beseitigen, nahm sie einfach das Brennen, Schmerzen und Prickeln wahr. Als die Gedanken aufkamen, sie könnte sich Schaden zufügen und würde vielleicht mit noch schlimmeren Schmerzen leben müssen, nahm Maria auch diese Gedanken wahr und kehrte dann mit ihrer Aufmerksamkeit zu den Empfindungen des Augenblicks zurück.

Ursprünglich hatte sie die Schmerzen gefürchtet und bekämpft, aber im Laufe der Übungen änderte sich das. Indem sie die Schmerzen weiter beobachtete, wurde die Furcht geringer, und sie konnte weitere Strecken gehen.

Konzentration auf den gegenwärtigen Augenblick

Achtsamkeit beim Umgang mit Schmerzen

Eines der besten Mittel gegen die Angst vor Schmerzen besteht darin, dass wir unsere Aufmerksamkeit auf den gegenwärtigen Augenblick richten. Das ist wesentlich einfacher gesagt als getan, denn wir alle neigen dazu, an die Zukunft zu denken. Wenn wir Schmerzen empfinden, denken wir gleich darüber nach, wie lange sie wohl noch dauern werden. Bei chronischen Rückenschmerzen können diese Gedanken eine Gänsehaut hervorrufen.

Es kann enorm beruhigend sein zu entdecken, dass tatsächlich alle Ängste und Sorgen mit Gedanken an die Zukunft zu tun haben. Anfangs mag es seltsam klingen, aber wir fürchten im Grunde nicht das, was in diesem Moment geschieht – wir fürchten, was danach kommt. Das trifft sogar dann zu, wenn die gegenwärtigen Umstände entsetzlich sind. Menschen, die schwere Unfälle hatten, berichten, dass sie, nachdem sie wieder zu Bewusstsein gekommen waren, selbst unter starken Schmerzen vor allem daran dachten, was *anschließend* mit ihnen geschehen würde. Werde ich an meinen Verletzungen sterben? Werde ich verkrüppelt sein? Ganz gleich, in welcher Situation wir uns befinden, unsere Gedanken richten sich meist auf die Zukunft.

Beobachten Sie Ihre Gedanken über Ihre Rückenschmerzen. Achten Sie darauf, wie viele davon zukunftsorientiert sind. Die meisten Leute stellen fest, dass sie ständig über die Zukunft nachdenken, und das oft mit erheblicher Sorge.

Weil diese Neigung so stark ist, müssen wir geduldig üben, unsere Aufmerksamkeit auf die Gegenwart zu richten. Verschiedene Methoden können uns dabei helfen. Bei den meisten geht es darum, dass man sich immer wieder auf ein bestimmtes Wort, einen Satz oder eine körperliche Empfindung konzentriert.

Seine Aufmerksamkeit völlig auf den gegenwärtigen Moment zu richten, wird oft als *Achtsamkeit* bezeichnet. Achtsamkeit kann Ihnen helfen, sich das wieder zurückzuholen, was Sie wegen der Schmerzen aufgegeben haben. Wie Maria, über die wir weiter oben berichtet haben, können Sie Achtsamkeit praktizieren, indem Sie versuchen, sich bei Ihren Übungen auf die Gegenwart zu konzentrieren. Wenn Sie jeden Tag spazieren gehen, versuchen Sie darauf zu achten, wie sich der Boden unter Ihren Füßen anfühlt, wie die Umgebung aussieht und wie Sie die Luft auf Ihrer Haut spüren. Sie werden wahrscheinlich feststellen, dass Ihre Gedanken ziemlich schnell abschweifen. Wenn das geschieht, bringen Sie Ihre Aufmerksamkeit zurück zum Hier und Jetzt. Vielleicht treten Schmerzen auf. Versuchen Sie dann wieder, Ihre momentanen zukunftsorientierten, sorgenvollen Gedanken zu betrachten: Strenge ich mich zu sehr an? Ist das eine schlechte Idee? Nehmen Sie auch diese Gedanken einfach nur wahr und konzentrieren Sie sich auf die Gegenwart.

Indem Sie lernen, das Spektrum der gegenwärtigen Empfindungen zu akzeptieren, werden sich Ihre Ängste und Aversionen in Bezug auf die Schmerzen verringern, und Sie werden Ihre Aktivitäten erweitern können.

Im zwölften Kapitel finden Sie ausführliche Anleitungen zu den Achtsamkeitsübungen. Wenn Sie feststellen, dass Schmerzen oder sorgenvolle Gedanken es Ihnen schwer machen, Ihre Aktivitäten wieder aufzunehmen, oder wenn Sie sich immer wieder ablenken lassen, dann sind diese Anleitungen eine gute Unterstützung.

Nichts übertreiben

Wie Übertreiben bei der Selbstbehandlung
zum Problem werden kann

Wenn Sie die Achtsamkeit beim Umgang mit Ihren Schmerzen nutzen, setzen Sie im Grunde zwei entgegengesetzte Strategien gleichzeitig ein. Auf der einen Seite sind Sie ziemlich aktiv: Sie haben Ihr Leben unter Kontrolle und stellen sich Ihren Ängsten, indem Sie bisher gemiedene Aktivitäten wieder aufnehmen. Auf der anderen Seite sind Sie ungewöhnlich passiv: Sie beobachten einfach Ihre Schmerzen im jeweiligen Augenblick, ohne den Versuch zu machen, sie zu beseitigen. Chronische Rückenschmerzen zu überwinden, indem man herausfindet, wann man aktiv handeln und wann man ruhig akzeptieren muss, ist eine ständige Herausforderung.

Die meisten von uns lernen früh im Leben, dass man hart arbeiten muss, um seine Ziele zu erreichen. Wir leben in einer Zeit, in der Kontrolle mehr als alles andere geschätzt wird – unsere Helden erlangen Erfolg und Macht, indem sie zielstrebig darauf hinarbeiten. Sogar die alternative Medizin wirbt dafür, Kontrolle über den Körper zu erlangen. Diese zielorientierte Einstellung wirkt oft sehr gut, und die meisten erfolgreichen Leute verlassen sich darauf.

Gleichwohl bewältigt man viele Aufgaben eigentlich besser, wenn man nicht zu angestrengt versucht, ein bestimmtes Ergebnis zu erzielen. Wenn wir unseren Körper oder Geist zu sehr unter Druck setzen, kann die dadurch erzeugte Spannung eine optimale Wirkung behindern.

Wenn Sie beispielsweise versuchen, den Schlaf herbeizuzwingen, dann ist das gewöhnlich ein hoffnungsloses Unterfangen. Die meisten Leute haben schon unruhige Nächte erlebt, wenn am nächsten Tag wichtige Aufgaben zu bewältigen waren. Wir möchten dann besonders gut schlafen, aber je mehr wir uns darum bemühen, desto aufgeregter und wacher werden wir. Das führt dazu, dass wir uns noch mehr Sorgen machen, am nächsten Tag nicht ausgeschlafen zu sein, und es wird eine elende Nacht. Erst wenn wir unser Ziel einzuschlafen aufgeben, können wir uns entspannen, und der Schlaf kommt dann ganz natürlich.

Dasselbe kann man beim Sport beobachten. Wenn wir uns zu sehr um gute Leistungen bemühen, erzeugen unsere Ängste Spannungen, die sich paradoxerweise negativ auf die Leistungen auswirken. Erfolgreiche Sportler sprechen davon, dass sie sich in einem »Bereich« befinden, in dem sie wach und aufmerksam sind, sich aber keine Gedanken über ihre Leistung machen. In solchen Phasen stellen sie fest, dass sich ihr Körper mit müheloser Eleganz bewegt und zu hervorragenden Leistungen fähig ist.

Wenn Sie Ihre Rückenschmerzen überwinden wollen, ist es ganz entscheidend, herauszufinden, wann Sie Ihren Willen einsetzen und wann Sie sich entspannen sollten. Ein zielorientiertes Vorgehen ist sehr sinnvoll, wenn Sie Ihren Zeitplan für die Wiederaufnahme von Aktivitäten aufstellen. Für den Umgang mit den Schmerzen selbst ist diese Haltung jedoch nicht zweckmäßig. Die meisten Patienten mit chronischen Rückenschmerzen sind bei dem Versuch, ihre Schmerzen zu verringern, zu zielorientiert, und das erweist sich als kontraproduktiv.

Weit besser ist es, die Schmerzen selbst als unkontrollierbar anzusehen – wie das Wetter. Das bedeutet, dass man auf dieses gigantische und letztlich fruchtlose Unterfangen verzichtet, herauszufinden, welche Handlungen, Stühle, Matratzen und physiotherapeutischen Behandlungen das Befinden scheinbar verbessern oder verschlechtern. Die meisten Menschen mit chronischen Rückenschmerzen werden ein bisschen wie Leute, die sicher sind, dass Opfergaben für die Götter und das Einhalten von Tabus den Regen für eine gute Ernte herbeigeführt haben. Dabei bilden wir uns jedoch nur ein, dass wir die

Schmerzen durch unsere Rituale der Ruhe und Vermeidung unter Kontrolle haben. Die Schmerzen mögen zwar vorübergehend geringer sein, aber diese Erleichterung beruht überwiegend auf unserem Glauben an diese Maßnahmen.

Außerdem kann ein zu intensives Bemühen unsere Versuche, achtsam zu sein, erschweren. Wenn Sie beginnen, Ihre Aufmerksamkeit auf das Hier und Jetzt zu richten, stellen Sie vielleicht fest, dass Übereifer die Konzentration erschwert. Möglicherweise denken Sie: »Meine Gedanken schweifen zu oft ab«, oder: »Ich habe einfach kein Talent zur Achtsamkeit.« Wir geraten in das absurde Dilemma einer verordneten Entspannung.

Um das Problem zu lösen, brauchen wir geistige Offenheit und müssen freundlich zu uns selbst sein. Wenn wir spazieren gehen und unsere Gedanken wieder sorgenvoll in die Zukunft schweifen, dann lassen wir das geschehen, kehren aber zurück in die Gegenwart. Wenn unsere Rückenschmerzen stärker werden, kehren wir ebenfalls einfach in die Gegenwart zurück. Wenn wir denken, dass »wir unsere Sache nicht gut machen«, tun wir dasselbe. Das Ziel besteht darin, dass wir all diese Geschehnisse akzeptieren und einfach weitermachen. Das unterscheidet sich sehr von unserer gewöhnlichen Tendenz, uns selbst anzutreiben.

Den Aktionsradius erweitern

Zurück zur Fülle des Lebens

Nachdem sie sich einige Wochen einer einzigen angenehmen Aktivität gewidmet haben, ist den meisten Patienten aufgefallen, dass ihre Schmerzen sich verändern. Viele erreichen einen Punkt, wo sie das Gefühl haben, dass sie diese erste Aktivität nun ohne große Sorge fortführen können, weil sie erkannt haben, dass ihr Befinden sich dadurch nicht verschlechtert. Der nächste Schritt besteht darin, die Intensität und Dauer dieser

Aktivität bis auf das Niveau zu erhöhen, dass Sie wählen würden, wenn Sie keine Rückenprobleme hätten. Das sollten Sie in einem Tempo tun, bei dem Ihr Körper allmählich in Form kommen kann und Ihre Ängste erträglich bleiben.

Sobald Sie bei einer Aktivität das optimale Niveau erreicht haben, ist es Zeit, mit dem nächsten Punkt zu beginnen, den Sie auf Ihrer Liste der »Aufgegebenen Aktivitäten« markiert haben. Das könnte durchaus etwas sein, vor dem Sie sich etwas mehr fürchten, aber es sollte auf alle Fälle noch etwas Angenehmes sein, und Sie sollten es dreimal oder häufiger pro Woche durchführen können. Wenn Sie beispielsweise Angst vor längerem Sitzen oder Stehen haben, dann sollten Sie sich nun für längere Phasen in diesen Körperhaltungen üben. Der Rest des Programms sieht genauso aus wie bei der ersten Aktivität: Wiederholen Sie die Übung in einer festgelegten Intensität und Dauer nach einem regelmäßigen Plan. Versuchen Sie, eine offene Haltung gegenüber den Schmerzen zu bewahren, wenn sie auftreten. Beobachten Sie, wie sorgenvolle Gedanken kommen und gehen, und achten Sie auf Momente, in denen die Schmerzen nicht schlimmer zu werden scheinen.

Das Programm wird nach diesen Regeln fortgesetzt, wobei Sie Schritt für Schritt angenehme Tätigkeiten, die Sie aufgegeben hatten, wieder aufnehmen. Manche Leute begeben sich gerne langsam ins kalte Wasser, indem sie am flachen Ende des Schwimmbeckens beginnen. Andere springen sofort ins tiefe Wasser. Solange Sie Ihrem Herzen und Ihrer Lunge nicht zu viel zumuten, vernachlässigte Muskeln plötzlich überbeanspruchen oder sich selbst unnötig in Angst versetzen, können Sie Ihr eigenes Tempo frei bestimmen. Die meisten Leute stellen fest, dass ihre Schmerzen dabei nicht grundlegend schlimmer werden. Allmählich wird ihnen bewusst, dass die mangelnde Kontrolle über das Auf und Ab der Schmerzen sie nicht daran hindert, ihr Leben nach ihren Wünschen zu führen.

Wenn Sie die meisten der ehemals aufgegebenen angenehmen Aktivitäten wieder aufgenommen haben, ist es Zeit, sich um die weniger angenehmen Dinge zu kümmern, die Sie ebenfalls wieder in Ihr Leben integrieren wollen. Das ist wahrscheinlich schwieriger, weil die innere Motivation dazu oft geringer ist. Dadurch werden auch die Ängste wieder größer. Das sollte Sie jedoch nicht daran hindern, Ihren Plan zu verfolgen.

Wie weit Sie gehen sollten

Finden Sie Ihr Gleichgewicht

Irgendwann, während Sie sich durch Ihre Liste arbeiten, werden Sie sich vielleicht fragen, ob es klug ist, jede einzelne Ihrer früheren Aktivitäten wieder aufzunehmen. Nachdem Sie sich über Wochen, Monate oder Jahre wie jemand mit einem »kaputten Rücken« verhalten haben, kann es verwirrend sein, herauszufinden, wie viel genug ist. Wann ist eine Aktivität zu schwierig? Die beste allgemeine Richtlinie ist unseres Erachtens: Verhalten Sie sich wie ein normaler Mensch.

Wenn Ihre Rückenschmerzen nicht zu lange gedauert haben, können Sie sich vielleicht noch erinnern, wie Ihr Leben vorher war. Ihr jetziges Ziel besteht darin, zu diesem Niveau körperlicher Leistungsfähigkeit zurückzukehren. Falls Sie früher sportlich waren, sollten Sie versuchen, wieder im selben Umfang Sport zu treiben. Falls Sie gesellschaftlich aktiv waren, sollten Sie sich wieder entsprechend engagieren. Denken Sie daran: Das Ziel besteht darin, Ihr Leben wieder einzufordern. Die Schmerzen verschwinden von selbst.

Sofern Ihre Rückenprobleme schon sehr lange bestanden haben, müssen Sie sich vielleicht an anderen Leuten orientieren, um geeignete Verhaltensmuster zu finden. Wie würde sich ein normaler Mensch in Ihrem Alter, mit Ihrem Hintergrund, Ihrer körperlichen und psychischen Kondition und Ihren Lebensumständen verhalten? Würde er Auto fahren? Einen langen Spaziergang machen? Ins Restaurant gehen? Versuchen Sie sich vorzustellen, Sie seien ein Mensch ohne Rückenprobleme, und verhalten Sie sich entsprechend.

Ohne technische Hilfsmittel

Befreien Sie sich von überflüssiger Abhängigkeit

Viele Leute mit chronischen Rückenschmerzen bedienen sich technischer Hilfen, um ihre Schmerzen zu lindern oder die Heilung ihres Rückens zu fördern. Oft wurden diese Hilfen ursprünglich von professionellen Therapeuten verordnet. Manche Leute haben sie auch auf Grund von Werbeversprechen oder auf den Rat von Leidensgenossen hin erworben. Dazu gehören Spezialkissen, Stützbandagen und Korsetts, spezielle Stühle und Matratzen, »orthopädische« Einlagen für die Schuhe und Nackenstützen. Sie mögen zwar sofortige Linderung versprechen, verstärken jedoch langfristig unsere Schwierigkeiten, indem sie dazu führen, dass wir uns selbst als »verletzt« wahrnehmen, und indem sie normale Bewegungen behindern.

Sobald Sie Ihren Aktionsradius erfolgreich ausgedehnt haben, ist es Zeit, solche technischen Hilfsmittel zur Seite zu legen. Manchen Leuten fällt das schwer, weil sie sich Sorgen machen, die Schmerzen könnten danach wieder schlimmer werden, oder sie könnten sich erneut verletzen.

Wenn Sie eins oder mehrere dieser Hilfsmittel benutzt haben, versuchen Sie, auf dieselbe Weise davon loszukommen, wie Sie Ihre Aktivitäten wieder aufgenommen haben. Wählen Sie dasjenige, dass Sie meinen, am leichtesten aufgeben zu können. Wenn das nicht zu beängstigend für Sie ist, können Sie sich entscheiden, mehrere Wochen lang darauf zu verzichten. Wenn Ihnen das als zu großer Schritt erscheint, dann verzichten Sie nach einem zuvor festgelegten Zeitplan darauf. Um Fortschritte zu machen, ist es wichtig, dass Sie das Hilfsmittel für einen nennenswerten Zeitraum zumindest mehrmals pro Woche beiseite legen.

Auch hier ist es wieder wichtig, sich an den Zeitplan zu halten, statt sich nach der Schmerzintensität zu richten. Wenn Sie lange genug auf das Hilfsmittel verzichten, werden Sie allmählich feststellen, dass es Zeiten gibt, in denen Ihre Schmerzen zu- oder abnehmen, unabhängig davon, ob Sie das Hilfsmittel benutzen oder nicht. Das wird Ihnen helfen, Ihre konditionierte Furcht aufzubrechen. Vielleicht möchten Sie Ihre Erfahrungen und emotionalen Reaktionen beim Verzicht auf das Hilfsmittel schriftlich festhalten. Dadurch können Sie zu der sicheren Überzeugung finden, dass Sie das Hilfsmittel nicht brauchen.

Wenn Sie feststellen, dass ein zeitlich eingeschränkter Verzicht Ihren Zustand nicht nennenswert verschlechtert, versuchen Sie, den Einsatz des Hilfsmittels noch weiter zu reduzieren. Setzen Sie diesen Prozess fort, bis Sie es schließlich gar nicht mehr benutzen. Wenn Sie mehr als ein Hilfsmittel haben, versuchen Sie, auf ein zweites zu verzichten, sobald Sie sich ohne das erste sicher fühlen.

CRULES

In den nächsten Kapiteln geht es um die Hindernisse, mit denen viele Leute zu kämpfen haben, wenn sie ihre Aktivitäten wieder aufnehmen und schmerzfrei werden wollen.

Gefühle fordern ihren Tribut

In diesem Kapitel erfahren Sie:

- Wie Sie mit negativen Gedanken über Ihren Rücken umgehen können, wenn sie im Laufe des Tages auftreten.
- Wie diese Gedanken Ihre Gefühle in Aufruhr bringen, zu Muskelverspannungen und mehr Schmerzen führen.
- Wie Sie Angst, Frustration, Zorn und Depression bewältigen, die durch Ihre Rückenschmerzen verursacht werden.

Es geht Ihnen von Tag zu Tag besser

Wie man chronische Rückenschmerzen überwindet

Inzwischen haben Sie wahrscheinlich erste Erfolge bei der Rückkehr ins normale Leben verzeichnen können, und Ihre Schmerzen haben sich zumindest nicht nennenswert verschlimmert. Die Genesungszeit verläuft bei jedem Menschen anders. Bei den meisten Leuten führen die Schritte, die wir vorgeschlagen haben, zu dem auf Seite 116 dargestellten Genesungskreislauf. Dadurch wächst das Selbstvertrauen, und Sie beginnen, sich allmählich wieder in vollem Umfang auf das Leben einzulassen. Das wiederum führt dazu, dass Sie noch mehr Hoffnung, Sicherheit und Wohlbefinden verspüren. Am Anfang stellen Sie fest, dass ein paar Minuten vergangen sind, ohne dass Sie Schmerzen empfunden oder daran gedacht haben. Schließlich vergeht eine volle Stunde ohne Schwierigkeiten, und am Ende ist es ein ganzer Nachmittag. Diese Phasen kommen im Laufe der Zeit häufiger und dauern länger, bis Ihre Rückenschmerzen nicht mehr im Mittelpunkt Ihres Lebens stehen. Manchmal vollzieht sich dieser gesamte Prozess sehr schnell. Gewöhnlich müssen Sie jedoch mit einigen Rückschlägen rechnen. Ihr Selbstvertrauen wächst, geht wieder verloren und entwickelt sich dann von Neuem. Ihre Schmerzen nehmen immer wieder zu und ab, während Sie sich langsam erholen. Die meisten Leute müssen eine ganze Reihe solcher Episoden durchmachen, um zu erkennen, dass die Schmerzen jedes Mal weniger werden und schließlich vergehen.

Wenn Sie feststellen, dass Sie wieder ein normales Leben führen können und Ihre Schmerzen allmählich nachlassen, brauchen Sie nicht mehr zu tun, als weiterzumachen. Für diejenigen, die unterwegs stecken bleiben, ist es jedoch wichtig, sich genauer anzusehen, welchen emotionalen Tribut die chronischen Rückenschmerzen in ihrem Leben fordern.

Prüfen Sie Ihre Sorgen

Bestandsaufnahme der Sorgen und Ängste

Wie schon erwähnt, stellen die meisten Menschen mit chronischen Rückenschmerzen fest, dass sie oft über ihren Rücken nachdenken. Wenn Ihnen das nicht bewusst ist, sollten Sie immer einen Notizzettel bei sich haben. Jedes Mal, wenn Sie merken, dass Sie negative Gedanken über Ihren Rücken haben, machen Sie sich einen kleinen Vermerk. Achten Sie darauf, wie lange Sie brauchen, bis der Zettel voll ist.

Es kann schwierig sein, sich auf etwas anderes als den schmerzenden Rücken zu konzentrieren. Das führt zu einem interessanten Problem, mit dem Ärzte oft zu tun haben. Es wird – überraschend untechnisch – als das »Nicht-ganz-in-

Ordnung-Syndrom« bezeichnet. Es hat damit zu tun, dass jemand, der sich über einen Körperteil Sorgen macht, meist nicht mehr genau weiß, wie sich dieser Körperteil im »Normalzustand« anfühlt.

Konzentrieren Sie sich auf die Empfindungen in Ihrem rechten Fuß. Achten Sie auf das ganz leichte Prickeln, das Sie dort spüren. Versuchen Sie, sich mehrere Sekunden lang darauf zu konzentrieren, um genau festzustellen, wie es sich anfühlt. Vielleicht fällt Ihnen sogar auf, dass dieses Gefühl ein wenig seltsam ist. Es ist wahrscheinlich etwas anders als in Ihrem linken Fuß. Könnte dort ein Problem vorliegen?

Falls nicht ganz klar ist, worauf wir hinauswollen: Es ist höchst unwahrscheinlich, dass mit Ihrem rechten Fuß etwas nicht stimmt. Es geht nur darum, dass jeder Körperteil ständig Empfindungen aussendet. Die meiste Zeit bemerken wir sie nicht. Wenn wir jedoch anfangen, uns über einen Körperteil Sorgen zu machen, fühlt er sich vielleicht nie wieder »ganz richtig« an. Wenn Sie sich angewöhnt haben, ständig den Zustand Ihres Rückens zu prüfen, haben Sie in diesem Sinne vielleicht vergessen, wie sich ein »normaler« Rücken anfühlt. Dadurch kann sich Ihre Fixierung auf die Schmerzen verschlimmern.

Sehr oft machen die Leute sich mehr Sorgen über ihren Rücken, wenn etwas bevorsteht, das zu einer Verschlimmerung führen könnte. Das kann eine bestimmte Tätigkeit am Arbeitsplatz sein, ein wichtiges soziales Ereignis oder vielleicht eine Reise. Und gerade weil wir so besorgt sind, werden die Schmerzen gerade dann schlimmer, wenn wir es am wenigsten wollen.

Nachdem sie viele Jahre unter schweren Rückenschmerzen gelitten hatte, war Carries Rücken nun seit einigen Monaten ganz gut in Form. Sie nahm ihren Mut zusammen und kaufte Flugtickets für eine Europareise mit ihrem Freund. Sie war voller Vorfreude, fürchtete jedoch, die Reise könnte unerquicklich werden, wenn ihr Rücken »ausrasten« würde. Als der Tag der Abreise näher kam, machte sich Carrie immer mehr Sorgen über ihren Rücken. Er machte sich wieder ein wenig unangenehm bemerkbar, und Carrie fürchtete, die Schmerzen könnten schlimmer werden. Und tatsächlich wachte sie eine Woche vor dem Abreisetag auf und konnte sich kaum rühren.

Es war ein hartes Stück Arbeit, sie zu überzeugen, dass die Reise trotzdem ungefährlich war, und am Ende stieg sie doch ins Flugzeug. Nachdem sie einige Tage unterwegs war, begann sie, sich zu entspannen.

Das einfache Beobachten der Muster Ihrer sorgenvollen Gedanken kann eine große Hilfe bei der Bewältigung sein. Sobald Sie Ihre Ängste wahrnehmen, steht es Ihnen frei, Ihre Aufmerksamkeit wieder auf das zu richten, was Sie gerade tun, statt sich in einer langen Kette von Sorgen zu verfangen.

Eine sehr erfolgreiche Behandlungsmethode bei Ängsten ist die kognitive Verhaltenstherapie. Dabei lernt man, seine automatisch auftretenden negativen Gedanken jedes Mal wahrzunehmen. Mit der Zeit stellt man fest, dass man nicht mehr auf die übliche Weise an diese Gedanken *glaubt*. Stattdessen beginnt man, das Gefühl zu entwickeln: »Da fängt mein Gehirn wieder an, diese Gedanken hervorzubringen.« Dies vermindert deutlich den Effekt des negativen Gedankens. Die Situation ist dann so ähnlich, als würden wir uns einen spannenden Film ansehen: Wir fühlen uns von der Geschichte angesprochen, erkennen aber gleichzeitig, dass es sich um einen Film handelt, und reagieren ganz anders, als wenn uns tatsächlich ein Schatten mit einem Messer in der Hand folgen würde.

Um den Kreislauf zu unterbrechen, müssen Sie die Gedanken und Gefühle wahrnehmen, die *Ihr* Schmerz und *Ihr* Verstand hervorbringen. Je nach den Umständen gehören dazu vielleicht Sorgen über bestimmte Aktivitäten oder auch größere Ängste im Hinblick auf Ihre Arbeit, Ihre Beziehungen,

Ihre Fähigkeit, für andere zu sorgen oder das Leben zu genießen.

Nehmen Sie sich nun bitte ein paar Minuten, um das folgende Formular »Sorgen über Rückenschmerzen« auszufüllen. Lassen Sie sich dabei Zeit, und versuchen Sie, sich selbst gegenüber ehrlich zu sein.

All diese hier aufgeführten Sorgen können eine Quelle von Stress sein. Es mag Ihnen zunächst albern vorkommen, aber wenn Sie nicht mit anderen über diese Sorgen reden können, dann führen Sie Selbstgespräche. Forschungsergebnisse zeigen, dass das einfache Wiederholen von Wahrheiten, die unsere Sorgen besänftigen, den Stress verringert und uns hilft, uns der Angst zu stellen. Es kann auch hilfreich sein, frühere Kapitel dieses Buches noch einmal zu lesen und sich daran zu erinnern, dass Ihre Wirbelsäule nicht geschädigt ist und körperliche Bewegung kein Risiko darstellt. Sie können sich beispielsweise immer wieder sagen: »Es sind harmlose Verspannungen, ich kann weitermachen«, oder: »Ich bekomme nur wieder Angst, mit meinem Rücken ist alles in Ordnung.«

Wenn die Leute beginnen, wieder ein normales Leben zu führen, und weniger auf ihre Schmerzen achten, dann empfinden sie erstaunlicherweise manchmal mehr Sorgen statt weniger. Wenn wir uns nicht mehr so stark auf die Bewältigung der Schmerzen konzentrieren, kommen wir direkter mit den Ängsten in Berührung, die mit dazu beigetragen haben, diese Schmerzen hervorzurufen.

Angstsymptome können auf vielfältige Weise in Erscheinung treten. Zusätzlich zu den sorgenvollen Gedanken, die wir bereits angesprochen haben, empfinden manche Leute eine »frei flottierende«, also eine allgemeine Ängstlichkeit: Rastlosigkeit, Konzentrationsstörungen und Spannungsgefühle. Die intensiven Ängste, von denen schon die Rede war – Panikattacken – sind bei Menschen, die unter Rückenschmerzen zu leiden hatten, weit verbreitet. Vielleicht erinnern Sie sich, dass es sich da-

Sorgen über Rückenschmerzen

Die folgenden Sorgen werden oft von Leuten geäußert, die mit chronischen Rückenschmerzen zu kämpfen haben. Lesen Sie jede einzelne und geben Sie an, in welchem Umfang sie für Sie zutrifft. Markieren Sie die entsprechende Ziffer auf der rechten Seite. Lassen Sie die Punkte aus, die auf Ihre Situation nicht zutreffen.

0 = überhaupt nicht
1 = ein wenig
2 = mittelmäßig
3 = erheblich

Die Schmerzen selbst

Mein Rücken wird sich niemals bessern.	0	1	2	3
Wegen meiner Schmerzen werde ich niemals wirklich glücklich sein.	0	1	2	3
Wegen meiner Schmerzen werde ich mich niemals vollkommen gesund fühlen.	0	1	2	3
Ich werde diese Schmerzen nicht aushalten können.	0	1	2	3

Arbeitsplatz oder Ausbildung

Meine Schmerzen werden meine Fähigkeit einschränken, eine Ausbildung zu absolvieren, meinen Lebensunterhalt zu verdienen oder beruflich erfolgreich zu sein.	0	1	2	3

Soziale Beziehungen

Ich mache mir Sorgen, dass ich meine Freundschaften wegen meiner Schmerzen nicht genügend pflegen kann.	0	1	2	3
Meine Schmerzen schneiden mich von sozialen Aktivitäten ab.	0	1	2	3
Ich kann wegen meiner Schmerzen nicht regelmäßig sexuell aktiv sein.	0	1	2	3
Mein(e) Partner(in) wird meiner müde werden, weil ich so oft Schmerzen habe.	0	1	2	3
Die Leute werden mich nicht mögen, weil ich wegen meiner Rückenschmerzen reizbar und unfreundlich bin.	0	1	2	3
Ich werde wegen meiner Schmerzen keinen Lebenspartner finden.	0	1	2	3

Familie

Ich bin wegen meiner Schmerzen kein guter Vater/keine gute Mutter.	0	1	2	3
Es ist wegen meiner Schmerzen schwierig für mich, mit meinen Kindern zu spielen.	0	1	2	3
Ich bin zu Hause wegen meiner Schmerzen weniger tolerant.	0	1	2	3
Ich habe noch keine Kinder, mache mir aber Sorgen, dass ich eines Tages wegen meiner Schmerzen keine gute Mutter oder kein guter Vater sein kann.	0	1	2	3

Interessen und Aktivitäten

Ich vermisse die Aktivitäten, die ich aufgegeben habe.	0	1	2	3
Ich mache mir Sorgen, dass ich sie nie wieder werde genießen können.	0	1	2	3
Das Leben hat wegen meiner Rückenschmerzen für mich einen Teil seines Sinns verloren.	0	1	2	3

bei um einen Kreislauf handelt, bei dem jemand Furcht vor seiner eigenen Kampf-oder-Flucht-Reaktion entwickelt, die sich dann rasch intensiviert und den Betroffenen völlig überwältigen kann. Manchmal haben die Leute dann das Gefühl, die Rückenschmerzen seien nicht so schlimm wie die Panikattacken. Aber auch mit Panikattacken kann man fertig werden.

Sie können damit ganz ähnlich umgehen wie bei Ihrer Arbeit mit den Rückenschmerzen. Machen Sie sich klar und erinnern Sie sich daran, dass diese Gefühle harmlos sind. Wenn Sie es schaffen, nicht dagegen anzukämpfen, werden sie schließlich vergehen. Viele Leute machen die Erfahrung, dass die Achtsamkeitsübungen, auf die wir später noch genauer eingehen werden, helfen, den körperlichen Stress von Panikattacken und anderen Angstzuständen auszuhalten.

Falls Ihre Ängste Sie sehr stark belasten, sollten Sie professionelle Hilfe suchen. Psychotherapie, wie sie im nächsten Kapitel beschrieben wird, kann Angststörungen sehr effektiv lösen. In Verbindung mit Psychotherapie können für manche Leute auch Medikamente geeignet sein. (Weitere Informationen dazu finden Sie im Anhang (»Medizinische Behandlung von Rückenschmerzen«).

Es wird wieder schlimmer

Frust und Ärger beim Kampf mit den Rückenschmerzen

Wenn man sich ständig mit all diesen Problemen rund um die Rückenschmerzen herumschlagen muss, kann das zu den Gefühlen von Frustration, Zorn, Depression und Erschöpfung führen, wie wir es im sechsten Kapitel umrissen haben. Jeder reagiert emotional anders, je nachdem, welcher Art die Schmerzen sind und auf welche Weise sie uns beeinträchtigen. Um den Schmerzkreislauf zu durchbrechen, ist es auch hier wieder wichtig, sich die eigenen Reaktionen genau anzusehen.

War Ihr Kampf mit den chronischen Rückenschmerzen frustrierend? Haben Sie das Gefühl, dass die Schmerzen bleiben, ganz gleich, was Sie tun? War dies das größte Problem für Sie? Wenn Sie dieses Buch lesen, lautet Ihre Antwort auf diese Fragen wahrscheinlich ja.

Selbst kurze Anfälle von Rückenschmerzen sind sehr frustrierend. Wir haben festgestellt, dass chronische Rückenschmerzen für viele Leute das erste ernste Problem in ihrem Leben sind, das sie nicht lösen können. Aus Gründen, auf die wir später noch eingehen werden, sind viele Leute, die chronische Rückenschmerzen entwickeln, kompetente, zupackende Typen, die im Allgemeinen ihre Probleme recht gut bewältigen können. Sie geben nicht so leicht auf. Wenn Sie ein solcher Mensch sind, dann war die erfolglose Suche nach einer Lösung für Ihre Rückenschmerzen wahrscheinlich extrem frustrierend für Sie.

Stacey hatte viele Hindernisse in ihrem Leben überwunden. Sie war in ärmlichen Verhältnissen mit einer harten, fordernden Mutter aufgewachsen. Sie hatte früh im Leben gelernt, für das, was sie wollte, zu kämpfen, und sie hatte sich bis zur Vizepräsidentin eines großen Unternehmens hochgearbeitet. Sie war gut darin, Verantwortung zu übernehmen und hart zu arbeiten.

Als die Ärzte in ihrem Heimatort ihr bei den Rückenschmerzen nicht weiter helfen konnten, konsultierte sie bekannte Experten. Manchmal überquerte sie im Flugzeug den halben Kontinent, um sie aufzusuchen. Mit jedem Versuch machte sie sich neue Hoffnungen, nur um dann wieder am Boden zerstört zu sein, wenn die Schmerzen zurückkehrten. Als sie schließlich in unsere Praxis kam, hatte sie mehr als fünfzigtausend Dollar für ihre fruchtlose Suche ausgegeben. Nichts hatte geholfen, und sie war grenzenlos frustriert.

Vor vielen Jahren stellten sich Wissenschaftler bei der Untersuchung von Emotionen die Frage: »Was verursacht Zorn und Ärger?« Zwar gibt es darauf verschiedene Antworten, aber eine Ursache von Zorn ist eindeutig Frustration. Es hat viele Untersuchungen gegeben, bei denen Leute gezielt frustrierenden Situationen ausgesetzt wurden – früher oder später verlieren sie die Beherrschung.

Fragen Sie sich selbst, wie Sie mit Ihrer Frustration umgegangen sind. Haben Sie bemerkt, wie Sie zornig wurden? Waren Sie verärgert, weil die Therapeuten Ihnen nicht helfen konnten? Waren Sie wütend auf sich selbst, weil Sie sich »verletzt« oder nicht auf Ihren Rücken geachtet hatten? Werden Sie zornig, wenn Ihre Kinder oder Ihr Partner/Ihre Partnerin etwas von Ihnen fordern, während Sie Schmerzen haben? Reagieren Sie am Arbeitsplatz gereizt, wenn Ihnen zusätzliche Aufgaben übertragen werden? Sind Sie manchmal zornig auf die Natur, das Schicksal oder Gott, weil Sie dies alles durchmachen müssen? Werden Sie eifersüchtig auf andere Leute, die keine Rückenschmerzen haben? Sind Sie wütend, weil Sie so viel Zeit verloren haben? Reagieren Sie gereizt auf Vorschläge (wie die in unserem Buch), dass Sie selbst etwas tun können, um Ihre Schmerzen zu beenden? Solche Gefühle sind weit verbreitet und sehr verständlich.

Wenn Sie sich gereizt oder zornig fühlen – lassen Sie Ihren Ärger dann an anderen aus oder halten Sie ihn zurück? Wenn Sie ihn an anderen auslassen – reagieren diese dann ihrerseits verletzt oder zornig? Macht das die Sache schlimmer? Wenn sie Ihren Ärger zurückhalten – führt das dazu, dass Sie sich ständig gereizt oder angespannt fühlen?«

Untersuchungen zeigen, dass der Versuch, unseren Ärger zu unterdrücken oder zu leugnen, einen erheblichen Preis fordert, weil daraus oft Depressionen oder allgemeine Ängste entstehen. Auch körperliche Beschwerden können dadurch mit verursacht werden. Es ist deshalb wichtig zu prüfen, wie Sie mit Ihren negativen Gefühlen hinsichtlich Ihrer Rückenschmerzen umgehen und ob sich diese in maskierter Form äußern. Stellen Sie beispielsweise fest, dass Sie manchmal ohne erkennbaren Grund reizbar sind? Kommen Ihnen zornige Gedanken in den Sinn, wenn sie am wenigsten damit rechnen? Sind Sie gelegentlich überrascht von Ihren zornigen oder gewalttätigen Träumen?

Den meisten Menschen fällt es schwer, mit ihrem Zorn angemessen umzugehen, vor allem wenn sie den Eindruck haben, diese Gefühle seien nicht gerechtfertigt. Häufig ist der Zorn, den wir bei chronischen Rückenschmerzen empfinden, eine Folge unserer Frustration. Doch im Grunde wissen wir, dass wir anderen nicht die Schuld daran geben können. Das kann es besonders schwierig machen, mit diesen Gefühlen zurechtzukommen.

Auf den Umgang mit Zorn und Ärger werden wir später noch zurückkommen und Ihnen einige Werkzeuge zur Bewältigung an die Hand geben.

Depression

Weitere langfristige Konsequenzen des Kampfes

Im sechsten Kapitel haben wir festgestellt, dass Depression eine Folge von unterdrücktem Ärger sein kann. Sie kann aber auch aus erlernter Hilflosigkeit resultieren – dem Gefühl, im Teufelskreis der Schmerzen gefangen zu sein. Chronische Rückenschmerzen führen oft zu Depressionen. Die Symptome äußern sich sowohl auf der seelischen wie auf der körperlichen Ebene.

Führen Ihre Rückenschmerzen dazu, dass Sie sich traurig, leer oder weinerlich fühlen? Waren Sie wegen Ihres Rückens je hoffnungslos oder verzweifelt? Fühlen Sie sich auf Grund Ihrer Rückenschmerzen als Arbeitnehmer, Freund/in, Vater/Mutter oder Partner/in unzulänglich? Geben Sie sich selbst die Schuld an Ihren Rückenschmerzen? Haben Sie das Interesse an den schönen Seiten des Lebens verloren? Haben Sie gelegentlich das Gefühl, wegen Ihrer Schmerzen sei das Leben nicht lebenswert?

Verlieren Sie leicht den Appetit oder essen Sie zu viel? Haben Sie Schlafstörungen oder schlafen Sie zu viel? Fühlen Sie sich oft müde oder ohne Energie? Haben Sie Konzentrationsstörungen oder Schwierigkeiten, Entscheidungen zu treffen? Leiden Sie unter sexueller Lustlosigkeit? Es kann für jedes dieser Symptome viele Ursachen geben, aber wenn mehrere von ihnen gemeinsam auftreten, bedeutet das gewöhnlich, dass Sie deprimiert sind.

Depressionen äußern sich individuell verschieden. Vielleicht sind Sie traurig oder aufgewühlt und reizbar. Zu den schlimmsten Begleiterscheinungen einer Depression gehört es, dass sie unser Gefühl, Hilfe zu verdienen, unterminieren kann. Diese Tendenz wird verstärkt durch unsere Kultur, die dazu neigt, Depression eher als moralisches Versagen zu betrachten und weniger als ein durchaus verständliches Problem.

Wenn wir unter Depressionen leiden, fällt es uns oft schwer, klar zu denken. Viele wissenschaftliche Untersuchungen haben gezeigt, dass Menschen, die unter chronischen Rückenschmerzen leiden, sehr negativ denken. Wir entwickeln Katastrophenszenarien und sind überzeugt, dass sie sich wirklich ereignen werden. Wir erinnern uns sehr viel lebhafter an entmutigende Augenblicke als an die positiven. Wir erwarten Versagen. Oft haben wir unrealistische selbstkritische Gedanken wie etwa: »Ich bin nichts wert, wenn ich nicht arbeiten kann.« Vielleicht beginnen wir sogar zu denken, dass wir von Gott bestraft werden.

Ironischerweise kann sich unser Hang zur Selbstkritik verstärken, wenn wir die wirklichen Ursachen der Schmerzen kennen lernen. Wenn sie verstehen, dass chronische Rückenschmerzen mit Stress zusammenhängen, machen sich viele Leute auf eine völlig neue Weise schlecht. Sie geben sich selbst die Schuld daran, dass sie zu gestresst sind oder mit ihren Emotionen nicht besser fertig werden. Bei vielen Patienten bessert sich die Depression von selbst, wenn sie wieder aktiver werden und zu ihrer Überraschung feststellen, dass sie nicht verkrüppelt sind. Andere müssen ihre depressiven Gedanken direkt unter die Lupe nehmen.

Ähnlich wie beim Umgang mit sorgenvollen Gedanken kann auch beim Umgang mit depressiven Gedanken die bewusste Wahrnehmung dazu beitragen, dass wir uns aus ihrer Umklammerung lösen. Achten Sie darauf, wie oft Ihnen Katastrophenszenarien oder selbstkritische Gedanken durch den Kopf gehen. Prüfen Sie, ob Sie sich mehr auf negative als auf hoffnungsvolle Gedanken konzentrieren. Machen Sie es sich bewusst, wenn Sie mit einem Versagen rechnen. Sie können sich nicht zwingen, keine depressiven Gedanken mehr zu haben, aber allein durch die genaue Beobachtung dieser Gedanken können Sie eine neue Sichtweise und ein neues Gleichgewicht erlangen.

Seien Sie freundlich zu sich selbst, während Sie Ihre Gedanken beobachten. Im Verlauf der Genesung hat fast jeder das Gefühl: »Ich kann gar nicht glauben, dass mir das nicht früher aufgefallen ist. Wie konnte ich mich selbst nur in diese missliche Lage bringen?« Aber chronische Rückenschmerzen entstehen durch eine Verkettung vollkommen natürlicher Reaktionen. Sie sind kein Zeichen von Geisteskrankheit oder Dummheit.

Manchmal wird eine Depression so schwer, dass die Betroffenen nur noch erschöpft sind und keine Energie mehr haben, an ihrer Genesung zu arbeiten. Die Depression hat ihren eigenen negativen Kreislauf, in dem sich unsere Lebensumstände objektiv verschlechtern, weil wir unsere Beziehungen oder unsere Arbeit vernachlässigen. Vielleicht fühlen Sie sich verzweifelt. Wenn Sie Selbstmordgedanken haben und besonders, wenn Sie feststellen, dass Sie konkrete Selbstmordpläne entwickeln, suchen Sie bitte unbedingt professionelle Hilfe bei einem qualifizierten Psychotherapeuten. Psychotherapie eignet sich nicht nur zur Behandlung von Angststörungen, sondern ist auch sehr effektiv bei der Auflösung von Depressionen. Medikamente können bei Depressionen ebenfalls sinnvoll eingesetzt werden. Meist werden Antidepressiva verordnet, auf die wir im Anhang näher eingehen (»Medizinische Behandlung von Rückenschmerzen«).

C38O

Im nächsten Kapitel geht es um andere Stressfaktoren als die Rückenschmerzen selbst. Wir stellen Ihnen außerdem schon lange bekannte und praktizierte Techniken vor, die Ihnen beim Umgang mit problematischen Gefühlen, die Rückenschmerzen hervorrufen können, nützlich sind.

10

Denken Sie psychologisch

In diesem Kapitel erfahren Sie:
- Wie übermäßige emotionale Kontrolle Stress erzeugt.
- Wie Veränderungen in Ihrem Leben zu Stressbelastungen führen können.
- Wie diese Stressfaktoren Ihre Schmerzen noch weiter verschlimmern und wie Sie damit umgehen können.
- Wie Freunde und Angehörige Ihre Genesung unterstützen können.

Sorgen über ihre Schmerzen und deren Auswirkungen auf ihr Leben sind für fast alle Patienten mit chronischen Rückenschmerzen ein erheblicher Stressfaktor. Bei manchen Leuten spielen jedoch auch andere Sorgen eine wichtige Rolle. Wenn Ihre Schmerzen rasch besser werden, nachdem Sie wieder körperlich aktiv geworden sind, brauchen Sie darüber nicht weiter nachzudenken. Wenn Ihre Schmerzen jedoch scheinbar nicht nachlassen wollen oder wenn sich andere stressbedingte Beschwerden bemerkbar machen, dann sollten Sie aufmerksam weiterlesen. Denn dann ist es gut möglich, dass bestimmte Lebenssituationen und/oder die Art und Weise, wie Sie mit Ihren Emotionen umgehen, zu Ihrem Stress und Ihren Schmerzen beitragen.

Wenn wir auf dieses Thema zu sprechen kommen, befürchten die Leute oft, dass wir nun stundenlang mit ihnen über ihre

Kindheit sprechen wollen. Sie glauben, wir würden von ihnen verlangen, ihre gesamte Persönlichkeit zu ändern oder sich mit bedrückenden Dingen auseinander zu setzen. In Wirklichkeit ist die Sache jedoch relativ einfach und auch nicht unangenehm.

Gefühle unter Kontrolle halten

Die Bedeutung unterdrückter Emotionen
bei chronischen Rückenschmerzen

Nicht nur emotionale Reaktionen selbst, auch die Art, wie wir mit diesen Emotionen umgehen, kann eine wichtige Rolle bei chronischen Rückenschmerzen spielen. Von klein auf erleben wir ein riesiges Spektrum von Gefühlen, zu denen Freude, Trauer, Zorn, Furcht sowie die Bedürfnisse nach Nähe, Körperkontakt und sexuellen Freuden gehören. Jede Familie und Kultur geht mit diesen Emotionen anders um. Wenn unsere Gefühle während der Kindheit missbilligt werden, lernen wir, sie zu unterdrücken. Manchmal müssen wir zu diesem Zweck sogar versuchen, die betreffende Emotion gar nicht mehr wahrzunehmen. Wenn man uns beispielsweise sagt, es sei falsch, unfreundlich oder unreif, unseren Zorn oder Ärger auszudrücken, dann versuchen wir vielleicht, diesen Zorn gegenüber anderen gar nicht mehr zu empfinden. Wenn man uns beibringt, dass es falsch ist, zu weinen oder Schwäche zu zeigen, dann versuchen wir vielleicht, uns nicht mehr traurig zu fühlen. Wenn wir erwachsen sind, können wir dann bemerkenswerte Fähigkeiten darin entwickelt haben, im Umgang mit anderen Menschen unsere unerwünschten Gefühle zu unterdrücken. Und selbst wenn wir nicht direkt dazu aufgefordert werden, lernen wir gewöhnlich, unsere eigenen Gefühle abzublocken, wenn wir von Menschen umgeben sind, die ihre Emotionen nicht ausdrücken.

Viele Leute verbannen lästige Gefühle vollständig aus ihrem Bewusstsein. Diese Unterdrückung von Gefühlen und Trieben geschieht automatisch, ohne dass wir es merken. In der Psychologie wird dies als »Depression« bezeichnet. Insofern sind Menschen, die ihren Zorn unterdrücken und auf die Frage, ob sie zornig sind, mit »nein« antworten, keineswegs unehrlich. Aber auch wenn wir diesen Mechanismus gut beherrschen, gelingt die Repression niemals vollständig. Emotionen beeinflussen weiter unser Verhalten und unsere körperlichen Prozesse, auch wenn wir sie überhaupt nicht wahrnehmen.

Zu bestimmten Zeiten und in gewissen Situationen ist die Unterdrückung unerwünschter Gedanken und Gefühle nützlich oder sogar wesentlich. Besonders in schwierigen Lebenssituationen sind wir dadurch vorübergehend in der Lage zu funktionieren, ohne überwältigt zu werden. Diese Reaktion hat jedoch ihren Preis, wenn sie über längere Zeit fortgesetzt wird. Emotionen zu verdrängen kann alle möglichen negativen Auswirkungen auf den Körper haben.

Wenn wir unbewusst zornig sind, fühlen wir uns oft ohne erkennbaren Grund ängstlich oder angespannt. Und wenn ein Gefühl, das wir unterdrückt haben, durch ein bestimmtes Ereignis in unserem Leben an die Oberfläche kommt, droht es uns bewusst zu werden. Die Furcht, dass unerwünschte Gefühle Probleme verursachen werden, aktiviert unsere Kampf-oder-Flucht-Reaktion.

Wie schon erwähnt, haben neuere Forschungen gezeigt, dass die Unterdrückung von Zorn und Ärger zu vielen stressbedingten Problemen führt. Unterdrückter Zorn spielt eine besonders wichtige Rolle bei chronischen Rückenschmerzen. Wissenschaftler haben herausgefunden, dass Angststörungen meist bei Menschen auftreten, die ihre negativen Emotionen nicht ausdrücken und generell ihre Gefühle gerne kontrollieren. Eine für unser Thema sehr bedeutsame Untersuchung zeigt, das Patienten mit chronischen Rückenschmerzen, die gewöhnlich ihren Zorn unterdrücken, ihre Rückenmuskeln deutlich stärker anspannen, wenn sie provoziert werden. Sie haben Angst, ihre Gefühle zuzulassen. Daraus entstehen chronische Rückenschmerzen – oder eben auch Angststörungen.

Das erklärt etwas, worüber Menschen mit Rückenschmerzen oft verwirrt sind: »Warum werden die Schmerzen manchmal mitten in der Nacht oder am frühen Morgen stärker, wenn ich meine Rückenmuskeln gar nicht belaste und entspannt sein sollte?« Die Antwort lautet häufig, dass Gefühle, die wir während des Tages beiseite schieben, während der Nacht, wenn unsere Wachsamkeit verringert ist, an die Oberfläche kommen und Spannungen verursachen. Aus demselben Grund kann es passieren, dass wir ruhig und gelassen zu Bett gehen, aber von einem gewaltigen Alptraum geweckt werden, oder wir erfahren von unserem Zahnarzt, dass wir nachts mit den Zähnen knirschen.

Unsere klinische Erfahrung legt nahe, dass Rückenschmerzen oft auftreten oder schlimmer werden, wenn wir in Zorn geraten.

Mark war ein sehr hart arbeitender, sympathischer Anwalt. Er war in einer religiösen Familie aufgewachsen, in der man großen Wert darauf legte, anderen zu dienen und Aggressionen passiv zu begegnen. Mark litt seit vielen Jahren an chronischen Rückenschmerzen. Er unterzog sich zahlreichen Untersuchungen und Behandlungen, aber nichts half. Als es ihm mit unserem Programm zunächst etwas besser ging, konnte er seine Arbeit wieder aufnehmen. Sobald er wieder im Büro war, begann er zu beobachten, dass seine Schmerzen im Laufe eines einzigen Tages erheblich variierten. Aus Gründen, die er nicht verstand, wurden die Schmerzen bei mehreren Gelegenheiten schlimmer, nachdem er mit seinen Geschäftspartnern aus der Kanzlei zusammengetroffen war. Mark sah sich nicht gerne als einen zornigen Menschen. Als er jedoch gebeten wurde, darüber nachzudenken, erkannte er, dass er über den leitenden Anwalt seiner Firma verärgert war. Er ignorierte gewöhnlich Marks Meinungen und hatte ihm bei seinem Einstieg in die Kanzlei einen unfairen Vertrag gegeben.

Im Laufe der folgenden Wochen wurde Mark allmählich klar, dass er diesen Kerl hasste. Er hatte das weder sich selbst noch irgendeinem anderen Menschen gegenüber jemals zugegeben. Und plötzlich fiel ihm auf, dass seine entsetzlichen Rückenschmerzen im Grunde kurz nach seinem Eintritt in die Kanzlei angefangen hatten.

Wir dürfen problematische Emotionen empfinden, ohne sie auszudrücken. Wir müssen den Polizisten, von dem wir einen Strafzettel bekommen, nicht unbedingt anschreien oder weinend im Büro unseres Chefs zusammenbrechen. Besonnenheit bedeutet nicht unbedingt, dass wir unsere Gefühle unterdrücken müssen. Es geht lediglich darum, vernünftige Entscheidungen darüber zu treffen, wann wir anderen diese Gefühle enthüllen wollen.

Psychologen und andere Experten haben beobachtet, dass besondere Arten, mit Gefühlen umzugehen, zu bestimmten, vorhersagbaren Körperhaltungen führen. Einige Forscher haben diese Muster untersucht und sind zu dem Schluss gekommen, dass das Anspannen bestimmter Muskeln *dazu dient*, Gefühle zu unterdrücken.

Stellen Sie sich vor, Sie sind sehr traurig, versuchen aber, das nicht zu zeigen. Merken Sie, wie Sie bestimmte Muskeln im Gesicht, in der Brust und im Bauch anspannen, um die Tränen zurückzuhalten? Jede Emotion wird durch jeweils bestimmte Muskelgruppen zurückgehalten. Die meisten von uns wissen das intuitiv. Wenn die Leute davon reden, dass sie sich gegen ein Gefühl »wappnen«, beschreiben sie die Art und Weise, wie sie Muskeln anspannen, um Emotionen abzuwehren. Wenn wir ständig versuchen, bestimmte Gefühle abzublocken, bleiben diese Muskeln dauernd angespannt. Der Prozess kann auch in umgekehrter Richtung ablaufen. Wenn wir diese Muskeln dehnen oder durch Tiefenmassage lockern, können manchmal zurückgehaltene Gefühle an die Oberfläche kommen. Diese Anspannung von Muskeln, um Emotionen zurückzuhalten, ist ein weiterer Faktor, der chronische Rückenschmerzen fördert. Das Unterdrücken unerwünschter Gefühle verstärkt die chronischen Rückenschmerzen auf zweifache Weise. Es erzeugt offene Angst und Anspannung, wenn die Gefühle an die Oberfläche zu kommen drohen, und es führt zu chronischen Muskelverspannungen, die erforderlich sind, um diese Gefühle abzuwehren.

Weitere Stressfaktoren

Die Bedeutung der Lebensumstände für Ihre Schmerzen

Viele Dinge können die negativen Emotionen hervorrufen, die wir hier diskutieren. Generell erzeugen alle Lebensereignisse und Situationen, die mit *Veränderungen* verbunden sind, emotionalen Stress. Es ist wichtig, diejenigen zu identifizieren, von denen Sie möglicherweise betroffen sind. Hier sind einige Ereignisse, die nach wissenschaftlichen Erkenntnissen besonders belastend wirken. Achten Sie darauf, dass die folgende Liste sowohl positive als auch negative Situationen enthält.

- Tod eines Freundes oder Angehörigen
- Trennung oder Scheidung
- Eigene Verletzung oder Krankheit
- Eheschließung
- Arbeitsplatzverlust
- Versöhnung mit dem (Ehe-)Partner
- Pensionierung

- Schwangerschaft
- Sexuelle Probleme
- Wechsel des Arbeitsplatzes
- Aufnahme einer Hypothek
- Ein Kind verlässt das Elternhaus
- Ärger mit Verwandten
- Beginn oder Beendigung der Schulausbildung
- Umzug
- Andere grundlegende Veränderungen im Alltag
- Urlaub
- Weihnachten

Was fällt Ihnen beim Blick auf diese Liste ein? Erinnern Sie sich daran, was Sie empfunden haben, als Sie eines oder mehrere dieser Ereignisse erlebt haben? Wie sind Sie mit diesen Gefühlen umgegangen? Haben Sie sie für sich behalten oder mit anderen darüber gesprochen?

Seien Sie sich darüber im Klaren, dass nicht nur die Ereignisse selbst, sondern auch die Art, wie wir sie erleben, entscheiden, wie schwierig die Situation für uns ist. Für den einen mögen Jobwechsel oder Heirat ziemlich einfach sein, während sie für den anderen recht traumatische Ereignisse darstellen können. Um die chronischen Rückenschmerzen zu überwinden, ist es wichtig, herauszufinden, welche Ereignisse Sie am meisten belastet haben. Nehmen Sie sich jetzt einen Augenblick Zeit, um das folgende Formular »Umgang mit Emotionen« auszufüllen.

In der ersten Spalte listen Sie alles auf, was Sie in der letzten Zeit emotional beeindruckt hat. Dazu können Kleinigkeiten gehören wie eine überhöhte Rechnung im Restaurant oder größere Dinge wie eine ernste Auseinandersetzung mit Ihrem Partner/Ihrer Partnerin. Es kann sich um Probleme handeln, die weiterhin bestehen, wie etwa zu viele Verantwortlichkeiten und nicht genug Zeit. Es können Dinge sein, die Sie glücklich,

Umgang mit Emotionen

Ereignis	Ausgelöste Emotionen (Freude, Trauer, Zorn, Sorge, Frustration etc.)	Stärke der Gefühle 1 = leicht 2 = mittel 3 = stark	Wie ich mit dem Gefühle umgegangen bin
Familie		1　2　3	
		1　2　3	
		1　2　3	
		1　2　3	
		1　2　3	
		1　2　3	
Freunde/Bekannte		1　2　3	
		1　2　3	
		1　2　3	
		1　2　3	
		1　2　3	
		1　2　3	
Arbeit		1　2　3	
		1　2　3	
		1　2　3	
		1　2　3	
		1　2　3	
		1　2　3	
Gesundheit		1　2　3	
		1　2　3	
		1　2　3	
		1　2　3	
		1　2　3	
		1　2　3	
Sonstiges		1　2　3	
		1　2　3	
		1　2　3	
		1　2　3	
		1　2　3	
		1　2　3	
		1　2　3	
		1　2　3	

zornig, traurig, ängstlich oder einsam machen – oder irgendein anderes Gefühl hervorrufen. In die zweite Spalte schreiben Sie die Emotion, die Sie jeweils empfunden haben. In der dritten Spalte kreuzen Sie an, wie stark Ihre Gefühle waren. Lassen Sie die vierte Spalte im Moment noch frei.

Es ist wichtig, dass Sie versuchen, das gesamte Spektrum Ihrer Emotionen einzutragen. Manche unserer emotionalen Reaktionen gefallen uns nicht, entweder weil sie zu schmerzhaft sind, oder weil wir uns dafür schämen. Die meisten von uns kämpfen irgendwann in ihrem Leben mit peinlichen Gefühlen der Unzulänglichkeit, Abhängigkeit, Hilflosigkeit, sexuellen Konflikten, Angst vor dem Alter, Schuld, Scham oder Demütigung, zusätzlich zu einfacheren Gefühlen wie Freude, Zorn, Trauer oder Furcht. Wie wir bald sehen werden, sind unsere unerwünschten Gefühle die wichtigsten, wenn es darum geht, chronische Rückenschmerzen zu überwinden. Sehen Sie sich nun die Liste an. Mit welchen Bereichen Ihres Lebens scheinen die schwierigsten Emotionen verbunden zu sein? Wir werden in Kürze besprechen, wie Sie daran arbeiten können.

Lernen Sie sich kennen

Untersuchen Sie Ihren alltäglichen Umgang mit Emotionen

Nun kommt die vierte Spalte der Übung an die Reihe: Notieren Sie, wie Sie mit jedem Ihrer Gefühle umgegangen sind. Haben Sie es ausgedrückt oder für sich behalten? Haben Sie versucht, es festzuhalten, damit es nicht verging, oder haben Sie versucht, es loszuwerden?

Betrachten Sie die vollständig ausgefüllte Tabelle und suchen Sie nach Mustern. Haben Sie den Eindruck, dass manche Gefühle häufiger auftreten als andere? Das kann bedeuten, dass Sie sich mit bestimmten Emotionen wohler fühlen als mit anderen. Gibt es Emotionen, die Sie typischerweise verdrängen, und andere, die Sie eher ausdrücken? Wir alle gehen mit unseren Gefühlen unterschiedlich um, und es ist wichtig, dass wir unser individuelles Muster erkennen.

Die Gefühle, die wir bereitwillig wahrnehmen und leicht akzeptieren oder ausdrücken können, spielen im Allgemeinen keine Rolle bei chronischen Rückenschmerzen. Sie treten auf und verschwinden wieder ohne Probleme und hinterlassen nur selten verspannte Muskeln. Wie kleine Kinder empfinden wir diese Emotionen vollständig, drücken sie sofort aus und lassen sie vergehen. Zu den Gefühlen, die chronische Rückenschmerzen verstärken, gehören solche, die wir nicht sofort wahrnehmen oder ausdrücken, und jene, die wir am liebsten verdrängen. Sie rufen oft Angst und Anspannung hervor.

Welche Gefühle fehlen in Ihrer Liste oder tauchen nur selten auf? Denken Sie ein paar Minuten darüber nach, ob diese Emotionen immer problematisch für Sie waren, oder ob Sie irgendwann gelernt haben, sie zu unterdrücken oder zu verdrängen.

Nach unserer Erfahrung gibt es bestimmte Muster, die bei Patienten mit chronischen Rückenschmerzen besonders häufig auftauchen. So sind beispielsweise viele Leute, mit denen wir arbeiten, besonders rücksichtsvoll. Sie stellen ihre eigenen Wünsche zurück, um sich verantwortlich zu verhalten und andere nicht zu kränken. Sie sind pünktlich, wenn sie einen Termin vereinbart haben, halten sich an ihre Versprechen und drücken selten ihren Zorn aus. Oft versuchen sie, rational und vernünftig zu sein und fühlen sich angesichts heftiger Emotionen sehr unwohl. Mit dieser Art sind sie bisher gut zurechtgekommen. Sie machen sich verständlicherweise Sorgen, dass die Leute sie nicht mehr mögen, wenn sie ihren Zorn stärker ausdrücken oder sich selbstsüchtiger verhalten. Eng verknüpft mit diesen Eigenschaften ist ein Hang zum Perfektionismus. Viele unserer Patienten sind mehr als andere darauf bedacht, bei ihrer Arbeit sehr gründlich zu sein. Sie sind selbstkritisch und fühlen sich schuldig oder unzulänglich, wenn sie Fehler machen. Sie leiden meist lieber selbst, als anderen Probleme zu bereiten.

Alle, die ihn kannten, hielten Jamie für einen »netten Kerl« – stets freundlich und hilfsbereit. Er war nicht immer so gewesen. Als Junge hatte er häufig Probleme gehabt, weil er sich in der Schule prügelte und sich als Außenseiter fühlte. Er hatte jedoch einen sehr strengen Vater, der auf gutem Benehmen bestand. Als Jugendlicher hatte Jamie begonnen, sich vorbildlich zu verhalten. Als Erwachsener achtete er sehr darauf, pünktlich zu sein, sich gesund zu ernähren und seine Wohnung sauber und ordentlich zu halten. Am Arbeitsplatz waren seine Berichte so perfekt, dass sein Chef ihn als Vorbild für andere herausstellte.

Jamie hatte einige Zeit unter Rückenschmerzen gelitten. Als er begann, sich sein emotionales Leben genauer anzusehen, bemerkte er, dass er sich selbst stark eingeschränkt hatte. Er fühlte sich zwar gelegentlich einsam und war oft ängstlich, aber er war nie zornig auf irgendjemanden und empfand kaum je Erregung oder Freude. Jamie brachte anderen rasch Verständnis entgegen und beschuldigte sie nur selten. Jamie erkannte, dass er früher oft zornig gewesen war, aber festgestellt hatte, dass er sich damit nur Ärger einhandelte. Er brauchte zwar einige Zeit, aber schließlich entdeckte er seine Emotionen wieder. Der Zorn auf seinen Vater kam allmählich an die Oberfläche, verbunden mit Gefühlen der Eifersucht und Sehnsucht nach Nähe. Nicht mehr so extrem vernünftig, begann er sich nun wesentlich lebendiger zu fühlen.

Ihr persönliches Muster des Umgangs mit Emotionen kann durchaus anders sein. Wichtig ist für Sie zweierlei: Sehen Sie sich an, wie Sie bisher mit Ihren Gefühlen umgegangen sind, und arbeiten Sie daran, diese Gefühle deutlicher wahrzunehmen.

Entwickeln Sie eine psychologische Sicht der Schmerzen

Richten Sie Ihre Aufmerksamkeit auf die richtige Stelle

Oft versuchen sich die Leute von schwierigen Emotionen abzulenken. Zu diesem Zweck vergraben sie sich vielleicht in ein Buch, verbringen viel Zeit mit Einkäufen oder beschäftigen sich zwanghaft mit unwichtigen Entscheidungen. Überraschenderweise kann uns auch die Sorge über unsere Rückenschmerzen als Ablenkung dienen. Das ist ein wenig kompliziert. Unsere Sorgen über die Rückenschmerzen verursachen diese Schmerzen. Doch sie lenken uns auch davon ab, wichtige zu Grunde liegende Emotionen wie Zorn oder Trauer wahrzunehmen, welche die Schmerzen hervorrufen. Manchmal scheint es so, als würden die Schmerzen teilweise deshalb weiter bestehen, weil sie uns von Gedanken und Gefühlen ablenken, mit denen wir uns nicht auseinander setzen wollen.

Tim hatte Freunde und ging auch mit Mädchen aus, aber er fühlte sich oft einsam, weil er keine feste Freundin hatte. Wenn Beziehungen scheiterten, fühlte er sich sehr verletzt und zornig. Auf Grund seiner Erziehung fand er es jedoch schwierig, diese Gefühle auszudrücken und mochte sie nicht einmal sich selbst gegenüber zugeben.

Bei dem Versuch, die Hintergründe und Ursachen seiner Rückenschmerzen zu verstehen, begann Tim nun zum ersten Mal seine Emotionen zu beobachten. Dabei bemerkte er ein Muster: Wann immer etwas in seinem Leben geschah, das ihn traurig oder wütend machte, bekam er körperliche Schmerzen. Sobald diese Schmerzen begannen, waren seine Gedan-

170

ken mit den Sorgen darüber beschäftigt, so dass er seine anderen Gefühle nicht mehr bemerkte. Dieses Muster war am stärksten ausgeprägt, wenn eine Beziehung zerbrach. Nach einer Weile lernte Tim zu fragen: »Wovon könnten meine Schmerzen mich ablenken?« Er lernte ziemlich gut, die darunter liegenden Gefühle zu erkennen, und seine Schmerzen vergingen sehr viel schneller.

Wir sind so daran gewöhnt, körperbezogen zu denken – uns zu fragen, welche Aktivität oder Behandlung unsere Schmerzen gelindert oder verstärkt hat – dass wir oft vergessen, uns zu fragen, welche Gedanken oder Gefühle diese Veränderungen bewirkt haben könnten. Indem wir uns darum bemühen, psychologisch zu denken, beginnen wir unsere Gefühle zu erkennen und verhindern, dass die gedankliche Beschäftigung mit den Schmerzen unsere Genesung stört.

Wenn sie gebeten werden, ihre Gefühle auf diese Weise zu beobachten, befürchten viele Leute, das würde sie »schwach« machen. Man hat ihnen beigebracht zu denken, dass nur »schwache« Menschen ihren Emotionen nachgeben, während starke Persönlichkeiten ihre Gefühle stets unter Kontrolle haben. Das ist ein weit verbreitetes Missverständnis. Als einer der ersten Astronauten gefragt wurde, wie er so furchtlos habe sein können, mit einer ungetesteten Ausrüstung in den Weltraum hinauszugehen, antwortete er: »Furchtlos? Ich habe mich entsetzlich gefürchtet. Mut bedeutet nicht, dass man keine Furcht empfindet, sondern dass man trotzdem das tut, was getan werden muss.«

Oft sagen die Leute: »Was nützt es, über das nachzudenken, was einen bedrückt? Das macht die Sache nur noch schlimmer.« Aber auch wenn es stimmt, dass man sich in seiner eigenen Negativität verfangen kann, hat es gewöhnlich doch Vorteile, auf das zu achten, was uns Sorgen macht. Wenn wir unsere Emotionen in vollem Umfang wahrnehmen, haben wir meist bessere Chancen, uns körperlich zu entspannen und Lösungen für unsere Probleme zu finden.

Wissenschaftliche Untersuchungen liefern zahlreiche Hinweise darauf, dass es bei stressbedingten Problemen im Allgemeinen hilft, wenn man auf seine Gefühle achtet. Leute, die unter Panikattacken leiden oder gelegentlich sehr ängstlich sind, haben oft das Gefühl, die Angst komme »aus heiterem Himmel«, ganz ähnlich, wie es manchmal bei den Rückenschmerzen zu sein scheint. Wissenschaftler haben jedoch entdeckt, dass diesen Symptomen meist Ereignisse vorausgehen, die Trauer, Zorn oder Furcht hervorrufen. Die Menschen mit Angstproblemen bemerken diese Gefühle meist nicht, bis sie danach gefragt werden. Sobald ihre Aufmerksamkeit auf die Emotionen gelenkt wird, löst sich die Angst allmählich auf.

Dieses Prinzip ist im Grunde sehr einfach zu handhaben. Es bedeutet nur, dass man sich regelmäßig mit der Frage auseinander setzt: »Gibt es irgendetwas, was mich emotional bedrückt?« Die Antwort ist besonders wichtig, wenn Sie feststellen, dass Ihre Rückenschmerzen stärker werden. Dann sollten Sie darüber nachdenken, was in letzter Zeit in Ihrem Leben geschehen ist, und Ihre Aufmerksamkeit auf die Emotionen lenken, die Sie vielleicht empfinden, statt sich Sorgen darüber zu machen, dass Sie Ihrem Rücken zu viel zugemutet haben. Im Kapitel »Wie Sie Ihre Emotionen besser wahrnehmen können« (Seite 175) finden Sie entsprechende Methoden. Sobald sie einmal damit angefangen haben, psychologisch zu denken, stellen viele Leute fest, dass es ihnen immer leichter fällt und schließlich selbstverständlich wird. Sie können dann auch Stressfaktoren aus früheren Lebensphasen identifizieren, die ihre Rückenprobleme wahrscheinlich verursacht oder zumindest dazu beigetragen haben. Oft erkennen die Leute rückblickend, dass sie auf Grund einer oder mehrerer der erwähnten Lebenssituationen unter Stress gestanden haben.

Mit dem Zorn arbeiten

Wann sollten wir unseren Zorn unterdrücken?

Wir haben schon darauf hingewiesen, dass unterdrückter Zorn für Leute, die an chronischen Rückenschmerzen leiden, ein besonderes Problem darstellt.

Von all unseren Emotionen ist der Zorn vielleicht am schwierigsten zu bewältigen. Die Zeitungen sind voll von Geschichten über seine zerstörerischen Kräfte. Wir hören im Zusammenhang damit so widersprüchliche Botschaften wie: »Halte die andere Wange hin!«, aber auch: »Lass nicht zu, dass sie auf dir herumtrampeln!« Einerseits heißt es: »Vergeben und Vergessen«, andererseits: »Steh für deine Rechte ein!« etc. Als Folge davon unterdrücken viele von uns automatisch die entsprechenden Gefühle.

Selbst wenn wir unseren Zorn nicht ausdrücken, ist es von entscheidender Bedeutung, dass wir ihn empfinden. Das wäre schon ein guter Anfang. Versuchen Sie einmal, die folgenden Lücken mit dem ersten Wort auszufüllen, dass Ihnen in den Sinn kommt: »Ich ärgere mich über _____.« Wiederholen Sie diesen Satz noch weitere fünfmal, wobei Sie die Lücke jedes Mal mit einem beliebigen Ärgernis ausfüllen, das Ihnen gerade einfällt, sei es nun groß oder geringfügig, gerechtfertigt oder nicht. Die meisten Leute stellen dabei fest, dass es jede Menge Dinge gibt, über die sie zornig sind oder sich ärgern.

Sobald Sie notiert haben, was Sie ärgert, fragen Sie sich, ob es in einem dieser Fälle angemessen sein könnte, Ihrem Zorn Ausdruck zu verleihen. Wenn sich jemand ständig schlecht benimmt, ändert sich die Situation nicht dadurch, dass man seinen Zorn lediglich wahrnimmt. Oft halten wir unseren Ärger zurück und werden dabei zu *passiv;* oder wir drücken ihn zu heftig aus und werden dabei *aggressiv.* Am besten wirkt in der Regel Bestimmtheit und Entschiedenheit.

Wenn wir uns passiv verhalten, sagen wir nicht, was wir wollen, denken oder fühlen. Wir erniedrigen uns oder versuchen, uns für das, was wir sagen zu rechtfertigen. Wir lassen andere für uns entscheiden und versuchen, unser Missfallen zu verbergen. Wenn wir aggressiv sind, sagen wir zwar, was wir wollen, denken oder fühlen, aber wir tun es auf Kosten anderer. Wir bekennen uns nicht zu unseren eigenen Gefühlen, sondern stempeln andere ab, verurteilen sie oder geben ihnen die Schuld. Wir reden darüber, dass »du« etwas Falsches getan hast, wobei wir anderen manchmal drohen oder versuchen, ihnen eine Nasenlänge voraus zu sein. Wir treffen Entscheidungen für andere.

Entschiedenheit bedeutet, dass wir sagen, was wir wollen, denken oder fühlen, aber auf eine direkte und effektive Weise. Wir erklären eindeutig, was *wir* fühlen, aber fordern nicht von anderen, dass sie die Dinge genauso empfinden oder sehen sollen wie wir. Wir bekunden Interesse am Standpunkt unseres Gegenüber. Wir diskutieren sachlich über Alternativen.

Wenn Sie feststellen, dass Sie zornig sind und sich dabei entweder passiv oder aggressiv verhalten, dann würde es sich für Sie lohnen, sich in Entschiedenheit zu üben. Manchmal können einige gut gewählte Worte oder ein offenes Gespräch mit jemandem, auf den wir zornig sind, sehr viel dazu beitragen, den Stress und die Spannung zu verringern. Die Richtlinien für eine Verbesserung der Kommunikation, die wir im Kapitel »Freunde und Familie« (siehe Seite 180) darstellen, enthalten Grundsätze der Entschiedenheit. Wissenschaftliche Untersuchungen zeigen, dass Entschiedenheit eine Menge dazu beitragen kann, unsere Beziehungen zu verbessern, aufgestauten und nicht ausgedrückten Ärger zu verringern und das allgemeine Stressniveau zu mindern. Selbst in Situationen, in denen es nicht sinnvoll ist, eine Konfrontation zu suchen, können wir immer noch auf unsere Gefühle achten und vielleicht mit einer nicht beteiligten Person, der wir vertrauen, darüber sprechen.

Wenn wir uns über etwas ärgern, das wir nicht ändern können, ist es vielleicht am besten, unseren Zorn rechtzeitig loszulassen. Die Kunst besteht darin, den richtigen Zeitpunkt zu finden. Wenn wir versuchen, unseren Zorn loszuwerden, bevor wir ihn wirklich gefühlt haben, kann das Symptome von Stress hervorrufen. Wenn wir unseren Groll jedoch endlos pflegen, wird unser Leben nur noch unglücklicher.

Wie Sie Ihre Emotionen besser wahrnehmen können

Werkzeuge zum Aufdecken und Erkunden von Gefühlen

Es gibt eine Vielzahl von Methoden, die Ihnen helfen können, Ihre Emotionen effektiver wahrzunehmen und zu bewältigen.

Achtsamkeit

Wir haben bereits dargestellt, wie eine Haltung der Achtsamkeit Ihnen helfen kann, Rückenschmerzen zu ertragen. Derselbe Ansatz lässt sich auf Emotionen anwenden. Gewöhnlich neigen wir dazu, uns angenehme Emotionen länger zu bewahren, während wir die unangenehmen schnell loswerden wollen. Dieser natürliche Impuls bringt unsere Kampf-oder-Flucht-Reaktion ins Spiel. Wenn wir angenehme Emotionen festhalten wollen, machen wir uns Sorgen, dass wir sie verlieren könnten. Wenn wir versuchen, uns von unangenehmen Gefühlen zu lösen, sind wir oft aufgewühlt. Wir komplizieren schmerzliche Gefühle, weil wir es so eilig haben, sie loszuwerden, dann regen wir uns darüber auf, dass wir so aufgeregt sind. Die Alternative besteht darin, zu lernen, das Kommen und Gehen positiver wie auch negativer Emotionen zu akzeptieren. Das ist leichter gesagt als getan, aber wenn uns das gelingt, empfinden wir weniger Stress über die Dinge, die sie ausgelöst haben.

Wenn wir Achtsamkeit üben, ist es wichtig, dass wir uns gestatten, die Emotionen vollständig wahrzunehmen. Wir können dann unser Urteilsvermögen einsetzen, um zu entscheiden, wann, wo und wie sie mitgeteilt werden sollten.

Wenn wir allein sind, ist es am einfachsten, achtsam zu sein. Nehmen Sie sich ein paar Minuten Zeit, um alle Gefühle zu beobachten, die Sie im Moment haben. Bemerken Sie irgendeine Art von Traurigkeit? Sorge? Freude? Zorn oder Ärger? Achten Sie auf die Empfindungen, die dadurch in Ihrem Körper ausgelöst werden. Spüren Sie Anspannung? Wärme? Schlägt Ihr Herz schnell? Wie fließt Ihr Atem? Spüren Sie die Emotion in Ihrer Brust, im Hals oder im Bauch? Der Volksmund spricht in solchen Fällen beispielsweise von einem »schweren Herzen«, dem »Gewicht der ganzen Welt auf seinen Schultern« oder einem »Kloß im Hals.«

Versuchen Sie nicht, die Emotionen zu ändern. Beobachten Sie, wie sie auftreten und sich von selbst verändern. Vielleicht bemerken Sie, dass die Emotionen von allen möglichen Gedanken umgeben sind. Lenken Sie Ihre Aufmerksamkeit dann gezielt wieder zurück auf die Gefühle. Techniken, die Ihre Fähigkeit zu einem achtsamen Verhalten stärken können, finden Sie im zwölften Kapitel.

Tagebuch schreiben

Viele Untersuchungen haben gezeigt, dass es unsere Gesundheit verbessern kann, wenn wir über die Dinge schreiben, die uns aufregen. In einer Untersuchung konnte nachgewiesen werden, dass College-Studenten, die aufgefordert worden waren, vier Tage lang ein Tagebuch über frühere emotionale Probleme zu führen, in der Folgezeit seltener zum Arzt gingen. Das Schreiben führte auch zu einer messbaren Verbesserung ihres Immunsystems. Bei einer anderen Untersuchung stellte sich

176

heraus, dass Tagebuchschreiben bei Patienten mit Asthma und Arthritis die Symptome langfristig verbessert. Diese positiven Auswirkungen sind darauf zurückzuführen, dass es den Stress deutlich vermindert, wenn man schmerzliche Emotionen wahrnimmt und verarbeitet.

Zu diesem Zweck müssen Sie lediglich fünfzehn Minuten am Tag für Ihr Tagebuch reservieren. Anfangs is es am besten, täglich zu schreiben, mindestens ein paar Tage hintereinander. Danach muss es nicht mehr täglich sein – sogar eine Eintragung pro Woche wird helfen. Das Schreiben sollte einen festen Platz in Ihrem Wochenplan haben. Schreiben Sie an einem Platz, wo Sie ungestört sind.

Sie können über jedes emotionale Ereignis schreiben, aber es ist besonders wichtig, negative Erfahrungen angemessen zu berücksichtigen. Achten Sie darauf, dass Sie Schmerz, Trauer, Zorn, Schuldgefühle und Ärger genau untersuchen. Versuchen Sie, Ihren Gedanken und Gefühlen wirklich auf den Grund zu gehen, auch jenen, die Sie anderen gegenüber nicht offenbaren wollen. Sie brauchen Ihre Aufzeichnungen niemandem zu zeigen.

Schreiben Sie einfach darauflos, ohne sich um Rechtschreibung, Grammatik oder den Sinn dessen, was Sie schreiben, Gedanken zu machen. Wenn Ihnen nichts mehr einfällt, können Sie wiederholen, was Sie bereits geschrieben haben. Machen Sie sich keine Sorgen, wenn das Tagebuchschreiben Sie anfangs noch unglücklicher macht. Das ist ganz natürlich, wenn wir unsere Aufmerksamkeit auf schmerzliche Gefühle richten. Die meisten Leute stellen fest, dass sie nach einigen Tagen des Schreibens Erleichterung und mehr Zufriedenheit empfinden.

Wenn Sie mit traumatischen Ereignissen wie Tod, Scheidung oder Gewalt fertig werden müssen, werden Sie sich selbstverständlich nicht sofort besser fühlen. Im Laufe der Zeit kann Ihnen das Schreiben jedoch helfen, eine bessere Perspektive zu gewinnen und Ihren Stress zu verringern.

Selbsthilfegruppen

Wenn Sie festgestellt haben, dass ein bestimmtes Problem für sehr viel Stress in Ihrem Leben sorgt, kann eine Selbsthilfegruppe nützlich sein. Es gibt in fast jeder Stadt Gruppen für fast jedes Problem – Drogenmissbrauch, schwere Krankheiten, Tod, Alter, sexueller Missbrauch, Gewalt in der Familie, Scheidung usw.

Das Gespräch mit anderen, die ähnliche Schwierigkeiten haben, trägt dazu bei, dass wir uns weniger für unsere Reaktionen schämen, denn gewöhnlich stellen wir fest, dass sie bei anderen Leuten ganz ähnlich sind. Oft erfahren wir auch, dass andere Mittel und Wege zur Problembewältigung gefunden haben, die uns bisher nicht eingefallen sind, und das kann uns helfen, eigene Lösungen zu entwickeln. Selbsthilfegruppen sind ein bewährter Weg, positive Beziehungen aufzubauen, die uns helfen, Stress zu reduzieren und unsere Gesundheit zu verbessern.

Wir raten Ihnen jedoch ab von Selbsthilfegruppen, die sich auf chronische Schmerzen konzentrieren. Die meisten Mitglieder solcher Gruppen oder entsprechender Chatrooms im Internet glauben, dass ihre chronischen Rückenschmerzen durch einen Wirbelsäulenschaden oder eine Krankheit verursacht werden. Sie könnten Ihre eigenen Ängste im Hinblick auf eine unheilbare Behinderung wieder schüren.

Psychotherapie

Viele Leute zögern, einen professionellen Psychotherapeuten aufzusuchen. Unsere Gesellschaft legt großen Wert darauf, dass jeder in der Lage ist, seine Probleme selbst zu lösen. Emotionaler Stress gilt oft als ein Zeichen von Versagen, und deshalb suchen viele Leute erst Hilfe, wenn sie vollkommen verzweifelt sind. In manchen Kreisen geht man immer noch davon aus, dass nur Verrückte einen »Irrenarzt« brauchen.

Das ist sehr bedauerlich. So viele von uns leben still und heimlich mit emotionalen Schmerzen und leiden unter Symptomen, die mit weit verbreiteten Schwierigkeiten zusammenhängen. Stressbedingte Probleme sind in unserer Gesellschaft allgegenwärtig, aber viele Leute würden nie auf den Gedanken kommen, einen Psychologen, Psychiater oder Psychotherapeuten aufzusuchen. Doch die Entscheidung für eine Psychotherapie bedeutet nicht, dass Sie in irgendeiner Weise emotional gestört sind. Ein Fachmann kann Ihnen helfen zu verstehen, wodurch Ihr Stress verursacht wird, und Wege zu finden, wie Sie damit fertig werden.

Es gibt eine Vielzahl therapeutischer Methoden, die zur Behandlung chronischer Rückenschmerzen geeignet sind. Einige konzentrieren sich mehr auf unterdrückte oder verdrängte Emotionen, während es bei anderen stärker darum geht, Ängste zu überwinden und irrationale Gedankenmuster zu identifizieren, die Ängste oder Depressionen verursachen.

Bei der Auswahl Ihres Psychotherapeuten sollten Sie vor allem darauf achten, dass er sich auf stressbedingte Störungen versteht. Es gibt einige Psychotherapeuten, die selbst im Teufelskreis chronischer Rückenschmerzen gefangen sind. Sie können dann ihre eigenen Ängste übertragen, und damit ist Ihnen eindeutig nicht geholfen. Rehabilitationsmediziner, Physiotherapeuten und andere Therapeuten, die ihre Patienten ermutigen, ihre Aktivitäten wieder vollständig aufzunehmen, können Ihnen manchmal geeignet Psychotherapeuten empfehlen. Viele Verhaltenstherapeuten haben ebenfalls schon mit Patienten gearbeitet, die an chronischen Rückenschmerzen litten.

Wichtig ist auch, dass Sie sich bei dem Psychotherapeuten Ihrer Wahl gut aufgehoben fühlen, denn immerhin müssen Sie ihm ein beträchtliches Vertrauen entgegenbringen. Falls Sie irgendwelche Vorbehalte haben, sollten Sie darüber gleich am Anfang mit ihm oder ihr sprechen. Nicht jeder Therapeut eignet sich für jeden Patienten, und Sie müssen vielleicht eine Weile suchen, bis Sie jemanden gefunden haben, mit dessen Hilfe Sie erfolgreich an sich arbeiten können.

Freunde und Familie

Wie nahe stehende Menschen uns unterstützen können

Wenn wir beginnen, Fortschritte zu machen, werden unsere Familienmitglieder und Freunde meist darauf aufmerksam. Je nachdem, wie wir selbst zu unseren Rückenschmerzen stehen und wie unsere Angehörigen mit ihren Emotionen umgehen, können sie uns eine Hilfe sein oder auch nicht.

Gewöhnlich haben sie miterlebt, wie es mit unserem Rücken immer wieder auf- und abwärts ging. Sie haben vielleicht genauso viel Angst wie wir, dass es uns wieder schlechter gehen könnte oder dass wir vielleicht nie wieder gesund werden. Unser Rückenproblem ist für die Leute, die uns nahe stehen, genauso schwierig wie für uns. So wie wir selbst haben unsere Freunde und Angehörigen wahrscheinlich gedacht, unsere Rückenschmerzen seien durch irgendeinen Schaden an unserer Wirbelsäule verursacht. Sie raten uns vielleicht, vorsichtig zu sein und uns nicht zu viel zuzumuten. Möglicherweise helfen sie uns, schwere Dinge zu heben, oder planen eingeschränkte Aktivitäten, damit sich unser Zustand nicht verschlimmert. In bester Absicht sind unsere Angehörigen und Freunde meist auch der Meinung, unser Rücken sei sehr empfindlich, und sie versuchen, uns übermäßig zu entlasten und zu beschützen.

Das gilt vielleicht umso mehr, wenn sie selbst schon einmal Rückenprobleme hatten. Wissenschaftler haben herausgefunden, dass Patienten mit chronischen Rückenschmerzen oft eine entsprechende Familiengeschichte haben. Viele Leute fürchten ihre Schmerzen teilweise deshalb, weil sie miterlebt haben, wie andere dadurch zu »Krüppeln« wurden.

So wie wir selbst allmählich unsere Einstellung ändern müssen, damit es uns besser geht, können Freunde und Angehörige uns am besten unterstützen, indem sie ihre Einstellung ebenfalls ändern.

Es mag für Sie schon schwierig genug gewesen sein, selbst daran zu glauben, dass Ihre Schmerzen durch Stress verursacht werden, aber es kann noch schwieriger sein, diesen Zusammenhang anderen zu erklären. Viele von uns fürchten, dass andere uns entweder nicht glauben oder denken, wir müssten emotional gestört sein, weil wir ein solches Problem entwickelt haben. Zu allem Überfluss machen wir uns vielleicht auch noch Sorgen, dass unsere Lieben uns beschuldigen, ihnen das Leben zur Hölle gemacht zu haben, sobald ihnen klar wird, dass das Problem wesentlich früher hätte gelöst werden können.

Michele fühlte sich schrecklich, weil sie ihrem Mann mit ihren Schmerzen so viele Sorgen machte. Er verhielt sich zwar sehr fürsorglich, aber sie nahm an, dass er nicht wirklich glaubte, dass es ihr so schlecht ging, insgeheim wütend auf sie war und dachte, sie sollte »endlich darüber hinwegkommen«. Wenn er selbst Probleme hatte, ließ er sich jedenfalls nicht unterkriegen. Zugleich hatte er sehr rasch und bereitwillig das gesamte Einkaufen und Putzen im Haushalt übernommen.

Als Michele begann, die wirkliche Ursache Ihres Problems zu verstehen, war sie zugleich erleichtert und entsetzt. Selbstkritisch wie sie war, ärgerte sie sich über sich selbst, dass sie nicht früher erkannt hatte, was los war. Sie war überzeugt, ihr Mann würde wütend sein, sobald er die Wahrheit erfuhr.

Ihre ersten Gespräche waren hart, weil er nicht verstand, was sie ihm zu sagen versuchte. Dann begann ihm der Zusammenhang einzuleuchten. Er war zunächst verärgert und verhielt sich nach dem Motto: »Das habe ich dir doch immer gesagt.« Aber es dauerte nicht lange, bis er einfach froh war, dass es Michele wieder besser ging.

Wir haben festgestellt, dass es wichtig ist, Familie und Freunde darüber zu informieren, dass wir durch unsere Rückenschmerzen nicht mehr so eingeschränkt sind und wieder wie normale Menschen behandelt werden möchten. Leuten, die nicht so verständnisvoll sind, können Sie vielleicht einfach erklären, Sie hätten gelernt, dass mehr Bewegung Ihrem Rücken nicht schadet.

Eine gute Strategie, um Unterstützung zu bekommen, besteht in der Ankündigung, dass Sie planen, neue Dinge auszuprobieren. Sobald wir unsere Absicht erklärt haben, fühlen wir uns vielleicht nicht mehr so sehr versucht, uns vor den Herausforderungen zu drücken, die wir uns vorgenommen haben. Sie können Leute, denen Sie vertrauen, auch bitten, Sie nicht mehr unbewusst darin zu bestärken, sich vorwiegend mit Ihren Schmerzen zu beschäftigen. Sie können sie beispielsweise bitten, Sie nicht mehr zu fragen, wie es Ihrem Rücken geht, sondern Sie stattdessen für Ihre Aktivitäten zu loben. Es kann auch hilfreich sein, wenn Sie mit Leuten, mit denen Sie offen über Ihre Gefühle sprechen können, die Zusammenhänge zwischen Ihren Rückenschmerzen und Ihren Emotionen diskutieren. Die meisten Betroffenen stellen fest, dass sie in dem Maße, wie sie mehr auf ihre Gefühle achten, auch stärker das Bedürfnis haben, darüber zu sprechen. Wenn wir unsere Gefühle den Menschen, die uns wichtig sind, mitteilen, dann hilft uns das auch, sie deutlicher wahrzunehmen.

Je nach Ihrem persönlichen Hintergrund mag Ihnen das Sprechen über Ihre Gefühle mehr oder weniger leicht fallen. In vielen Kreisen ist es einfach nicht üblich, seine Gefühle auszubreiten und zu diskutieren. Generell sind Frauen in unserer Gesellschaft jedoch geübter darin, ihre Gefühle auszudrücken, weil sie mehr dazu ermutigt werden als Männer. Männer lernen oft, ihre Emotionen zu verbergen, ausgenommen vielleicht Zorn, Begeisterung auf dem Sportplatz oder sexuelle Interessen. Das kann ein echter Stolperstein in Beziehungen werden.

Eine besondere Art von Freundschaft muss hier noch erwähnt werden, weil sie problematisch werden kann – Freunde, die ebenfalls unter Rückenschmerzen leiden. Wenn sie nicht bereit sind, über Ihren neuen Ansatz zur Problemlösung nachzudenken, können Sie Ihre Fortschritte unterminieren, indem sie ständig vor Bewegungen warnen und versuchen, Sie zu überzeugen, dass Ihr Rücken tatsächlich geschädigt ist. Wir stellen oft fest, dass sich Leute bemühen, solche Freundschaften aufrechtzuerhalten, obwohl sie die Problematik erkennen. Gewöhnlich besteht die beste Lösung darin, mit diesen Leuten nicht über Rückenschmerzen zu reden, bis Sie so aktiv und schmerzfrei sind, dass die Einwände der anderen Ihnen nichts mehr ausmachen. Die Betreffenden werden schließlich merken, dass es Ihnen besser geht, und sich vielleicht sogar dafür interessieren, wie Sie das geschafft haben.

Verbesserte Kommunikation

Es wird Sie wahrscheinlich nicht überraschen zu hören, dass Rückenschmerzen manchmal eine Partnerschaft sehr belasten können. Forschungsergebnisse belegen, dass die Partner/innen von Schmerzpatienten selbst unter Stress stehen und oft Depressionen bekommen. Es macht sie vielleicht unglücklich, dass der Patient in seinen Möglichkeiten so eingeschränkt ist, sie ärgern sich darüber, dass sie ständig für ihn sorgen müssen, und sie haben seine Launen satt. Sexuelle Probleme, die zunehmende Verantwortung und finanzielle Sorgen können ihnen zu schaffen machen. Das führt oft zu Ehekonflikten und Unzufriedenheit – übrigens führen Rückenschmerzen trotz dieser Probleme nicht zu einer erhöhten Scheidungsrate.

Es ist leicht einzusehen, dass die emotionalen Schwierigkeiten unseres Partners/unserer Partnerin auch unseren eigenen Stress verstärken. Nichts ist besser geeignet, unsere Kampf-oder-Flucht-Reaktion auszulösen, als ein heftiger Streit. Wissenschaftler haben sogar festgestellt, dass belastende Auseinandersetzungen in der Partnerschaft dazu führen können, dass Patienten mit Rückenschmerzen ihre körperlichen Aktivitäten aufgeben, während ein positives Klima in der Beziehung ihnen hilft, sich noch stärker zu engagieren.

Der beste Weg, eine gute Beziehung zu entwickeln und zu bewahren, besteht darin, die Kommunikation zu verbessern. Oft ist das schwierig, denn wenn wir Schmerzen haben, steht uns der Sinn vielleicht nicht nach Gesprächen, und wir wollen möglicherweise auch nichts über die Probleme anderer Leute hören. Dennoch ist es die Mühe wert. Es folgen einige Richtlinien, wie man neue Kommunikationswege eröffnen kann, wenn man sich von nahe stehenden Menschen abgeschnitten fühlt:

- *Wählen Sie einen günstigen Zeitpunkt.* Am besten ist eine Gelegenheit, bei der Sie und die andere Person entspannt sind, sodass die besten Chancen für ein offenes Gespräch bestehen.
- *Fragen Sie andere, was Ihre Tortur für sie bedeutet hat.* Fordern Sie sie auf, ihre eigenen Frustrationen und Ängste zu äußern. Das mag anfangs zwar schmerzlich sein, wird aber die Kommunikation in Gang bringen.
- *Hören Sie einfach zu.* Unsere übliche Reaktion auf die Probleme anderer besteht darin, dass wir Lösungen anbieten: »Warum machst du nicht stattdessen _____?« oder »Tut mir Leid, von jetzt an werde ich _____.« Später wird noch genug Zeit sein, Lösungen zu finden. Jetzt ist es am wichtigs-

184

ten, einfach zuzuhören, wenn die andere Person über ihre Gefühle spricht.

- *Versuchen Sie, sich in den anderen/die andere hineinzuversetzen.* Oft fällt es uns schwer, die Dinge so zu sehen, wie ein anderer Mensch sie wirklich empfindet. Nehmen Sie sich ein wenig Zeit, in die Haut Ihres Gegenübers zu schlüpfen und darüber nachzudenken, was Sie an seiner/ihrer Stelle empfinden würden.

- *Sprechen Sie direkt.* Das bedeutet, »Ich«-Aussagen zu machen, beispielsweise: »Ich fühle _____« oder: »Ich möchte _____«, statt: »Du gibst mir das Gefühl _____« oder: »Du bist _____.« Versuchen Sie, Ihre eigenen Wünsche und Bedürfnisse klar zu formulieren.

- *Seien Sie diplomatisch.* Die andere Person braucht vielleicht Zeit, um das, was Sie sagen, akzeptieren zu können. Es kann helfen, wenn Sie Ihre Anliegen diplomatisch vorbringen.

- *Sprechen Sie nicht davon, was sein »sollte«.* Oft sind wir versucht, anderen zu sagen, sie *sollten* auf eine bestimmte Weise empfinden oder handeln, beispielsweise: »Du solltest dich nicht so aufregen.« Das macht die Situation garantiert noch schlimmer.

- *Vermeiden Sie Schuldzuweisungen.* Es ist meist nicht nötig, festzustellen, wer an einer Situation die Schuld hat. Wir müssen vielmehr verstehen, welche Gefühle jede unserer Handlungen im anderen auslöst. Die meisten Spannungen werden durch problematische Wechselwirkungen ausgelöst – nicht durch »gute« oder »schlechte« Menschen.

- *Geben Sie anderen Zeit zu antworten.* Es ist wichtig, den Antworten der anderen Person zuzuhören, auch dann, wenn sie zornig wird oder sich verteidigt. Sobald Sie aufgenommen haben, was der/die andere zu sagen hatte, können Sie mit Ihren eigenen Gefühlen darauf antworten.

- *Erinnern Sie sich an die guten Zeiten.* Manchmal, wenn wir eine Menge Schmerzen oder Streit ertragen mussten, vergessen wir die schönen Seiten einer Beziehung. Denken Sie auch an das Positive und erkennen Sie es an.

Cଃ୨ୠ

Während Sie mit Ihrem Programm fortfahren, tappen Sie vielleicht in einige unvorhergesehene Fallen. Wir werden im nächsten Kapitel versuchen, Sie daran vorbeizuführen.

11

Alltägliche Fallstricke

In diesem Kapitel erfahren Sie:
- Wie Sie die besonderen Herausforderungen bewältigen, die durch stressbedingte Beschwerden hervorgerufen werden.
- Welche anderen Schwierigkeiten und Probleme auftreten können.

Andere stressbedingte Beschwerden

Das erstaunliche Spektrum stressbedingter Gesundheitsstörungen

Stress kann alle Arten von körperlichen Symptomen auslösen. Sie können vor Ihren Rückenschmerzen aufgetreten sein oder sich anschließend bemerkbar machen. Diese Symptome sind besonders nervenaufreibend, wenn sie gleichzeitig mit chronischen Rückenschmerzen auftreten, weil wir dann Angst haben, wir könnten daran völlig zerbrechen. Sie folgen meist einem Muster, das dem der chronischen Rückenschmerzen erstaunlich gleicht. Vielleicht beginnen sie mit einer Infektion oder Verletzung, vielleicht auch mit Stress. Manchmal kann der Stress, der durch die chronischen Rückenschmerzen selbst bedingt ist, die Symptome auslösen. Wenn sie beginnen, machen wir uns Sorgen, das aktiviert unsere Kampf-oder-Flucht-Reaktion, wodurch das Symptom schlimmer wird. Das wiederum verursacht dieselbe Art von Ängstlichkeit, Depression, Frustration und Erschöpfung, die üblicherweise mit chronischen Rückenschmerzen einhergehen.

Wie schon erwähnt, gehören zu den häufigsten Beschwerden Verdauungsstörungen, Kopfschmerzen, Hautausschläge, Schwindel, Ohrgeräusche (Tinnitus), Zähneknirschen, Ängstlichkeit, Schlafstörungen, Müdigkeit, sexuelle Störungen, Blasenprobleme sowie Schmerzen in anderen Muskeln oder Gelenken. Alle diese Probleme können verschiedene Ursachen haben, und Sie sollten sich unbedingt von einem Arzt untersuchen lassen, bevor Sie davon ausgehen, dass Stress der Schuldige ist. Sobald andere Ursachen ausgeschlossen sind, können diese Schwierigkeiten jedoch im Allgemeinen ganz ähnlich wie Ihre Rückenschmerzen behandelt werden.

Bei erstaunlich vielen Menschen macht sich eins dieser Symptome gerade dann bemerkbar, wenn ihre chronischen Rückenschmerzen nachlassen. Wenn Ihnen das passiert, bedeutet es, dass Sie eine Menge Stress haben und Ihnen vielleicht ein emotionales Problem zu schaffen macht. Wenn Sie die Ursache des Symptoms verstehen, können Sie aufhören, dagegen anzukämpfen, sich wieder auf Ihren normalen Alltag konzentrieren und auf andere emotionale Ereignisse in Ihrem Leben achten. Die Symptome werden dann von selbst verschwinden.

Schmerzen in anderen Muskeln und Gelenken

Zu den häufigsten Beschwerden, die Leute im Anschluss an Rückenschmerzen entwickeln, gehören Schmerzen in anderen Muskeln oder Gelenken. Leider werden auch hier oft fälschlicherweise strukturelle Defekte vermutet.

Jessica hatte entsetzlich unter Rückenschmerzen gelitten, war jetzt aber auf dem Wege der Besserung. Sie hatte angefangen, sich wieder mehr zu bewegen und kehrte allmählich zur Normalität zurück.

Eines Tages bekam sie beim Joggen Schmerzen im Knie. Das machte sie nervös. Als sie am nächsten Tag wieder lief, traten die Schmerzen erneut auf und waren schlimmer. Sie nahm an, irgendetwas sei gereizt, und verzichtete für den Rest der Woche auf das Joggen. Sie kam sich vor wie eine alte Frau. In der folgenden Woche passierte dasselbe. »Ich habe einfach keine Chance«, dachte sie. »Kaum bin ich dabei, mein Leben wieder in den Griff zu bekommen, passiert *das*.« Ihr Arzt schickte sie zu einem Orthopäden, der eine Abnutzung des Knorpels unter der Kniescheibe diagnostizierte. Er empfahl ihr spezielle Übungen für das Bein und riet ihr, auf alles zu verzichten, was zu einer weiteren Abnutzung führen könnte. Sie hatte das Gefühl, sie müsse ihr ganzes Leben aufgeben.

Wie schon erwähnt, können in vielen Körperteilen stressbedingte Schmerzen auftreten. Bei ärztlichen Untersuchungen finden sich dann häufig irgendwelche Anomalien, und den Patienten wird oft empfohlen, ihre Aktivitäten einzuschränken.

Die Ärzte stellen dann so ominös klingende Diagnosen wie *Arthritis, Tendinitis, Bursitis, Knochensporne, plantare Fasziitis, temporomandibulares Gelenksyndrom* oder *rezidivierende Verletzung durch Überlastung*. Wenn mehrere dieser Probleme gleichzeitig auftreten, sagt man Ihnen vielleicht auch, dass Sie unter *Fibromyalgie* leiden.

Es würde den Rahmen dieses Buches sprengen, wollten wir jede dieser Diagnosen ausführlich besprechen. Sie sollten jedoch wissen, dass auch diese Beschwerden, die durchaus mit akuten Verletzungen beginnen können, *sehr oft* durch Muskelverspannungen chronisch werden. Man behandelt sie am besten dadurch, dass man zu seinen üblichen Aktivitäten zurückkehrt und auf Stress achtet. Wenn man sich dafür entscheidet, sich wieder normal zu bewegen, ist es sinnvoll, einen Arzt zu suchen, der dafür Verständnis hat. Auch in diesem Fall sind Rehabilitationsmediziner, die sehr viel mit Muskelproblemen zu tun haben, oft die beste Wahl. Wir erleben bei unseren Patienten häufig, dass die Schmerzen alle paar Tage oder Wochen von einer Stelle zur anderen wandern. Wenn die Betroffenen sich Sorgen machen, bleiben die Beschwerden meist bestehen; behandeln sie ihre Symptome als stressbedingte Muskelschmerzen, verschwinden sie.

Sexuelle Probleme

Sorgen über den Zustand unseres Rückens, Depressionen und die Ablenkung durch die Schmerzen selbst können dazu führen, dass unser sexuelles Interesse nachlässt. Viele Leute sind alarmiert, wenn sie feststellen, dass sie sexuell nicht mehr leistungsfähig sind.

Carl war am Arbeitsplatz sehr engagiert. Er machte viele Überstunden und trug eine Menge Verantwortung. Er litt unter starken Rückenschmerzen, die nicht nachlassen wollten. Er hatte erst kürzlich geheiratet und führte eine glückliche Ehe, aber die meiste Zeit fühlte er sich ängstlich und deprimiert.

Anfangs hatte er sich vor Sex gefürchtet, weil er annahm, er könne damit seinem Rücken schaden, aber nun fürchtete er, sexuell zu versagen. Je mehr er sich bemühte, desto weniger zeigte sein Körper die gewünschten Reaktionen. Carl, der früher außergewöhnlich selbstsicher gewesen war, war nun am Boden zerstört.

Solche Probleme können zwar auch durch Medikamente oder rein körperliche Probleme hervorgerufen werden, aber in den meisten Fällen ist Stress daran schuld. Das Ganze wird noch dadurch verschlimmert, dass die Leute sich wegen ihrer sexuellen Probleme oft einfach nur schämen und Angst haben, irgendjemandem davon zu erzählen. Falls Sie von solchen Störungen betroffen sind, möchten wir Ihnen versichern, dass es sich um ein weit verbreitetes Problem handelt. Bei stressbedingten Potenzstörungen beruhen die erfolgreichsten Behandlungsansät-ze auf Prinzipien, die denen unseres Selbsthilfeprogamms sehr ähnlich sind.

Es ist wichtig, Ihren Sexualpartner oder Ihre Partnerin in die Therapie einzubeziehen. Oft ist er oder sie ebenfalls besorgt, dass heftige Bewegungen zu Verletzungen führen könnten. Das kann ihn oder sie veranlassen, die eigenen sexuellen Reaktionen zu unterdrücken, wodurch Sie sich noch stärker verunsichert fühlen. Ihr Partner oder Ihre Partnerin muss in dieser Hinsicht beruhigt werden. Außerdem ist es gut, wenn Sie ihm oder ihr erklären, dass Sie ihn oder sie immer noch sexuell attraktiv finden, aber der durch die Schmerzen bedingte Stress Ihren Körper daran hindert, auf die gewohnte Weise zu reagieren. Vielen Paaren hilft es auch, wenn sie vorübergehend auf den Geschlechtsakt verzichten und stattdessen andere Formen der gegenseitigen Stimulation praktizieren, um so den Leistungsdruck zu reduzieren. Sobald der Druck beseitigt ist, beginnt unser Körper wieder normal zu funktionieren. Wenn das Problem weiterbesteht, können Sie sich an Ihren Arzt wenden.

Schlafstörungen

Von allen stressbedingten Problemen ist Schlaflosigkeit bei Patienten mit Rückenschmerzen wahrscheinlich am weitesten verbreitet. Es gibt zahlreiche Faktoren, die dazu führen: der Mangel an körperlicher Bewegung während des Tages, der Gebrauch von Medikamenten, Angst, Depression und die Schmerzen selbst.

Es ist nicht überraschend, dass die Kampf-oder-Flucht-Reaktion unseres Körpers den Schlaf stört – wenn wir uns in Gefahr befinden, empfiehlt es sich, wach zu bleiben. Das kann zum so genannten *nichterholsamen Schlaf* führen. Selbst wenn es uns gelingt einzuschlafen, sind wir beim Aufwachen nicht erfrischt. Auch wenn Schlafstörungen sich gewöhnlich bessern, sobald die Rückenschmerzen nachlassen und wir uns wieder mehr bewegen, gibt es einige Schritte, die Sie unternehmen können, um Abhilfe zu schaffen.

Wenn Sie sich zu sehr bemühen einzuschlafen, bleiben Sie garantiert wach und Sie geraten jeden Abend zur Schlafenszeit unter Stress. Am wichtigsten ist es deshalb, dass Sie Ihre Schlaflosigkeit als unangenehm, aber nicht gefährlich akzeptieren. Wenn Sie das berücksichtigen, können die folgenden Maßnahmen oft helfen:

- Verbringen Sie nicht zu viel Zeit schlaflos im Bett – lesen Sie nicht im Bett, sehen Sie nicht im Bett fern und bleiben Sie nicht im Bett liegen, während Sie sich krampfhaft darum bemühen einzuschlafen.
- Wenn sie zwanzig Minuten, nachdem Sie zu Bett gegangen sind, noch nicht schlafen, sollten Sie entweder das Bett verlassen und etwas tun, das beruhigend wirkt, beispielsweise bei relativ schwacher Beleuchtung lesen (Fernsehen ist nicht so gut, weil das helle Licht unser Gehirn eher veranlasst, wach zu bleiben). Wenn Sie müde werden, gehen Sie zurück ins Bett.

  Eine zweite Möglichkeit sind Meditations- oder Entspannungstechniken. Beides ist sehr erholsam und wird Sie einschlafen lassen.
- Meiden Sie Kaffee, Alkohol und Zigaretten am Abend.
- Meiden Sie körperliche Bewegung am späten Abend, aber sorgen Sie dafür, dass Sie sich tagsüber genug bewegen.
- Schlafen Sie tagsüber nicht länger als dreißig Minuten.

- Versuchen Sie, regelmäßig zu einer bestimmten Zeit ins Bett zu gehen und aufzustehen, auch am Wochenende.
- Schätzen Sie, wie viele Stunden Sie zur Zeit jede Nacht schlafen, und verbringen Sie nur diese Zeit im Bett. Das wird allmählich zu einem leichten Schlafdefizit führen und dafür sorgen, dass Sie schneller einschlafen.

Wenn diese Maßnahmen nicht ausreichen, können Ihnen professionelle Anleitungen und Medikamente helfen.

Besondere Komplikationen

Potenzielle Fallstricke

Während Sie versuchen, Ihre chronischen Rückenschmerzen zu überwinden, können bestimmte Probleme auftauchen, die Ihre Genesung möglicherweise behindern oder verzögern. Alle zusammen treten zwar selten auf, aber fast jeder erlebt zumindest eins davon. Es gibt viele Bücher über jedes einzelne dieser Probleme. Wir geben Ihnen hier einen Überblick und kurze Hinweise, um Sie in die richtige Richtung zu weisen.

Identitätskrise: Wer bin ich jetzt?

Manchmal ist unser Selbstgefühl eng mit körperlicher Stärke oder beruflicher Leistungsfähigkeit verknüpft. Die Furcht, dass wir diese verloren haben könnten, vermittelt uns bisweilen das Gefühl, unvollständig zu sein, so als ob unsere gesamte Identität bedroht wäre.

Jason hatte während seines gesamten Lebens als Erwachsener in der Schiffsindustrie gearbeitet. Er war stolz auf seine Arbeit als Rohrverleger und stolz darauf, für seine Familie gut sorgen zu können. In seiner Jugend war er der Star seiner Amateur-Baseball-Mannschaft gewesen. Er hatte das Gefühl, beliebt und angesehen zu sein, vorwiegend deshalb, weil er ein talentierter Sportler war.

Nach seinem Unfall veränderte sich alles. Er konnte sich nicht mehr bücken oder irgendetwas Schweres heben. Weil er nicht mehr auf der Werft arbeiten konnte, bekam er nun eine Erwerbsunfähigkeitsrente.

Jason wurde sehr deprimiert. Er hatte das Gefühl, das Leben sei nicht lebenswert, wenn er nicht mehr wie früher arbeiten und seine Familie ernähren konnte. Er konnte sich nicht vorstellen, irgendeine andere Arbeit zu verrichten. Als ihm geraten wurde, sich mit Computern zu beschäftigen, fand er die Idee grässlich. Das passte einfach nicht zu ihm.

Während die Wochen sich hinzogen, hatte er das Gefühl, nicht mehr zu wissen, wer er eigentlich war. Er begann, stark zu trinken und war zu Hause ständig gereizt. Das verschlimmerte zusätzlich seine negative Einstellung gegenüber sich selbst.

Erstaunlich viele Leute mit chronischen Rückenschmerzen haben ähnliche Krisen wie Jason. Einige verdienen ihren Lebensunterhalt durch den Einsatz ihrer körperlichen Kraft. Andere haben ihr Selbstwertgefühl auf ihre körperliche Fähigkeit gegründet. Manchen Leuten hat es immer viel bedeutet, attraktiv und gut in Form zu sein. Wenn uns diese Dinge genommen werden, können wir eine Leere und Verwirrung empfinden, die wir vielleicht nie zuvor erlebt haben. Unser Selbstwertgefühl ist zerstört. Solche Gefühle können besonders überwältigend werden, wenn wir keine Arbeit mehr haben und uns selbst als behindert betrachten. Wenn Ihnen das passiert, kann eine psychologische Beratung nützlich sein. Derartige Probleme sind weit verbreitet, und professionelle Psychologen können Ihnen dabei helfen.

Der eigenen Sterblichkeit ins Auge sehen

Oft zwingen chronische Rückenschmerzen die Leute auch, sich mit der Möglichkeit ihres eigenen Todes auseinander zu setzen. Ein Therapeut, der zu diesem Thema Workshops durchführt, erzählt, wie er vor großem Publikum die Frage stellt: »Wer von Ihnen wird sterben?« Gewöhnlich hebt nur ein Drittel der Anwesenden die Hand! Viele von uns *sehen* tatsächlich nur selten Menschen sterben. Sehr alte, schwache oder schwerkranke Menschen leben meist in speziellen Einrichtungen und sind im Alltag für uns unsichtbar. Fernsehen, Filme und die Werbung sind voll von Bildern jugendlicher Vitalität. Und unsere Gedanken sind die meiste Zeit erfüllt von Plänen für eine lange Zukunft.

Chronische Rückenschmerzen können in dieser Beziehung zu einem unsanften Erwachen führen. Nachdem sie lange Zeit mit den Schmerzen gekämpft haben, beginnen viele Leute die Vergänglichkeit des Lebens wahrzunehmen. Früher oder später lassen die körperlichen Kräfte nach. Es kann schockierend oder sogar deprimierend sein, das direkt zu spüren. Unsere Kultur sagt uns, es sei »morbide« und »unnatürlich«, sich mit diesen Dingen zu beschäftigen, und vielen Leuten ist es peinlich, anderen zu sagen, dass sie darüber nachdenken.

Wenn Ihnen solche Gedanken durch den Kopf gehen, dann ist es am besten, sich direkt damit auseinander zu setzen. Es kann hilfreich sein, mit Freunden oder Angehörigen darüber zu reden. Wenn Sie religiös sind, können Sie sich auch an Ihren Pfarrer oder Rabbi wenden.

Bewältigung früherer Traumata

Zwar hat nicht jeder, der unter chronischen Rückenschmerzen leidet, in der Vergangenheit traumatische Dinge erlebt, aber Untersuchungen belegen, dass solche Erfahrungen erstaunlich weit verbreitet sind. Bei einer Studie, die der Gesundheitsdienst einer großen Universität durchgeführt hat, stellte sich heraus, dass sechzig Prozent der Frauen mit chronischen Rückenschmerzen als Kinder sexuell missbraucht worden waren. Von den Frauen ohne Rückenschmerzen hatten weit weniger unter Missbrauch gelitten. Ähnlich sehen die Statistiken bei körperlicher Gewalt gegen Kinder und anderen Traumata aus. Leute, die unter mehreren stressbedingten Beschwerden leiden, hatten mit größerer Wahrscheinlichkeit als andere während der Kindheit traumatische Erlebnisse.

Bei unserer Arbeit stellen wir häufig fest, dass solche Erfahrungen einen Einfluss darauf haben, wie die Betroffenen heute mit ihren Schmerzen umgehen. Manchmal erinnern uns Schmerzen und Hilflosigkeit daran, wie wir früher gelitten haben. Wir versuchen dann vielleicht, mit unseren gegenwärtigen Schmerzen ähnlich fertig zu werden, wie wir es als Kinder getan haben.

Megs Mutter hat ihre Tochter oft angebrüllt und geschlagen. Ihre Ausbrüche kamen unerwartet, und Meg versuchte dann immer, in dem winzigen Haus ein Versteck zu finden. Als sie älter wurde, lernte sie, sich zu wehren, und sie wurde eine starke und kompetente Frau.

Als Megs Rückenschmerzen schlimmer wurden, reagierte sie sehr zornig. Die Schmerzen erinnerten sie an die unablässigen Tiraden ihrer Mutter. Sie hatte das Gefühl, als würden die Schmerzen sie »zerschlagen«, und sie fand keine Möglichkeit, sich zu wehren. Plötzlich befand sie sich wieder in einem Zustand einsamer Unsicherheit, von dem sie angenommen hatte, sie habe ihn mit ihrer qualvollen Kindheit hinter sich gelassen.

Oft hören wir von unseren Patienten Geschichten über Kindesmissbrauch, frühen Tod, Feindseligkeiten im Rahmen von Scheidungen, schwere Krankheiten, Kriegstraumata, schwere Unfälle, Vergewaltigungen oder andere Gewaltverbrechen.

Wenn Sie in der Vergangenheit unter einem ernsten Trauma gelitten haben, dann ist es gut möglich, dass diese Erfahrung Ihre Reaktion auf die Rückenschmerzen beeinflusst. Das alles hängt ab von der Art des Traumas, Ihrem Temperament und Ihren Bewältigungsstrategien. Im Allgemeinen raten wir den Betroffenen, ihre Emotionen bewusster wahrzunehmen. Aber wegen der Intensität der Gefühle und Erinnerungen, die mit dem Trauma verbunden sind, kann es gefährlich sein, sie plötzlich an die Oberfläche zu holen. Es ist wichtig, ein Gefühl von Sicherheit und Stabilität im Leben zu empfinden, bevor wir uns diese Dinge wieder ins Bewusstsein rufen.

Wenn Sie Schwierigkeiten mit den Auswirkungen früherer traumatischer Ereignisse haben oder vermuten, dass blockierte Gefühle auf Grund solcher Ereignisse zu Ihrem Stress beitragen, dann sollten sie einen qualifizierten Psychotherapeuten aufsuchen. Er kann Ihnen helfen, den besten Weg zu finden, wie Sie an diesen Problemen arbeiten können.

Medikamente und Alkohol

Bei Patienten mit chronischen Rückenschmerzen ist es nicht ungewöhnlich, dass sie verstärkt Medikamente oder Alkohol zu sich nehmen, weil sie auf diesem Weg versuchen, Ängste, Depressionen und körperliche Schmerzen zu lindern.

Zwar kann der Einsatz von Medikamenten in der Behandlung chronischer Rückenschmerzen durchaus sinnvoll sein, aber es ist wichtig abzuschätzen, ob sie sich negativ auf unser Leben auswirken. Das kann auf folgende Art und Weise geschehen:

- Medikamente »belohnen« uns für die Schmerzen, die wir ertragen müssen. Das gilt umso mehr, wenn sie »bei Bedarf« und nicht nach einem festen Zeitplan genommen werden. Vermitteln sie Ihnen ein gutes Gefühl? Mildern sie zeitweise emotionalen Stress? Man kann recht schnell in physische Abhängigkeit geraten.
- Sie brauchen einen klaren Kopf, wenn Sie sich daranmachen, Ihre Aktivitäten wieder aufzunehmen. Wenn unser Verstand durch Medikamente oder Alkohol benebelt ist, fällt es uns schwer, uns an das Programm zu halten.
- Viele Medikamente dämpfen die Intensität von Gefühlen und stören dadurch unsere Fähigkeit, effektiv mit ihnen umzugehen. Langfristig erhöht sich dadurch die Spannung.
- Medikamente stören häufig unseren Schlaf. Sie mögen zwar eine Einschlafhilfe sein, aber sie verhindern, dass wir normal träumen. Dadurch fühlen wir uns weniger ausgeruht.
- Alkohol, Narkotika, Tranquilizer und Schlafmittel können Depressionen fördern. Sie können uns launisch oder reizbar machen und uns die Energie rauben, die wir brauchen, um wieder gesund zu werden.

Im Allgemeinen geht es den Leuten besser, wenn sie auf Schmerzmittel verzichten. Solche Medikamente mögen zwar gelegentlich nützlich sein, um einem Patienten über eine Phase akuter Schmerzen hinwegzuhelfen, die durch eine Verletzung bedingt sind, aber auf Dauer eingenommen bringen sie fast immer mehr Schaden als Nutzen.

Wenn Ihnen Medikamente verschrieben werden, sollten Sie darüber mit Ihrem Arzt diskutieren. Es ist nicht ungewöhnlich, dass Leute Schwierigkeiten haben, von Medikamenten und Alkohol wieder loszukommen. Das plötzliche Absetzen von Medikamenten kann außerdem zu Entzugssymptomen führen. Um sie zu lindern, nehmen wir dann oft mehr Medikamente und geraten dadurch in einen weiteren Teufelskreis.

Wenn Sie noch zögern, mit Ihrem Arzt zu sprechen, weil Sie befürchten, dass er Ihnen nichts mehr verschreibt, bevor Sie so weit sind, brauchen Sie vielleicht professionelle Unterstützung. Eine psychologische Beratung kann Ihnen helfen, eine Strategie zu entwickeln, wie Sie langsam Ihren Arzneimittelkonsum abbauen können. Die Einzelheiten können Sie dann mit Ihrem Arzt besprechen.

Ein typischer erster Schritt besteht darin, dass man die Medikamente nicht mehr bei Bedarf, sondern nach einem festen Einnahmeplan nimmt. Dieser Plan wird entwickelt , indem Sie auflisten, wie viel Medikamente Sie in einer typischen Woche nehmen. Dann wird ein Wochenplan erstellt, der auf dieselbe Gesamtmenge kommt. Von nun an reduzieren Sie Ihren Konsum jede Woche um zehn Prozent. Widerstehen Sie dem Drang, eine Tablette zu nehmen, wenn Sie stärkere Schmerzen haben, und versuchen Sie es stattdessen mit achtsamem Atmen, Eis, Wärme oder Streckübungen. Wenn sie unter der Anleitung eines professionellen Therapeuten diesen Ratschlägen folgen, gelingt es fast allen Leuten, ihren Schmerzmittelkonsum zu verringern und schließlich ganz darauf zu verzichten.

Wenn Sie den Eindruck haben, dass Sie emotional oder körperlich von Medikamenten oder Alkohol abhängig sind, sollten Sie sich einer entsprechenden Selbsthilfegruppe wie etwa den Anonymen Alkoholikern (AA) anschließen.

Wenn große Entscheidungen bevorstehen

Wenn wir gerade stark unter chronischen Rückenschmerzen leiden, fühlen wir uns vielleicht auch deshalb sehr schlecht, weil wir im Leben nicht weiterkommen. Entscheidungen über Karriere, Beziehungen, Kinder und Ausbildung werden zurückgestellt, »bis mein Rücken wieder besser ist«. Wenn es Ihnen dann jedoch besser geht, machen Sie sich vielleicht Sorgen, ob Sie fähig sein werden, die nächsten Schritte zu bewältigen. Man kann sich dann so ähnlich fühlen wie ein Gefangener, der sich nach einer langen Zeit hinter Gittern davor fürchtet, wieder in Freiheit zu leben.

Steven hatte seine Ausbildung am College abgeschlossen und arbeitete mit behinderten Menschen. Der Job war frustrierend und schlecht bezahlt. Er wollte wieder zurück aufs College und sich auf eine andere berufliche Laufbahn vorbereiten, aber er konnte sich nicht für eine Ausbildung entscheiden. Er litt seit Jahren unter Kreuzschmerzen und fürchtete, dass das lange Sitzen beim Studium ihm erhebliche Beschwerden bereiten würde.

Steven schob die Entscheidung auf, weil er warten wollte, bis seine Schmerzen nachließen. Als es ihm allmählich besser ging, wurde er jedoch unerwartet ängstlich – er musste sich nun mit den alten Konflikten im Hinblick auf seine Berufswahl auseinander setzen.

Die Furcht vor dem Verzicht auf konventionelle Behandlung

Ein weiteres Problem hat mit unserer langjährigen Beziehung zu Chiropraktikern, Physiotherapeuten und anderen Ärzten zu tun.

Harry hatte die meiste Zeit seines Lebens auf dem Bau gearbeitet. Er hatte seine Rückenschmerzen inzwischen als Teil des Jobs akzeptiert. Während der letzten Jahre hatte er unter quälenden Schmerzen gelitten. Er versuchte, bei der Arbeit nicht mehr so schwer zu heben, und ging regelmäßig zum Chiropraktiker.

Sobald er zu erkennen begann, dass sein Problem durch Verspannungen verursacht wurde, stand er vor einer unangenehmen Entscheidung. Er und sein Chiropraktiker waren im Laufe der Jahre Freunde geworden. Der Therapeut war immer da gewesen, wenn Harry ihn gebraucht hatte, und er wollte sich auch weiterhin darauf verlassen können, nur für den Fall, dass seine neue Art, mit den Schmerzen umzugehen, nicht funktionieren würde.

Gleichwohl erkannte Harry, dass seine Besuche beim Chiropraktiker ein Teil des Problems waren – er behandelte Harry so, als ob seine Wirbelsäule geschädigt wäre. Er musste es ohne chiropraktische Eingriffe versuchen, wenn er je zu der Überzeugung kommen wollte, dass sein Rücken in Ordnung war. Er brauchte mehrere Monate, bis er genug Mut gesammelt hatte, um seinem Chiropraktiker zu sagen, er wolle mit der Behandlung »eine Weile pausieren«.

Konsultieren Sie regelmäßig einen Therapeuten, der Sie darin bestärkt, vorsichtig mit Ihrem Rücken umzugehen? Machen Sie sich Sorgen, er könnte an Ihrem Wohlergehen nicht mehr so interessiert sein, wenn Sie eine Zeit lang auf seine Behandlung verzichten?

Rückkehr zur Arbeit

Krankengeld oder Erwerbsunfähigkeitsrente können ein weiteres Problem darstellen. Möglicherweise würden Sie gerne wieder arbeiten, haben aber Angst, dass Sie es nicht schaffen. Wenn Sie dem Vertrauensarzt sagen, dass es Ihnen wieder gut geht, kann es sein, dass die Zahlungen eingestellt werden und Sie sofort wieder arbeiten müssen. Wenn Sie andererseits angeben, dass Sie noch nicht wieder arbeitsfähig sind, fühlen Sie sich vielleicht nicht frei, Ihre normalen Aktivitäten wieder aufzunehmen.

Cathy war Krankenschwester und wegen ihrer Rückenschmerzen seit sieben Jahren erwerbsunfähig. Sie fühlte sich elend und hätte sehr gerne wieder gearbeitet. Sie hatte gute Fortschritte gemacht, hatte aber Angst, zu viel zu tun – nicht nur, weil sie fürchtete, wieder mehr Schmerzen zu bekommen, sondern auch, weil sie sich Sorgen machte, dass jemand sie sehen könnte. Sie wollte nicht, dass die Nachbarn dachten, sie würde die Versicherung betrügen, und sie fürchtete auch, die Versicherung selbst könne sie überprüfen.

Einerseits hatte sie Bedenken, ob sie wirklicher Arbeit schon gewachsen wäre, andererseits konnte sie keine weiteren Fortschritte machen, weil sie weder ihr Gesicht noch ihre Rente verlieren wollte. Als sie aber schließlich den entscheidenden Schritt wagte und ihrem Arbeitgeber sagte, sie könne wieder arbeiten, veränderte sich eindeutig etwas. Nach kurzer Zeit konnte sie sich wieder anders bewegen und locker mit Menschen umgehen – sie fühlte sich nicht mehr verpflichtet, Schmerzen zu haben.

Wenn Sie eine Erwerbsunfähigkeitsrente oder andere soziale Leistungen erhalten, zögern Sie dann, sich wieder für gesund zu erklären, weil Sie sich Sorgen um Ihre finanzielle Zukunft machen? Leider hat sich schon häufiger gezeigt, dass dieses Dilemma Patienten daran hindert, wieder gesund zu werden.

Gewöhnlich ist es am besten, so bald wie möglich wieder zu arbeiten, wenn auch zunächst vielleicht mit Einschränkungen. In vielen Fällen besteht die Möglichkeit, dass man mit einer geringeren Stundenzahl wieder beginnt. Das ist oft ein guter Kompromiss, der Ihnen helfen kann, Ihre Bedenken zu überwinden.

Nun wissen Sie, mit welchen Methoden Sie Ihre Rückenschmerzen überwinden können und wie Sie mit Hindernissen auf dem Weg der Genesung umgehen. Vergessen Sie nicht, dass der Prozess Geduld und Ausdauer erfordert. In den nächsten beiden Kapiteln bekommen Sie praktische Anleitungen. Zunächst erfahren Sie, wie Sie zu einer Haltung der Achtsamkeit gelangen können.

12

Achtsamkeit erlernen

In diesem Kapitel erfahren Sie:
- Wie und warum Techniken der Achtsamkeit wirken.
- Wie Sie die verschiedenen Methoden der Achtsamkeit anwenden.
- Wie Sie herausfinden, welche Technik am besten zu Ihnen passt.

Wir haben die zahlreichen Möglichkeiten dargestellt, auf welche Weise wir durch unsere natürliche Kampf-oder-Flucht-Reaktion oft in eine Lage geraten, in der wir Stress nicht abbauen können. Immer wieder haben wir Ihnen relativ knappe Anleitungen gegeben, wie Sie dieses Problem mit Hilfe von Achtsamkeit bewältigen können. In diesem Kapitel geben wir Ihnen konkrete Anleitungen, wie Sie Achtsamkeit erlernen, weiterentwickeln und zu Ihrem Nutzen einsetzen können.

Das ewige Problem

Wie die Menschen früher Stress abgebaut haben

Schon vor Tausenden von Jahren entwickelten viele Völker dieser Erde Praktiken zur Beruhigung von Körper und Geist. Anthropologen vertreten die Theorie, die Jäger hätten entdeckt, dass sie lange Zeit still und aufmerksam sein konnten, indem sie ihre Kampf-oder-Flucht-Reaktion durch gezielte Entspannungsübungen unter Kontrolle brachten. Einige glauben, die Menschen hätten auch festgestellt, dass sie auf diese Weise körperliche und emotionale Krankheiten heilen konnten. Daraus gingen im Laufe der Zeit die Meditationspraktiken hervor, die man heute in vielen Weltkulturen findet.

In den letzten Jahren haben Wissenschaftler die Auswirkungen der Achtsamkeit auf Körper und Geist ausführlich untersucht. Viele haben sich als äußerst wirksam bei der Behandlung von stressbedingten Problemen erwiesen. Die vielleicht am besten bekannte Untersuchung auf diesem Gebiet wurde von Dr. Herbert Benson durchgeführt, einem Kardiologen an der Harvard Medical School, der die Wirkung als »Entspannungsreaktion« bezeichnet hat. Dabei handelt es sich im Wesentlichen um das Gegenteil der Kampf-oder-Flucht-Reaktion. Es konnte nachgewiesen werden, dass diese Entspannungsreaktion das Immunsystem stärkt, den Blutdruck senkt, den Schlaf fördert, Muskelverspannungen verringert, die Gehirnwellen verlangsamt und chronische Schmerzen lindert.

Jede Methode, die eine Entspannungsreaktion erzeugt, kann den Kreislauf von Schmerz-Furcht-Spannung unterbrechen. Die Methoden können eingesetzt werden, um effektiv die Ängste zu bewältigen, die gewöhnlich mit einer Erweiterung unserer Aktivitäten einhergehen. Sie können Ihnen auch helfen, Schmerzen zu ertragen, ohne davon übermäßig gestresst zu werden. Einige der Techniken können außerdem helfen, die Emotionen wahrzunehmen und zu bearbeiten, die zu Ihrer Spannung und Ihren Schmerzen beitragen. Der Kern all dieser Methoden ist, dass Sie Ihre Aufmerksamkeit mit einer akzeptierenden Einstellung sanft auf den gegenwärtigen Augenblick konzentrieren. Außerdem gehört dazu, dass Sie Ihre üblichen Gedankengänge – planen, sorgen, beurteilen und Probleme wälzen – loslassen. Allen Ansätzen ist gemeinsam, dass sie *kein bestimmtes Ziel* verfolgen – sie bringen nicht zwangsläufig jedes

Mal Entspannung oder Schmerzlinderung hervor. Sie werden vielmehr eingesetzt, um sich von der Angewohnheit frei zu machen, gegen unangenehme Empfindungen zu kämpfen. Wenn Sie Achtsamkeit praktizieren, werden Sie feststellen, dass Ihre Kampf-oder-Flucht-Reaktion auf natürliche Weise besänftigt wird.

Während Sie zunehmend achtsamer werden, bemerken Sie vielleicht, wie alle möglichen Emotionen in Ihnen aufsteigen. Versuchen Sie nicht, sie zu ändern, sondern beobachten Sie einfach, wie sich die Emotionen im Körper anfühlen. Wenn Sie das die ersten Male tun, kommt es Ihnen vielleicht so vor, als hätten Sie die Büchse der Pandora geöffnet.

Das ist kein Grund zur Aufregung. Sie werden erkennen, dass alles im Leben sich ändert, und wenn wir zu sehr versuchen, die Dinge zu kontrollieren, machen wir die Sache nur schlimmer. Indem Sie Achtsamkeit praktizieren, werden Sie gelassener, fühlen sich stärker und weniger gestresst.

Manchen Leuten (vor allem, wenn sie ein psychisches Trauma erlitten haben) kann die Achtsamkeit überwältigende Gedanken und Gefühle bewusst machen. Wenn das geschieht, sollten Sie Techniken benutzen, die Ihre Aufmerksamkeit auf die Welt um Sie herum richten. Sie können beispielsweise versuchen, gehend zu meditieren. Oder Sie richten Ihre Aufmerksamkeit stärker auf Ihre Umgebung als auf Ihre körperlichen Empfindungen.

Es gibt keine Technik, die für jeden effektiv ist. Probieren Sie verschiedene Methoden aus, dann sehen Sie, welche Ihnen am leichtesten fallen. Bestimmte Methoden sind einfacher, wenn Sie relativ ruhig sind, während andere besser wirken, wenn Sie sich eher rastlos fühlen.

Atem-Meditation

Eine einfache Technik zur geistigen Konzentration

Meditation hat eine uralte Tradition in allen Ländern, Religionen, Kulturen. Für die verschiedensten Menschen ist Meditieren eine alltägliche Praxis. Vor allem die Atem-Meditation ist eine der ältesten und einfachsten Methoden, um Achtsamkeit zu entwickeln. Sie eignet sich gut als Einstieg, denn sie wird Ihnen rasch helfen zu erkennen, wie rastlos Ihre Gedanken und Ihr Körper sein können.

Versuchen Sie es mit diesem Experiment: Machen Sie eine Faust und drücken Sie dabei fest zu. Halten Sie die Faust einige Momente, bevor Sie weiterlesen. Nun achten Sie darauf, was mit Ihrer Atmung geschehen ist. Sie haben wahrscheinlich entweder den Atem angehalten, oder Ihre Atmung ist flacher geworden.

Versuchen Sie nun, einige Momente tief und langsam zu atmen. Machen Sie erneut eine Faust. Merken Sie, was jetzt anders ist? Spüren Sie, wie Ihr ganzer Körper entspannter ist? Wenn wir »richtig«, also vollständig atmen, verspannen wir uns nicht so stark. Meist werden wir dann auch empfindsamer. Denn in der Regel atmen wir flacher, sobald wir Emotionen zurückhalten. Wenn jemand überwältigt ist, raten andere ihm oft, er solle »tief durchatmen«. So kann er wieder »zu sich kommen«. In der Atem-Meditation setzen wir dasselbe Prinzip ein. Um die Atem-Meditation zu praktizieren, sollten Sie sich mindestens zwanzig Minuten Zeit nehmen, in denen Sie nicht gestört werden. (Wenn Sie es einrichten können, reservieren Sie bis zu 45 Minuten dafür, denn längere Meditationszeiten sind effektiver.) Wählen Sie möglichst immer dieselbe Tageszeit. Stellen Sie sich einen Wecker, damit Sie nicht auf die Uhr sehen müssen.

Suchen Sie sich einen bequemen, ruhigen, ungestörten Platz. Setzen Sie sich auf einen Stuhl mit Rückenlehne oder auf ein

Kissen am Boden und halten Sie Ihre Wirbelsäule möglichst aufrecht. Eine aufrechte Wirbelsäule hilft Ihnen, sich wacher zu fühlen. Stellen Sie sich vor, dass eine Schnur von Ihrem Kopf zur Decke führt und Ihren Rücken gerade hält. Sie können die Hände falten oder einzeln auf die Knie legen. Wenn Sie beim Sitzen Schmerzen haben, können Sie sich anfangs auch hinlegen, aber in dieser Position kann es schwierig sein, wach zu bleiben.

Schließen Sie nun Ihre Augen und beginnen Sie darauf zu achten, wie sich Ihr Bauch beim Ein- und Ausatmen hebt und senkt. Während Sie einatmen, werden Sie feststellen, dass Ihr Bauch sich etwas hebt; wenn Sie ausatmen, merken Sie, dass er sich wieder senkt. Achten Sie auf dieses Heben und Senken, ohne zu versuchen, Ihren Atem in irgendeiner Weise zu lenken. Wenn Sie das Heben und Senken nicht wahrnehmen, legen Sie Ihre Hand leicht auf den Bauch, damit Sie die Bewegung spüren. Sobald die Empfindung deutlich ist, können Sie Ihre Hand wieder wegnehmen.

Wenn Sie Ihre Atmung kaum wahrnehmen, sagen Sie in Gedanken »Heben« und »Senken«, während sich Ihr Bauch auf und ab bewegt. Wiederholen Sie die Worte einfach still für sich. Das wird Ihnen helfen, Ihre Aufmerksamkeit zu verankern.

Versuchen Sie, mit Ihrer Aufmerksamkeit Ihrem Atem zu folgen, der in seinem eigenen Tempo kommt und geht. Manche Atemzüge sind lang und tief, andere kurz und flach. Manchmal kann die Empfindung des Atems sehr deutlich sein, zu anderen Zeiten ist sie schwach. Die Atmung kann heftig oder sanft sein. Ihr Atem kann leicht fließen oder mühsam und angestrengt sein. Es gibt hier keine *richtigen* oder *falschen* Empfindungen. Sie brauchen nichts weiter zu tun, als auf Ihren Atem zu achten.

Nach kurzer Zeit werden Sie wahrscheinlich bemerken, wie Ihre Konzentration nachlässt. Vielleicht nehmen Sie andere Körperempfindungen wahr, lassen sich durch Geräusche ablenken oder verlieren sich in Gedanken oder Gefühlen. Das ist zu erwarten – es passiert jedem. Sobald Sie feststellen, dass Ihre Aufmerksamkeit zu wandern beginnt, lenken Sie sie zurück auf die Empfindung des Hebens und Senkens. Viele Leute bemerken schon bald, dass ihr Geist außerordentlich geschäftig ist und alle paar Sekunden abschweift. Das ist kein Problem. Richten Sie nur jedes Mal Ihre Aufmerksamkeit wieder auf die Gegenwart. Es wird Ihre Konzentration fördern, wenn Sie mit Ihrer Wahrnehmung sehr nah an Ihrem Atem bleiben: vom Beginn des Einatmens über den Punkt der Fülle wieder zurück zum Beginn des nächsten Einatmens. Vielleicht werden Sie dabei müde oder dösen tatsächlich ein. Wir sind den größten Teil der Zeit ziemlich gestresst, und sobald wir uns zu entspannen beginnen, können wir leicht in den Schlaf hinübergleiten. Wenn es Ihnen schwer fällt, wach zu bleiben, öffnen Sie Ihre Augen und lassen Sie Ihren Blick auf einer Stelle ein bis zwei Meter entfernt auf dem Fußboden ruhen (oder an der Decke, falls Sie liegen), während Sie weiterhin Ihrem Atem folgen.

Einer der schwierigsten Teile der Atem-Meditation besteht darin, das beste Gleichgewicht zwischen Anstrengung und Selbstakzeptanz zu finden. Wenn Sie überhaupt nicht versuchen, Ihre Aufmerksamkeit auf die Empfindung des Atmens zurückzulenken, verlieren Sie sich die ganze Zeit in Ihren Gedanken. Wenn Sie andererseits zu sehr versuchen, sich auf Ihren Atem zu konzentrieren, reagieren Sie angespannt und verärgert, wenn Ihr Geist zu wandern beginnt. Es ist so, als würden Sie versuchen, einen jungen Hund zu erziehen – Sie sagen dem Welpen: »Sitz!«, aber er läuft immer wieder weg. Und jedes Mal holen Sie ihn sanft wieder an seinen Platz zurück. Der Trick besteht darin, das alles mit einer Einstellung von liebevoller Akzeptanz zu tun, denn wie ein junger Hund ist unser Geist von Natur aus sehr aktiv.

Wenn die Zeit, die Sie für Ihre Meditation reserviert haben, vorbei ist, öffnen Sie langsam die Augen. Stehen Sie nicht sofort auf. Lassen Sie sich ein paar Minuten, um den Raum, in dem Sie sich befinden, wahrzunehmen. Betrachten Sie die Farben und die Beschaffenheit der Gegenstände im Zimmer. Nehmen Sie die Geräusche und Gerüche wahr. Achten Sie auf die Temperatur und das Gefühl der Luft an Ihrem Körper. Manche Leute haben nach einer Meditation den Eindruck, dass ihre Umgebung lebendiger ist, und dass sie mehr von dem wahrnehmen, was um sie herum geschieht.

Manchmal fällt einem die Atem-Meditation leicht. Ihre Aufmerksamkeit ruht bereitwillig auf dem Atem, und Sie fühlen sich wohl. Dann wieder kann es ziemlich schwierig sein. Sie verlieren sich vielleicht in Gedanken, sind gereizt oder ängstlich. Sie fühlen sich rastlos, sind unkonzentriert oder haben Schmerzen. Damit müssen Sie rechnen. Alles, was Sie dann tun müssen, ist, Ihre Aufmerksamkeit immer wieder zurück auf Ihren Atem zu lenken, während Sie Ihrem Geist und Ihrem Körper gestatten, ihre Veränderungen durchzumachen. Im Laufe der Zeit werden Sie feststellen, dass Ihnen das Meditieren leichter fällt.

Während Sie Ihrem Atem folgen, können auch Schmerzen auftreten. Erlauben Sie ihnen, zu kommen und zu gehen, ohne dass Sie versuchen, sie loszuwerden. Wenn die Schmerzen stark werden, können Sie Ihre Aufmerksamkeit eine Weile darauf lenken. Nehmen Sie wahr, wie die Schmerzen manchmal scharf und manchmal dumpf sind. Manchmal sind sie intensiv, dann wieder mild. Sie können von einer Stelle zur anderen wandern. Sie werden schließlich erkennen, dass Ihre Schmerzen kein festes »Ding« sind. Das fällt einem anfangs meist nicht auf. Achten Sie darauf, dass sie in Wirklichkeit aus einer Serie kurzer Empfindungen bestehen, die aufeinander folgen, so wie ein Film sich aus einer Abfolge einzelner Bilder zusammensetzt. Wenn Sie die Atem-Meditation praktizieren, empfinden Sie deutlicher den Unterschied zwischen der Schmerzwahrnehmung als solcher und unseren abwehrenden Reaktionen darauf. Die Schmerzempfindung kann brennend oder ziehend, pochend oder stechend sein. Wenn sie eine bestimmte Intensität erreicht, bemerken wir unsere dadurch hervorgerufenen gestressten Gedanken: »Oh nein, da sind sie wieder«, »Verdammt – dadurch wird es auch nicht besser«, »Ich hasse das!«, »Vielleicht sollte ich aufstehen und mich strecken« etc. Vielleicht stellen Sie fest, dass diese Gedanken von einer Kampf-oder-Flucht-Reaktion begleitet sind – einem Gefühl der Spannung, während die Atemzüge kürzer und flacher werden und sich der Herzschlag beschleunigt. Wenn Sie diese Reaktionen wahrnehmen, lenken Sie Ihre Aufmerksamkeit einfach wieder auf den Atem und beobachten Sie, wie sich die Schmerzempfindungen und Ihre Reaktionen darauf weiterhin verändern.

Sie können versuchen, die Atem-Meditation einige Wochen lang täglich zu praktizieren, um die positiven Wirkungen zu beobachten. Das kann schwierig sein, wenn Sie sehr beschäftigt sind oder sich während der Meditation öfter unbehaglich fühlen. Gleichwohl beginnen die meisten Leute, die dabei bleiben, die positiven Auswirkungen durchaus zu schätzen.

Fragen zur Atemmeditation

Mein Bauch bewegt sich überhaupt nicht, wenn ich atme. Mache ich etwas falsch? Wenn Sie feststellen, dass Ihr Bauch sich beim Atmen nicht bewegt, dann ist Ihre Atmung wahrscheinlich auf den Brustkorb beschränkt. Machen Sie in diesem Fall folgende Übung: Legen Sie sich hin und legen Sie eine Hand auf Ihre Brust und die andere auf Ihren Bauch. Stellen Sie sich nun bei jedem Einatmen vor, dass sich im Inneren Ihres Bauches ein Ballon zu füllen beginnt. Stellen Sie sich bei jedem Ausatmen vor, dass dieser Ballon wieder schrumpft. Sie werden dann bald merken, dass sich Ihr Bauch mit jedem Atemzug stärker hebt und senkt, während die entsprechenden Bewegungen in

Ihrem Brustkorb schwächer werden. Die meisten Leute finden diese Art der Atmung bald sehr natürlich und einfach. Außerdem wirkt sie beruhigender als die Brustatmung.

Wenn ich ruhig sitze, scheinen meine Schmerzen schlimmer zu werden. Ist das normal? Wenn wir lange Zeit Schmerzen hatten, versuchen wir natürlich, uns irgendwie davon abzulenken. Wenn diese Ablenkung dann entfällt und Sie sich auf Ihren Atem konzentrieren, kann es anfangs erschreckend sein, wie stark die Schmerzen sind. Das bedeutet nicht, dass Sie etwas falsch machen oder dass die Meditation Ihre Schmerzen verschlimmert. Es gibt sogar wissenschaftliche Untersuchungen, die nachweisen, dass Ablenkung letztlich die Schmerzen schlimmer macht. Sie werden feststellen, dass Sie Ihre Schmerzen erträglicher und weniger belastend finden, wenn Sie sie akzeptieren können.

Mein Geist ist ungeheuer aktiv. Ich verliere mich ständig in Gedanken. Bedeutet das, dass etwas mit mir nicht in Ordnung ist? Die meisten Leute sind betroffen, wenn sie feststellen, wie unruhig ihr Geist zu Beginn der Atem-Meditation ist. In unserer Kultur werden wir mit Anregungen bombardiert – bedingt durch unseren geschäftigen Alltag oder durch intensive Bilder in den Medien. Unsere Vorfahren, die ihr Leben in der Natur verbrachten, wären wahrscheinlich vollkommen überwältigt gewesen von den Stimulationen, die wir bei einem ganz normalen Weg durch die Fußgängerzone der Innenstadt erleben. Haben Sie Geduld mit sich selbst. Wenn Sie die Atem-Meditation regelmäßig praktizieren, werden Sie im Laufe der Zeit feststellen, dass sie Ihnen ein wenig leichter fällt und dass Sie sich geistig entspannter fühlen. Wenn Ihre Gedanken jedoch furchtbar rastlos sind, kommen Sie vielleicht besser mit einer der anderen Methoden zurecht, die wir im Folgenden darstellen werden.

Wenn ich still sitze, werde ich sehr ängstlich. Ich habe Furcht erregende Gedanken und Gefühle. Sollte ich es trotzdem weiter versuchen? Wenn wir unser Tempo verringern und still sitzen, bemerken wir Gedanken und Gefühle, von denen wir sonst abgelenkt werden. Dazu gehören für manche Leute, besonders für jene, die ein psychisches Trauma durch Missbrauch oder Gewalt erlitten haben, bisweilen auch unglückliche Erinnerungen. Wenn Sie sich davon emotional überwältigt fühlen, sollten Sie zunächst mit der Atem-Meditation aufhören und es mit der Bewegungs-Meditation versuchen.

Ich habe die Atem-Meditation einige Wochen praktiziert, fühle mich aber immer noch stark abgelenkt. Bedeutet das, dass die Meditation nicht wirkt? Viele Leute haben die Vorstellung, dass ihr Geist während der Meditation völlig leer werden sollte. Es stimmt zwar, dass einige Menschen einen Zustand vollkommener Konzentration erlangen können, aber dazu braucht man extrem viel Zeit, und das ist auch gar nicht unser Ziel. Ein Meditationslehrer hat einmal gesagt: »Wenn du einen Geist hast, wird er umherwandern.« Es gibt immer wieder Tage, an denen wir stärker abgelenkt sind als sonst. Bei Ihrer Meditation geht es darum, alle aufkommenden Gedanken, Empfindungen und Gefühle zu akzeptieren, und dazu gehören auch die Ablenkungen.

Wort-Meditation

Der Achtsamkeit eine Bedeutung verleihen

Es gibt verschiedene Variationen der einfachen Atem-Meditation, die manchen Leuten leichter fallen. Bei einer dieser Varianten werden *Mantras* benutzt – Wörter oder Sätze, die man mit jedem Atemzug still in Gedanken wiederholt. Mantras können eine sehr nützliche Konzentrationshilfe sein und gleichzeitig beruhigende tröstliche Gefühle in uns erwecken.

Hier geraten wir in einen Bereich, wo es auf Ihre individuelle Persönlichkeit, Ihre Religion und Ihren kulturellen Hintergrund ankommt. Sie können einfach Worte wie »heben« und »senken« benutzen, um Ihre Konzentration zu fördern. Vielleicht finden Sie aber auch andere Wörter oder Sätze, die Sie mit einem Gefühl der Ruhe oder Sicherheit verbinden. Als gut geeignet haben sich beispielsweise die folgenden Worte erwiesen: »Eins«, »entspannen«, »Frieden«, »geschehen lassen«, »Liebe«. Sie wiederholen das Wort oder den Satz mit jedem Atemzug. Die meisten Leute finden, dass es am besten wirkt, wenn sie das Wort oder den Satz beim Ausatmen wiederholen.

Wenn Sie religiös sind, kann Ihnen vielleicht ein Wort oder ein kurzer Satz aus einem Gebet helfen, Ihre Ängste und Sorgen loszulassen. Viele Leute wiederholen gerne Sätze wie »Vater unser im Himmel«, »der Herr ist mein Hirte«, »Shalom« oder andere Formeln aus ihrem religiösen Hintergrund, die Gefühle des Friedens in ihnen wecken. Wissenschaftliche Untersuchungen haben gezeigt, dass Menschen mit religiösen Überzeugungen bessere Chancen haben, Krankheiten zu überwinden. Unser Glaube kann uns helfen, das, was uns geschieht, zu akzeptieren, weil wir auf etwas vertrauen, das größer ist als wir selbst. Das erlaubt uns, unser Bedürfnis nach Kontrolle zu lockern, in unserem Kampf gegen die Schmerzen nachzulassen und eine annehmende Haltung zu entwickeln.

Wissenschaftliche Untersuchungen an der Duke University haben ergeben, dass die regelmäßige Teilnahme an Gottesdiensten mit einer signifikanten Verlängerung der Lebenszeit verbunden ist. An der Untersuchung haben viertausend Personen teilgenommen. Die Teilnahme an Gottesdiensten wirkt sich genauso günstig auf die Lebensverlängerung aus wie der Verzicht auf das Rauchen.

So wie bei der einfachen Atem-Meditation werden Sie wahrscheinlich auch bei der Wort-Meditation feststellen, dass Ihr Geist umherwandert. Auch in diesem Fall gilt: Sobald Sie merken, dass Sie abgelenkt sind, führen Sie Ihre Gedanken wieder sanft zurück. Denken Sie daran, dass Sie nicht gegen Ihre Gedanken ankämpfen oder Konzentration erzwingen sollen.

Autosuggestion

Eine Variante der Wort-Meditation ist die *Autosuggestion*. Sobald Sie eine Weile meditiert haben und Ihr Geist ruhiger geworden ist, wollen Sie vielleicht einen Versuch damit machen. Dazu wiederholen Sie still in Gedanken eine Reihe von Sätzen, die sich auf den Teil des Prozesses beziehen, mit dem Sie Schwierigkeiten haben. Wenn Sie beispielsweise im Allgemeinen zu bemüht sind, Ihre Schmerzen zu kontrollieren, dann könnten Sie sagen: »Möge ich die Schmerzen nicht mehr fürchten« oder »Möge es mir gelingen, die Dinge so zu akzeptieren wie sie sind«. Sie können den Satz einige Minuten lang ständig wiederholen. Sie können Ihre Vorstellungen auch allgemeiner formulieren, beispielsweise: »Möge ich glücklich sein«, »Möge ich gelassen sein«, »Möge ich frei von Leiden sein«. Genauso gut können sich Ihre Wünsche auf andere beziehen: »Möge meine Familie glücklich sein«, »Möge meine Familie frei von Leiden sein«. Sie werden wahrscheinlich feststellen, dass Ihre Gefühle auf die ständig wiederholten Worte zu »reagieren« beginnen.

Fragen zur Wort-Meditation

Wenn ich die Wort-Meditation versuche, wähle ich häufig ein anderes Wort, um festzustellen, welches am besten wirkt. Ist das eine gute Idee? Für die meisten Leute ist es am besten, sich für ein Wort oder einen Satz zu entscheiden und dann einige Tage oder Wochen dabei zu bleiben. Sonst kann es passieren, dass Sie vor allem damit beschäftigt sind, das »beste« Wort zu finden. Sobald Sie die Meditation eine Weile praktiziert haben, können Sie mit einem anderen Wort experimentieren.

Ich war wegen meiner Schmerzen ziemlich mutlos. Und obwohl ich nun einen positiven Satz wiederhole, habe ich immer noch zornige, negative Gedanken. Was soll ich tun? Wir alle empfinden die meiste Zeit eine Mischung aus positiven und negativen Gefühlen. Wenn wir beginnen, das Positive hervorzuheben, stellen wir oft fest, dass negative Gefühle auftreten. Sie mögen zwar unerwünscht sein, aber sie sind vollkommen normal. Es gibt keine Veranlassung, gegen Ihre Gedanken zu kämpfen.

Bewegungs-Meditation

Achtsamkeit in Bewegung

Manche Leute fühlen sich durch Methoden, bei denen sie still sitzen müssen, zu stark eingeschränkt. Wenn das auch für Sie gilt, versuchen Sie, im Gehen zu meditieren. Die meisten Leute stellen fest, dass sie dazu in jeder Stimmung fähig sind.

Suchen Sie sich zunächst einen Ort, drinnen oder draußen, wo sie bequem zwanzig Schritte hin und her gehen können. Nehmen Sie sich nun einige Momente Zeit, um die Augen zu schließen, Ihre Atmung und Ihre Körperempfindungen wahrzunehmen. Achten Sie darauf, wie sich Ihr Gewicht auf Ihren Fußsohlen anfühlt, während Sie auf dem Boden stehen. Beginnen Sie, langsam zu gehen, und achten Sie darauf, was Sie empfinden, wenn Sie Ihre Beine bewegen und wenn Ihre Füße den Boden berühren. Nehmen Sie wahr, wie Sie Ihren Fuß vom Boden heben, ihn vorwärts bewegen und wieder den Boden berühren. Spüren Sie, wie Sie Ihr Gewicht von einer Seite zur anderen verlagern. Es kommt darauf an, die Wahrnehmungen beim Gehen als Brennpunkt für Ihre Aufmerksamkeit zu benutzen. Wenn Sie das Ende des Weges erreicht haben, halten Sie kurz inne, wobei Sie weiterhin auf Ihre körperlichen Empfindungen achten. Drehen Sie sich dann langsam herum und gehen Sie zurück zum Ausgangspunkt. Gehen Sie weiter langsam hin und her. Die Zeit sollte wie bei der Atem-Meditation mindestens zwanzig Minuten betragen. Auch hier werden Sie wahrscheinlich feststellen, dass Ihre Konzentration nachlässt. Wenn das geschieht, kehren Sie einfach wieder zurück zur Wahrnehmung Ihrer Empfindungen beim Gehen. Vielleicht möchten Sie auch in diesem Fall ein Wort oder einen Satz als Konzentrationshilfe benutzen. Wenn Sie sich abgelenkt fühlen, versuchen Sie, sehr langsam zu gehen. Heben Sie einen Fuß ganz allmählich, und sagen Sie in Gedanken »heben«. Bewegen Sie ihn vorwärts und denken Sie »vorwärts«. Setzen Sie schließlich den Fuß wieder auf den Boden und denken Sie »auftreten«. Wiederholen Sie diese Worte in Gedanken jedes Mal, wenn Sie den Fuß heben, vorwärts bewegen und wieder auf den Boden setzen. Versuchen Sie, bei jedem Schritt auf die Empfindungen in Ihren Beinen und Füßen zu achten. Anfangs mag es sich seltsam anfühlen, langsam und aufmerksam zu gehen, aber Sie werden bald feststellen, dass es sehr wirksam ist.

Es kommt hier nicht darauf an, auf eine bestimmte Weise zu *gehen* – die Bewegungs-Meditation ist nicht als körperliche Übung gedacht. Wenn Sie sie einige Tage lang praktiziert haben, werden Sie feststellen, dass sich auch bei Ihren Wegen durch das Haus, wenn Sie Besorgungen machen oder einen kleinen Spaziergang unternehmen, gute Gelegenheiten zum Üben ergeben.

Manche Leute halten Meditation zwar für exzentrisch, aber eine ganze Reihe von Krankenversicherungen, die dafür bekannt sind, dass sie großen Wert auf die Effektivität von Behandlungen legen, raten ihren Patienten inzwischen zu Achtsamkeitsübungen. Empfohlen werden diese unkonventionellen Behandlungen u. a. für Patienten mit hohem Blutdruck, Depressionen, Angststörungen und verschiedenen Schmerzzuständen. Sie alle reagieren auf Achtsamkeits- und Entspannungsübungen, wie sich in mehreren Studien gezeigt hat.

Fast jede Situation bietet Gelegenheiten, Achtsamkeit zu praktizieren. Achtsamkeit wird manchmal auch beschrieben als »sich für Gott öffnen« oder »den Heiligen Geist empfangen«. Gebete, Rezitationen, Hymnen singen, Yoga und andere Methoden können eingesetzt werden, um Achtsamkeit zu kultivieren. Wenn Sie an einer davon Interesse haben, sollten Sie sie unbedingt praktizieren.

CB&O

Im nächsten Kapitel werden wir uns die körperliche Seite der Rückenschmerzen vornehmen und Sie durch ein systematisches Programm führen, mit dessen Hilfe Sie Kraft, Gelenkigkeit und Vertrauen in die Stärke Ihres Rückens entwickeln können.

13

Das Trainingsprogramm

In diesem Kapitel erfahren Sie:
- Warum gezielte Bewegungsübungen ein wichtiger Teil des Selbsthilfeprogramms sind.
- Wie Sie von Ihrem Arzt die Erlaubnis dazu bekommen.
- Allgemeine Prinzipien für die Übungen.
- Wie Sie Kraft, Gelenkigkeit und Ausdauer verbessern.

Kommen Sie in Bewegung – jetzt!

Warum ein Übungsprogramm besonders wichtig ist

Die meisten Menschen mit chronischen Rückenschmerzen haben ihre körperliche Bewegung auf Grund ihrer Schmerzen eingeschränkt. Weil der Rücken bei fast allem, was wir tun, eine zentrale Rolle spielt, bedeutet das den Verzicht auf viele Aktivitäten. Wenn wir Bewegungen meiden, die wir mit unseren Schmerzen in Verbindung bringen, verspannen sich unsere Muskeln, unsere Kraft und Ausdauer lässt nach, unser Aktionsradius verringert sich, und wir bleiben in unseren Ängsten gefangen.

In Kapitel 8 ging es um die ersten Schritte zurück ins Leben. Wenn Sie unseren Ratschlägen gefolgt sind, haben Sie begonnen, die Aktivitäten wieder aufzunehmen, die Ihnen Freude machen und Ihnen nicht allzu Furcht erregend schienen. Allmählich haben Sie die Intensität und Dauer dieser Aktivitäten erhöht, wobei das Ziel darin bestand, sich wieder so zu bewegen wie jemand, der noch nie Rückenprobleme hatte. Diese stetige, schrittweise Rückkehr zur Normalität reicht zwar für manche Leute aus, um den Schmerzkreislauf zu durchbrechen, aber viele Patienten profitieren auch von einem systematischen Übungsprogramm.

Viele Programme und Bücher zum Thema Rückenprobleme enthalten Übungen, um wieder Kraft aufzubauen, die Muskeln zu dehnen und den Rücken zu schützen. Doch es ist entscheidend, sich klarzumachen, dass unser Hauptanliegen ein anderes ist. Die Übungen, die wir im Folgenden darstellen werden, sind nicht notwendig, um Ihren »schwachen« Rücken zu schützen oder Ihrem »geschädigten« Rücken die Möglichkeit zur Heilung zu geben. Sie sind vielmehr entwickelt worden, um Ihr Selbstvertrauen aufzubauen und Ihnen zu der Einsicht zu verhelfen, dass Ihr Rücken im Grunde ziemlich robust ist. Sobald Sie sich selbst bewiesen haben, dass Sie Lasten heben, sich bücken und sich lebhaft bewegen können, werden Sie sich nicht mehr davor fürchten, Sport zu treiben oder eine schwere Einkaufstasche zu tragen.

Wenn Sie stark und gelenkig sind, passiert es Ihnen auch nicht so oft, dass Sie sich kleinere Verletzungen zuziehen, die akute (kurzzeitige) Rückenschmerzen auslösen können. Außerdem hilft Ihnen die körperliche Bewegung, Stress und Spannung abzubauen. Wie schon erwähnt, gibt es eine enorm große Zahl wissenschaftlicher Untersuchungen, die eindeutig beweisen, dass eine aktive Wiederherstellung der vollen körperlichen Funktionsfähigkeit der schnellste Weg ist, um Schmerzen und Behinderungen zu überwinden.

Freibrief für uneingeschränkte Bewegung

Wie Sie die Zustimmung Ihres Arztes bekommen

Bevor Sie anfangen, ist es wichtig, den Arzt zu konsultieren, um festzustellen, ob es irgendwelche Einschränkungen gibt, die Sie auf Grund Ihres Alters oder besonderer medizinischer Probleme beachten sollten. Einige Patienten müssen sich vielleicht einem Belastungstest unterziehen, um bestimmte Grenzen festzulegen, die sie aus Sicherheitsgründen nicht überschreiten sollten.

Gesundheitsprobleme, die ein modifiziertes Programm erfordern, sind u.a.: Osteoporose, Diabetes, Bluthochdruck, Rauchen (auch ehemalige Raucher), ein erhöhter Cholesterinspiegel oder wenn ein naher Verwandter vor dem 55. Lebensjahr eine Herzkrankheit entwickelt hat. Außerdem erfordern die folgenden Symptome weitere diagnostische Untersuchungen und/oder eine Modifikation des Übungsprogramms: Schmerzen oder Beschwerden im Brustbereich, die vom Herzen zu kommen scheinen, Kurzatmigkeit bei geringer Belastung, oder wenn Sie sich abends zum Schlafen hinlegen, Schwindel oder Ohnmachtsanfälle, geschwollene Fußgelenke, Herzklopfen, ein Herzgeräusch, Schmerzen in den Beinen auf Grund von Durchblutungsstörungen. Ihr Arzt sollte auch die Medikamente überprüfen, die Sie einnehmen. Betonen Sie Ihrem Arzt gegenüber, dass es Ihnen lediglich darum geht, ernste medizinische Probleme auszuschließen. Sagen Sie, dass Sie Bewegungsübungen machen wollen und sich bewusst sind, dass Ihre Rückenschmerzen dadurch vorübergehend stärker werden können. Vielleicht können Sie die Frage auch einfach so formulieren: »Wenn ich keine Rückenprobleme hätte, gäbe es dann irgendwelche Einwände dagegen, dass ich mit einem Übungsprogramm beginne?«

Allgemeine Richtlinien für die Übungen

Wie Sie ein ungefährliches und effektives Programm planen

Es gibt bestimmte Grundsätze, die Sie zu Beginn Ihres regelmäßigen Bewegungsprogramms bedenken sollten:

1. *Seien Sie sich von Anfang an darüber klar, dass Sie Zeit für die Übungen reservieren müssen.* Sie benötigen mindestens dreimal pro Woche 20 bis 45 Minuten. Wenn Sie mit dem Programm beginnen, sollten Sie eine Zeit lang die gleichen Übungen durchführen, damit Sie erleben können, wie sich die Schmerzen verändern – obwohl Ihre körperlichen Aktivitäten gleich bleiben.

2. *Machen Sie sich bewusst, dass es einige Zeit dauern wird, bis Sie wieder in Form kommen. Dies gilt vor allem dann, wenn Sie Ihre Bewegungen bisher eingeschränkt hatten und Ihre Kondition schlecht ist.* Je nach Ihrer gegenwärtigen Form und anderen Faktoren kann es sein, dass Sie mit leichteren Gewichten beginnen müssen und auch Ihre Streckübungen erst allmählich steigern dürfen. Es kann auch erhebliche Unterschiede geben, wie schnell man wieder eine »normale« Kondition erreicht. Wichtig ist, sich realistische Ziele zu setzen, die man auch erfüllen kann. Wir empfehlen Ihnen, sich sowohl kurzfristige (für die laufende Woche) als auch langfristige Ziele (für die nächsten zwei Monate) zu setzen. Sie können die Anforderungen jeweils am Wochenanfang erhöhen. Sechs bis acht Wochen reichen gewöhnlich aus, um den meisten Leuten wieder zu einer normalen Alltagsform zu verhelfen, auch wenn es etwas länger dauert, bis sie den körperlichen Anforderungen am Arbeitsplatz oder bei sportlichen Wettbewerben wieder gewachsen sind.

Das Übungsprogramm besteht aus den folgenden Übungen, die über ca. zwei Monate regelmäßig durchgeführt werden. Wir empfehlen Ihnen, die Streck-, Kraft- und Ausdauerübungen mindestens noch drei weitere Monate fortzusetzen, nachdem Sie das Übungsprogramm vollständig absolviert haben. Der allgemeine gesundheitliche Nutzen von Bewegungsübungen kann kaum überbewertet werden. Viele Leute setzen das Programm unbegrenzt fort, wenn sie erst einmal festgestellt haben, wie gut es sich anfühlt, in Form zu sein.

3. *Ein gewisses Maß an Schmerzen und Müdigkeit lässt sich während des Übungsprogramms nicht vermeiden.* Wie wir in diesem Buch immer wieder betont haben, ist es wichtig, den Schmerzen gegenüber eine akzeptierende Haltung einzunehmen. In den ersten Wochen eines Übungsprogramms ist es völlig normal, wenn die Schmerzen etwas stärker werden. Versuchen Sie, sich darüber nicht zu viele Sorgen zu machen. Sie erleben sowohl die Schmerzen eines Menschen mit sitzender Lebensweise, der seine Kondition verbessern will, als auch die verstärkten Schmerzen, die durch die Ängste und Verspannungen des chronischen Schmerzsyndroms hervorgerufen werden.

Manchmal verwechseln die Leute die »guten« Schmerzen, die vorübergehend durch den Gebrauch lange vernachlässigter Muskeln hervorgerufen werden, mit den Schmerzen, die ihr »kaputter Rücken« verursacht. Achtsamkeit, heiße oder kalte Umschläge oder auch die gelegentliche Einnahme rezeptfreier Schmerzmittel (vgl. Anhang) helfen Ihnen, mit diesem Unbehagen fertig zu werden. Denken Sie aber auch daran, dass das Ziel dieses Übungsprogramms nicht darin besteht, Ihre Schmerzen zu beseitigen.

Vor allem Patienten, deren körperliche Kondition nie besonders gut war, sollten sich zudem klarmachen, dass eine beschleunigte Atmung, Herzklopfen und Schwitzen normale Bestandteile eines solchen Übungsprogramms sind. Sie mögen Ihnen anfangs vielleicht unangenehm sein, aber im Laufe der Zeit werden Sie sie wahrscheinlich genießen.

4. *Messen Sie Ihre Fortschritte möglichst objektiv und nicht nur nach Ihrem Gefühl.* Wenn Sie sich auf Ihr subjektives Gefühl verlassen, wie müde Sie sind oder wie Sie glauben, dass sich Ihre Ausdauer und Gelenkigkeit verbessert haben, dann ist das oft kein wirklicher Gewinn. Man kann das Gefühl haben, alles zu tun, was einem möglich ist, und trotzdem steif und schwach bleiben. Auf Dauer ist das entmutigend. Schriftliche Aufzeichnungen über Ihre objektiven Fortschritte sind dagegen motivierend. Wir empfehlen Ihnen zu diesem Zweck unsere einfachen Tabellen (siehe S. 241 und 245).

5. *Sie müssen sich nicht zwanghaft an das Programm halten.* Sobald es ihnen besser geht, regen sich viele Leute auf, wenn sie eine Übungsstunde versäumt haben, und fürchten, ihr Rücken könnte nun wieder schwach werden und sie würden einen Rückfall erleiden. Denken Sie bitte daran, dass das wichtigste Ziel dieser Übungen darin besteht, Ihr Selbstvertrauen zu stärken. Wenn Sie gelegentlich eine Übungsstunde verpassen, ist das kein Grund zur Sorge.

Training der Gelenkigkeit

Dehnen und entspannen Sie Ihre Muskeln

Das Übungsprogramm besteht aus drei Teilen: dem Training Gelenkigkeit, der Kraft und der Ausdauer. Beginnen wir mit der ersten Übungsgruppe, dem Gelenkigkeits-Training. Es besteht aus einfachen Streckübungen, diese sollen die Muskeln dehnen und entspannen, um ihren Bewegungsradius zu vergrößern und gleichzeitig die Schmerzen zu lindern, die durch die Verspannungen hervorgerufen werden. Fast jeder Patient mit chronischen Rückenschmerzen wird im Laufe der Zeit steif und ungelenkig. Dabei fällt es den meisten besonders schwer, sich vorwärts oder rückwärts zu beugen. Alle folgenden Streckübungen macht man am besten mindestens dreimal pro Woche. Sie können aber auch mehrmals täglich durchgeführt werden. Dehnen Sie Ihre Muskeln langsam an einem warmen Ort. Es ist auch gut, sich vorher durch rasches Gehen aufzuwärmen und sich daran zu erinnern, wie sich Ihr Körper anfühlte, bevor Sie Ihre Rückenprobleme bekamen.

Eine gute Faustregel bei den Streckübungen besteht darin, die Schwerkraft für sich arbeiten zu lassen. Versuchen Sie nicht, Ihre Muskeln mit Gewalt zu strecken. Atmen Sie langsam und tief und gestatten Sie Ihren Muskeln, sich sanft von selbst zu entspannen. Oft merken die Leute gar nicht, wie sie den Atem anhalten, weil sie mit Schmerzen rechnen, doch das erhöht die Verspannungen. Stellen Sie sich vor, wie Sie Ihren Atem lenken, um die Spannung zu mildern. Mit jedem Atemzug spüren Sie, wie sich Ihr Körper etwas weiter bewegt. Um wirken zu können, sollte eine Streckübung mindestens dreißig Sekunden gehalten werden. Achten Sie auf Ihre Atmung, Ihre Körperempfindungen, Gedanken und Gefühle.

Vielleicht machen Sie sich bei den Streckübungen wieder Sorgen über mögliche Verletzungen oder Sie haben unangenehme Gefühle dabei. Das ist normal, denn das Dehnen der Muskeln führt oft dazu, dass unterdrückte Gefühle an die Oberfläche kommen.

Um Ihre Fortschritte zu messen, können Sie ein Stück Kreppband an die Wand kleben und darauf anzeichnen, wie weit Ihre Fingerspitzen bei jeder Dehnung nach vorne oder zurück (lässt sich leichter von einem Helfer anzeichnen), rechts oder links reichen. Sie können die Veränderungen der Reichweite auch sehen, wenn Sie sich selbst bei den Übungen im Spiegel beobachten.

Wir geben grobe Schätzungen an, wie sich Ihre Reichweite bei jeder Übung steigern könnte. Aber denken Sie daran, dass es sich nur um Schätzungen handelt. Schnellere und langsamere Fortschritte sind völlig in Ordnung, solange sich Ihre Gelenkigkeit stetig verbessert.

Grundlegende Streckübungen

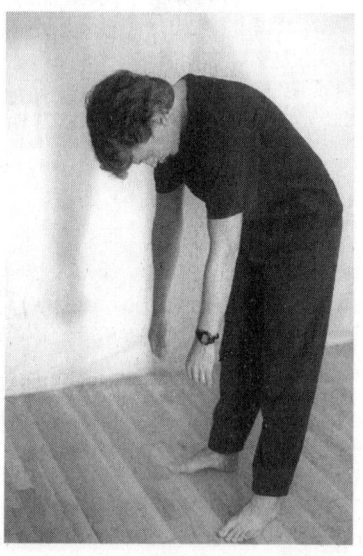

Vorwärts beugen: (ca. 5 cm pro Woche) Stellen Sie die Füße etwa fünfzehn Zentimeter auseinander und drücken Sie die Knie durch. Blicken Sie nach unten und lassen Sie Ihren Kopf allmählich nach vorne sinken. Sobald Sie spüren, wie sich Ihre Nackenmuskeln dehnen, beginnen Sie Ihre Hände langsam zum Boden hin zu strecken. Spüren Sie die Muskelspannung in den Beinen und im Rücken, während Sie sanft in die Dehnung hineinatmen. Lassen Sie den Oberkörper hängen, wobei die

Schwerkraft allmählich Ihre Muskeln verlängert. Verharren Sie in dieser Stellung so lange, wie sie angenehm ist, markieren Sie dann an der Wand, wo sich Ihre Finger befinden, und richten Sie sich langsam wieder auf. Dabei beginnen Sie am Grund der Wirbelsäule, bis Sie wieder gerade stehen. Achten Sie darauf, dass Sie während der ganzen Zeit weiter atmen.

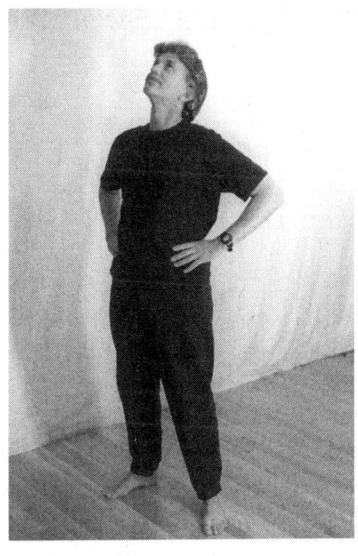

Rückwärts beugen: (1-1,5 cm pro Woche) Beginnen Sie in derselben Stellung wie bei der Beugung nach vorne. Legen Sie Ihre Hände auf die Hüften und fangen Sie an, die gesamte Wirbelsäule nach hinten zu beugen, während Sie an die Decke blicken. Lassen Sie auch hier die Schwerkraft für sich arbeiten, während Sie langsam und tief atmen. Wenn Sie die maximale Dehnung erreicht haben, können Sie die Hände nach hinten sinken lassen und das Erreichte an der Wand markieren. Kehren Sie anschließend langsam wieder in die aufrechte Haltung zurück.

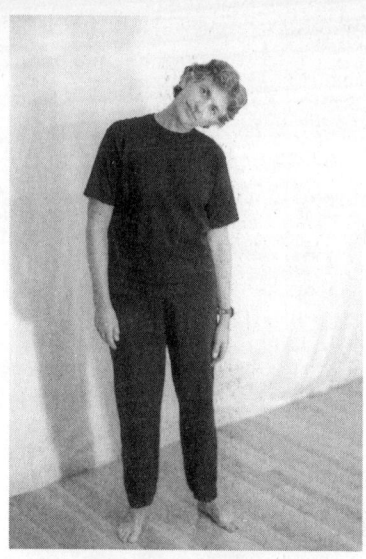

Zur Seite beugen: (ca. 2,5 cm pro Woche) Auch hier beginnen Sie wieder aufrecht stehend. Nun lassen Sie Ihren Kopf zur linken Seite sinken. Sobald Sie spüren, wie sich Ihre Nackenmuskeln dehnen, lassen Sie Ihre linke Hand sanft am Bein entlang nach unten gleiten. Achten Sie dabei auf die Dehnung der Muskeln in Ihrer rechten Seite und auf Ihre Atmung. Lassen Sie sich hängen. Markieren Sie Ihre Position an der Wand, und richten Sie sich dann in der Taille beginnend langsam auf, bis Sie wieder gerade stehen. Wiederholen Sie die Übung auf der anderen Seite.

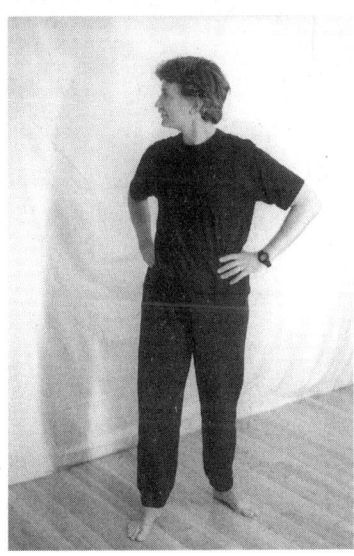

Seitliche Drehung: Legen Sie Ihre Hände auf die Hüften und drehen Sie Ihren Oberkörper so weit zur Seite, wie es ohne Zerrung möglich ist. Die Füße bleiben dabei fest am Boden. Diese Dehnung ist schwieriger zu messen, aber wenn Sie jeden Tag in derselben Position beginnen, können Sie in Gedanken eine Stelle an der Wand markieren, die Sie sehen, wenn Sie sich maximal gedreht haben. Versuchen Sie, diese Stelle bei jeder Übung ein Stück weiter zu bewegen. Wiederholen Sie die Drehung auf der anderen Seite.

Weitere Streckübungen

Viele Leute empfinden die Streckübungen als beruhigend und haben auch das Gefühl, dass sie die Muskelverspannungen lindern. Wenn es Ihnen ebenso geht, versuchen Sie zusätzlich die folgenden Übungen. Sie werden alle auf dem Boden durchgeführt, wobei man einen Teppich oder eine Matte als Unterlage benutzt.

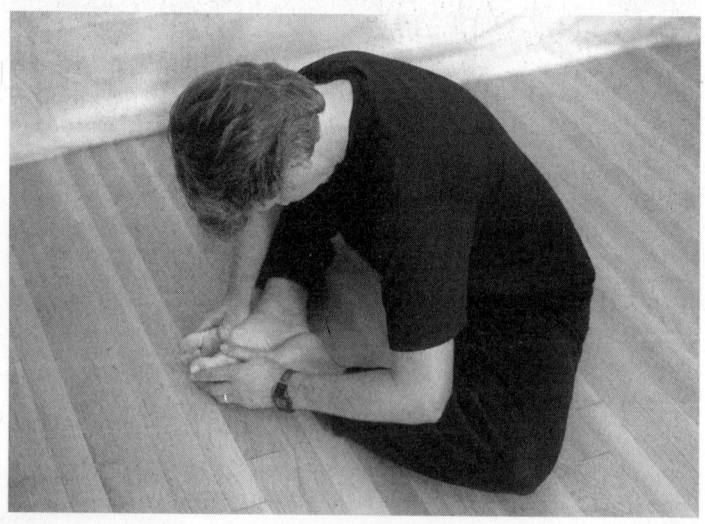

Mit zusammengelegten Fußsohlen nach vorne beugen: Legen Sie mit gebeugten Knien Ihre Fußsohlen aneinander. Beugen Sie sich jetzt sanft nach vorne, lassen Sie den Kopf sinken und atmen Sie weiter. Nun drehen Sie den Rumpf langsam zur Seite, sodass Ihre Brust sich über dem linken Knie befindet, lassen Sie sich hängen und atmen Sie in die Verspannungen hinein. Dann drehen Sie Ihren Oberkörper in die andere Richtung, bis Ihre Brust sich über dem rechten Knie befindet. Lassen Sie

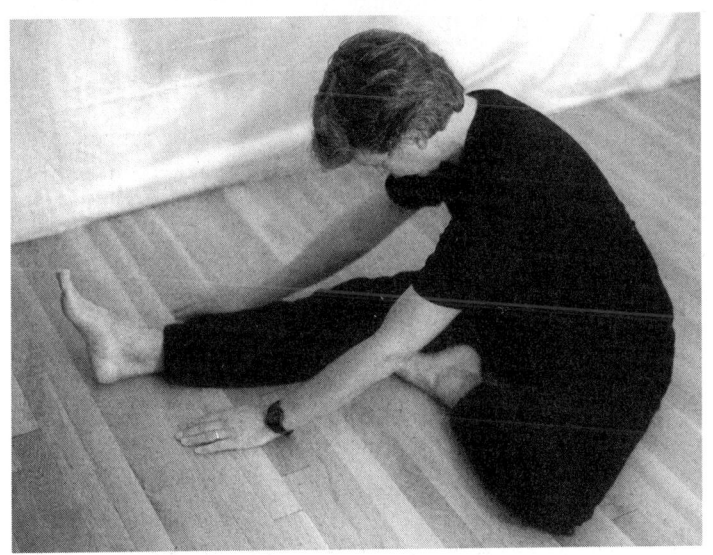

sich wieder hängen, bleiben Sie in dieser Position und atmen Sie wieder in die Verspannungen hinein, bevor Sie sich erneut nach vorne drehen und dann wieder aufrichten.

Dehnung der Kniesehne: Strecken Sie Ihr rechtes Bein gerade aus und beugen Sie das linke Bein, sodass Ihre linke Fußsohle an der Innenseite Ihres rechten Beines liegt. Beugen Sie sich sanft nach vorne, lassen Sie den Kopf sinken und lenken Sie Ihren Atem an die Stellen, wo Sie Verspannungen spüren. Richten Sie sich wieder auf. Strecken Sie nun das linke Bein aus und beugen Sie das rechte so, dass Ihre rechte Fußsohle an der Innenseite des linken Beines liegt. Beugen Sie sich erneut vor und atmen Sie in die Dehnung hinein.

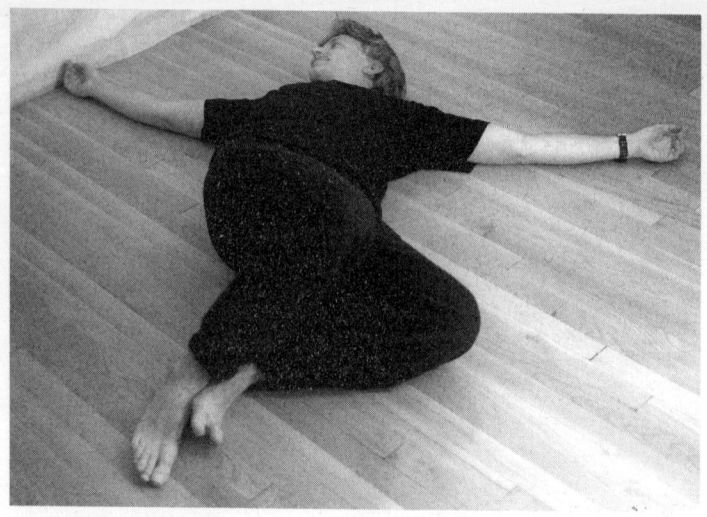

Rückendehnung: Legen Sie sich auf den Rücken und ziehen Sie die Beine zur Brust, wobei Ihre Füße den Boden verlassen. Legen Sie Ihre Arme um die Knie und atmen Sie in die Verspannungen, die Sie dabei spüren. Legen Sie nun Ihre Arme auf den Boden, so dass sie einen rechten Winkel zum Rumpf bilden. Halten Sie die Knie gebeugt und lassen Sie sie allmählich zur linken Seite sinken, wobei Ihre Schultern weiterhin Bodenkontakt haben sollten. Atmen Sie in diese Position hinein. Dann heben Sie die Knie wieder zur Brust und lassen sie anschließend zur rechten Seite sinken, ohne die Schultern vom Boden zu heben. Atmen Sie wieder in die Verspannungen hinein. Beenden Sie die Übung, indem Sie die Knie wieder an die Brust ziehen und die Arme darum legen.

Piriformis*-Dehnung: Legen Sie sich auf den Rücken, das rechte Bein gebeugt mit nach oben weisendem Knie, das linke Bein flach auf dem Boden ausgestreckt. Stellen Sie den rechten Fuß außen neben ihrem linken Oberschenkel auf den Boden. Zie-

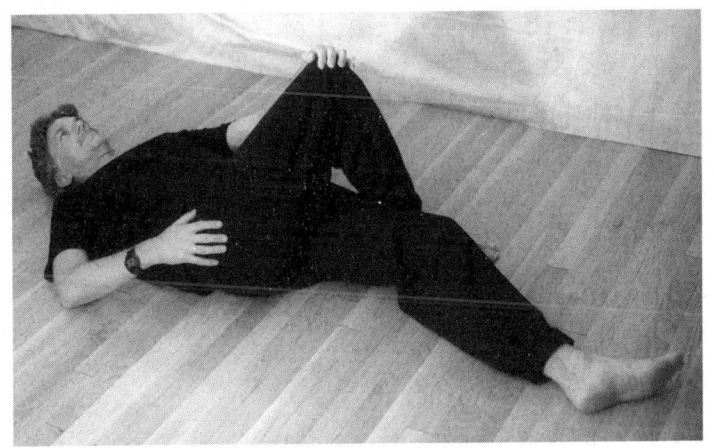

hen Sie nun das rechte Knie mit der linken Hand sanft nach links unten, bis Sie eine Dehnung tief im Gesäß spüren. Dabei dürfen sich die Hüften nicht vom Boden heben. Atmen Sie langsam und tief, während Sie weiterhin das rechte Knie nach links ziehen. Dann wiederholen Sie die Übung auf der anderen Seite, indem Sie Ihr linkes Bein sanft nach rechts unten ziehen und wieder ruhig in die Dehnung hineinatmen.

Mit diesen Streckübungen werden die meisten größeren Muskelgruppen angesprochen, die mit Rückenschmerzen zusammenhängen. Wenn ein Muskel, der bei Ihnen besonders verspannt oder schmerzhaft ist, bei den Übungen nicht gedehnt wird, dann können Sie eine eigene Übung dafür erfinden. Nehmen Sie einfach eine Haltung ein, bei der Sie empfindlich reagieren, und dehnen Sie den Muskel dann, bis es unangenehm wird. Die Haltung einzunehmen, die Sie vielleicht am meisten fürchten, kann Ihr Selbstvertrauen ungeheuer stärken.

* *Der Musculus piriformis (birnenförmiger Muskel) befindet sich tief im Gesäß ganz in der Nähe des Ischiasnervs. (A.d.Ü.)*

Krafttraining

Entwickeln Sie starke Muskeln, die Sie
ohne Furcht benutzen können

Durch zu viel Ruhe und eingeschränkte Bewegungen sind die Muskeln der meisten Rückenschmerz-Patienten sehr geschwächt. Gezieltes Krafttraining soll sie wieder stärken. Selbst wenn Sie weiterhin ein normales Leben geführt haben, haben Sie Ihren Rücken wahrscheinlich mehr oder weniger geschont. Nicht beanspruchte Muskeln bilden sich jedoch zurück. Zum Krafttraining gehören oft Gewichte, die den Muskeln als Widerstand dienen und ihre Arbeit erschweren. Zwei Faktoren beeinflussen die Auswirkungen des Krafttrainings auf die Muskeln: *Intensität,* also die Stärke des Widerstands und die Geschwindigkeit der Bewegung, und *Dauer,* also die Länge der Zeit, während der die Übungen durchgeführt werden. Ideal ist es, täglich Ihre Kraft zu trainieren, aber die Übungen sollten mindestens dreimal pro Woche durchgeführt werden. Es ist optimal, möglichst viele Muskeln zu stärken, aber am wichtigsten sind jene, die wir beim Heben brauchen, und jene, die wir beim Beugen beanspruchen. Denn bei Rückenschmerzen sind das die Muskeln, vor deren Gebrauch wir uns gewöhnlich am meisten fürchten.

Um Ihre Fortschritte zu messen, kopieren Sie sich am besten die nachfolgend abgedruckte Tabelle und tragen dort regelmäßig ein, welche Gewichte Sie benutzen und wie häufig Sie die Übungen wiederholen. Sie können Hanteln nehmen oder einen einfachen Plastikkorb mit Konservendosen oder Büchern füllen. Wiegen können Sie den Korb auf Ihrer Badezimmerwaage. Wenn Ihnen die empfohlenen Gewichte zu leicht erscheinen, können Sie sie langsam erhöhen. Das Ausgangsgewicht ist nicht so entscheidend, aber Sie sollten jede Woche messbare Fortschritte machen. Wichtig ist auch, dass Sie Ihren

Puls kontrollieren, damit Sie wissen, wie Ihr Herz auf diese Übung reagiert. Wie das geht, ist auf Seite 244 beschrieben.

Richtlinien zum Gewichtheben			
Geschlecht und Größe	Anfangs- gewicht	wöchentliche Steigerung	Ziel- gewicht
Frauen unter 1,60 m	5 kg	1 kg	12 kg
Frauen ab 1,60 m	7 kg	1 kg	14 kg
Männer unter 1,70 m	7 kg	1 kg	14 kg
Männer ab 1,70 m	9 kg	1 kg	16 kg
Hinweis: Wenn Sie älter als 55 Jahre sind, verringern Sie Ihr Ausgangs- und Zielgewicht jeweils um 2 kg.			

In der ersten Woche sollten Sie mit fünf Wiederholungen pro Übung bzw. Bewegungsablauf beginnen. Erhöhen Sie dann jede Woche um zwei, bis Sie fünfzehn Wiederholungen erreicht haben. Dieses Ziel werden Sie innerhalb von sechs Wochen erreichen.

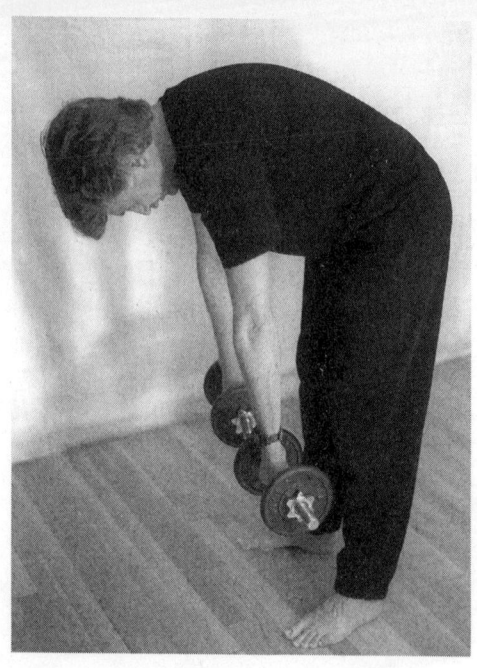

Vom Boden bis zur Taille heben: Heben Sie den Korb oder die Hanteln vom Boden bis in Taillenhöhe. (Sie können sie auf einen Tisch legen.) Am besten heben Sie so wie ein Kind, ohne über die Technik nachzudenken. Im Gegensatz zu dem, was Sie vielleicht gehört haben, gibt es keinen Grund, beim Heben nur die Beinmuskeln zu benutzen, sofern Sie mit einem vernünftigen Gewicht beginnen. Möglicherweise vernachlässigen Sie sogar wichtige Muskeln, wenn Sie immer versuchen, Ihren Rücken steif zu halten. Denken Sie daran, bei der Übung weiter zu atmen, weil das dazu beiträgt, dass Ihre Muskeln entspannt bleiben.

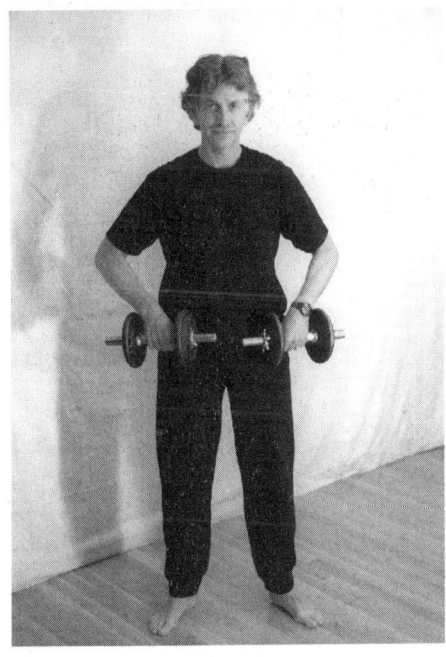

Von der Taille zur Brust heben: Heben Sie den Korb oder die Hanteln von der Taille aus bis in Schulterhöhe. (Sie können das Gewicht von einem Tisch auf ein Regal heben.) Vergessen Sie auch dabei nicht das Atmen.

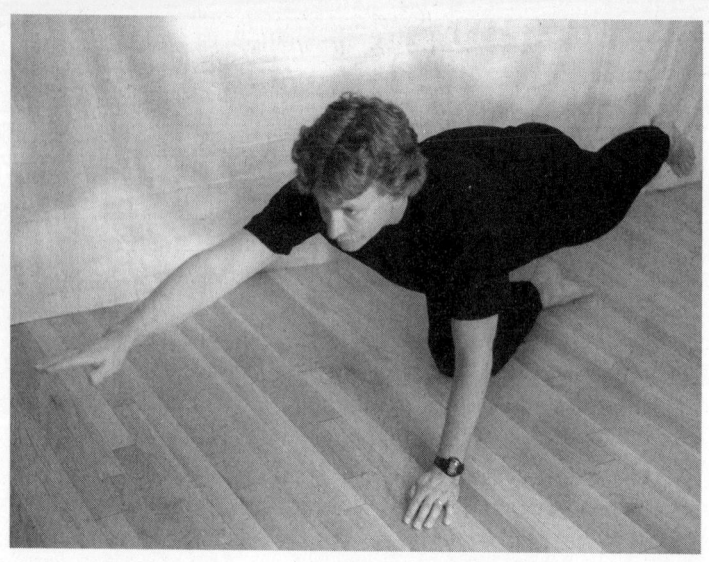

Den Rücken strecken: Begeben Sie sich auf Händen und Knien zu Boden. Heben Sie vorsichtig Ihr linkes Bein, strecken es aus und halten es in dieser Stellung. Heben Sie nun Ihren rechten Arm und strecken ihn nach vorne. Bleiben Sie in dieser Haltung, während Sie langsam bis fünf zählen, und entspannen Sie sich dann. Wiederholen Sie die Übung nun mit dem rechten Bein und dem linken Arm. Wenn Sie damit Schwierigkeiten haben, können Sie beide Hände auf dem Boden lassen und nur das Bein ausstrecken. Wiederholen Sie diese Übung anfangs fünfmal. Jede Woche fügen Sie zwei Wiederholungen hinzu und erhöhen die Zeit, in der Sie in dieser Haltung bleiben, um eine Sekunde, bis Sie fünfzehn Wiederholungen erreicht haben, bei denen Sie die Position jeweils zehn Sekunden halten.

Krafttrainingstabelle

Datum	Heben vom Boden zur Taille		Heben von der Taille zur Brust	
	Gewicht in kg	Wiederholungen	Gewicht in kg	Wiederholungen

Ausdauertraining

Für Selbstvertrauen, Gesundheit und Stressbewältigung

Der dritte Teil des Übungsprogramms ist das Ausdauertraining. Das »aerobe« Ausdauertraining dient der allgemeinen Fitness, da die Muskeln dadurch allmählich lernen, den Sauerstoff, den sie für ihre Leistung brauchen, effizienter zu verwerten. Auf diese Weise kann der Körper seine Fähigkeit zu ausdauernder Bewegung verbessern. Eine überwältigende Anzahl von Forschungsergebnissen belegen, dass solche Übungen sich enorm positiv auf die gesamte Gesundheit auswirken und die Funktionen von Herz, Lunge und Immunsystem nachhaltig verbessern. Sie verringern nachweislich die Stressbelastung und Anspannung und lindern dadurch Symptome von Angst und Depression. Für ein effektives Ausdauertraining müssen Sie sich regelmäßig (mindestens dreimal pro Woche) so stark bewegen, dass sich Ihre Herz- und Atemfrequenz deutlich erhöht.

Für ein gutes Ausdauertraining braucht man kaum eine Ausrüstung. Sie können Rad fahren, walken, joggen, Treppen steigen, schwimmen, Badminton spielen oder wandern. Die einfachste Form des Ausdauertrainings ist Walking, also schnelles Gehen. Das ist völlig ungefährlich und jeder kann es auch ohne Ausrüstung praktizieren. Bei schlechtem Wetter können Sie in Einkaufspassagen oder größere Räume ausweichen. Am einfachsten ist es natürlich, wenn Sie Ihr Training so gestalten, dass es Ihnen Spaß macht. Sie können dazu beispielsweise in einen Park gehen oder während des Trainings Musik hören. Immer häufiger werden auch elektrische Laufbänder benutzt, wahrscheinlich, weil man nur die Geschwindigkeit einstellen und dann mit der Maschine Schritt halten muss. Wer wenig Zeit hat, kann seine Achtsamkeitsübungen mit dem Ausdauertraining kombinieren. Um Ihre Fortschritte zu messen, können Sie die Ausdauertrainings-Tabelle (siehe S. 245) kopieren, um

Intensität und Dauer der Übungen einzutragen. Die Intensität lässt sich am besten an Ihrer Pulsfrequenz ablesen.

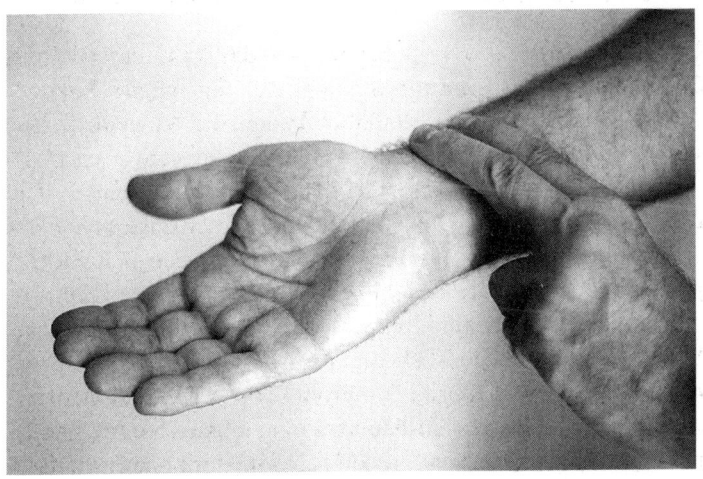

Den Puls tasten: Strecken Sie die linke Hand mit der Handfläche nach oben aus. Sie finden den Puls, wenn Sie die Spitzen des Zeigefingers und Mittelfingers der rechten Hand fest auf die linke Seite des Handgelenks pressen, direkt unterhalb der Stelle, wo die Hand ins Handgelenk übergeht. Messen Sie Ihre Pulsfrequenz (pro Minute), indem Sie den Puls fünfzehn Sekunden zählen und das Ergebnis mit vier multiplizieren.

Damit das Ausdauertraining effektiv ist, muss dabei eine bestimmte Herzfrequenz erreicht werden. Diese richtet sich nach Ihrem Ruhepuls, also dem »normalen« Puls, es gibt jedoch auch allgemeine Richtwerte.

Üben Sie vor Beginn des Trainings, wie Sie den Puls finden, weil das etwas schwieriger sein kann, während Sie sich bewegen. Sie können auch Pulsmessgeräte verwenden, die einfach zu benutzen sind. Man kann sie in Sportgeschäften kaufen.

Richtwerte für angestrebte Herzfrequenz

Alter	Pulsfrequenz
25	136–156
30	133–155
35	128–148
40	126–144
45	122–140
50	119–136
55	115–132
60	112–128
65	108–124
70	105–120

Wenn Sie bisher nie trainiert haben, können diese Richtwerte zu hoch sein. Am besten lassen Sie sich von Ihrem Arzt oder einem Sporttrainer sagen, welche Frequenz für Sie angemessen ist. Auf alle Fälle sollten Sie sich während des Ausdauertrainings noch unterhalten können.

Beginnen Sie mit einer Übungszeit von fünf Minuten. Verlängern Sie die Zeit jede Woche um zwei Minuten. Nach ungefähr sieben Wochen haben Sie dann zwanzig Minuten erreicht. Das ist eine gute Zeit, die ausreichen sollte, um Herz und Lungen in Form zu bringen, während Sie gleichzeitig Stress abbauen können.

Wenn Sie Brustschmerzen bekommen, extrem kurzatmig werden, sich schwindlig fühlen oder andere ungewöhnliche Symptome bekommen, sollten Sie das Training beenden und Ihren Arzt aufsuchen. Bedenken Sie außerdem, dass bestimmte Medikamente zur Regulierung des Blutdrucks verhindern, dass sich Ihre Herzfrequenz während des Trainings normal erhöht. Das bedeutet, dass Sie die von uns angegebenen Richtwerte nicht benutzen können. Ihr Arzt kann Ihnen in diesem Fall helfen, ein ungefährliches Übungsprogramm zusammenzustellen.

Ausdauertrainingstabelle

Datum	Übungsdauer in Minuten	Erreichte Herzfrequenz	Angestrebte Herzfrequenz

Zurück zur Fitness

Sie können so weit gehen, wie Sie wollen

Das hier dargestellte Programm ist wirksam, aber konservativ. Die von uns vorgeschlagenen Fitness-Ziele reichen aus, um innerhalb von ungefähr zwei Monaten dafür zu sorgen, dass Sie sich bei den meisten alltäglichen Aktivitäten wieder wohl fühlen. Wenn Sie ein Programm wünschen, das schneller wirkt oder Sie stärker fordert, werden Sie zusätzliche Anleitungen benötigen. Die meisten Leute können erheblich mehr Kraft und Ausdauer entwickeln, wenn sie das möchten.

Wenn Sie Ihre körperlichen Fähigkeiten weiterentwickeln wollen oder feststellen, dass es Ihnen schwer fällt, Ihre Übungen alleine durchzuführen, empfehlen wir Ihnen, sich einer entsprechenden Gruppe oder einem Verein anzuschließen. Vor allem, wenn Sie sich bisher nicht besonders für sportliche Aktivitäten interessiert haben, finden Sie hier einen Orientierungsrahmen.

Haben Sie schon vor dem Auftreten Ihrer Rückenprobleme etwas für Ihre körperliche Fitness getan, können Sie jedes ausgewogene Übungsprogramm wieder aufnehmen, mit dem Sie bisher gut zurechtgekommen sind. Denken Sie daran, dass gute Programme immer aus einer Kombination von Übungen bestehen, die Gelenkigkeit, Kraft und Ausdauer trainieren. Wenn Sie sich über lange Zeit kaum bewegt haben, lassen Sie sich einfach genügend Zeit bei der Wiederaufnahme körperlicher Aktivitäten.

14

Schlussgedanken

Ratschläge von der anderen Seite

Was Ihnen Leute empfehlen, die es geschafft haben

Wir haben Patienten, die ihre Rückenschmerzen mit Hilfe unseres Programms überwunden haben, gefragt: »Was sind nach Ihren Erfahrungen die wichtigsten Dinge, die Leute mit chronischen Rückenschmerzen wissen müssen?« Die Antworten haben wir gesammelt, zusammengefasst und für Sie aufgeschrieben:

- Denken Sie immer wieder an die wirkliche Ursache Ihrer Rückenschmerzen. Sagen Sie sich: »Mein Rücken ist in Ordnung, nur meine Muskeln sind verspannt.« Es kann eine Weile dauern, bis Sie das verinnerlicht haben.
- Nehmen Sie nicht jede Diagnose und jeden Rat als Tatsache hin. Viele Ärzte, Chiropraktiker und andere Therapeuten haben einfach keine Ahnung, was die wirkliche Ursache der Schmerzen ist.
- Lassen Sie sich von einem Arzt untersuchen und beraten, der etwas von den wirklichen Ursachen der Rückenschmerzen versteht, damit Sie weiterkommen.
- Verschwenden Sie Ihr Geld nicht an technische Spielereien.
- Achten Sie genau darauf, ob Ihre Rückenschmerzen jemals besser oder schlimmer werden oder sich verlagern. Dann ste-

hen die Chancen gut, dass sie auf Stress zurückzuführen sind.

- Wenn Sie schon früher stressbedingte Beschwerden hatten, gehören Ihre Rückenschmerzen wahrscheinlich auch dazu.
- Geraten Sie bei einem Rückfall nicht in Panik. Machen Sie sich keine Sorgen, dass Sie sich körperlichen Schaden zugefügt haben könnten.
- Denken Sie nicht nur an Ihre Rückenschmerzen, sondern auch an Ihre anderen Probleme im Leben.
- Führen Sie ein normales Leben. Lassen Sie sich von den Schmerzen nicht abhalten. Konzentrieren Sie sich darauf, das Leben zurückzuerobern.
- Praktizieren Sie regelmäßig Ihre Übungen.
- Versuchen Sie es mit Meditation oder Yoga. Lernen Sie, die Schmerzen zu akzeptieren und Ihre Ängste und den Stress loszulassen.
- Verzweifeln Sie nicht, wenn Sie andere Symptome entwickeln. Sie brechen nicht in Stücke. Es bedeutet nur, dass Verspannungen tatsächlich das Problem sind.
- Lassen Sie in Ihren Bemühungen nicht nach. Seien Sie nicht entmutigt, wenn die Schmerzen zu stark sind, zu lange dauern oder zurückkommen. Jedes Mal, wenn das geschieht, lernen Sie besser damit umzugehen.
- Lernen Sie, in Ihren Schmerzen ein harmloses Stressbarometer zu sehen.
- Wenn Sie nicht weiterkommen, holen Sie sich Hilfe von Leuten, die sich auskennen.

Ausblick

Was Sie von der Zukunft zu erwarten haben

Jeder Teil unseres Selbsthilfeprogramms wirkt mit den anderen Teilen zusammen. Die Wiederaufnahme Ihrer Aktivitäten hilft Ihnen, einige emotionale Aspekte des Problems zu lösen, während die Arbeit an Ihren Emotionen Ihren Stress verringert und es Ihnen leichter macht, immer aktiver zu werden. Achtsamkeit und körperliche Bewegung erleichtern es Ihnen, mit bedrückenden Gefühlen umzugehen und ein normaleres Leben zu führen.

Der genaue Ablauf der Genesung ist individuell verschieden. Einige Leute erleben von Anfang an lange Phasen mit verringerten Schmerzen, die nur selten von Rückfällen unterbrochen werden. Bei anderen verläuft der Prozess der Besserung langsamer, und sie brauchen mehr Geduld. Das ist vor allem dann wahrscheinlich, wenn das Problem lange Zeit bestanden hat und die Muskeln stark geschwächt sind.

Rückenschmerzen kehren manchmal zurück, nachdem man sich schon wesentlich besser gefühlt hat. Wenn das zum ersten Mal geschieht, fühlen sich viele Leute am Boden zerstört. Sie denken: »Ich habe angenommen, ich hätte es überstanden. Nun habe ich mich erneut verletzt, und stehe wieder am Anfang.« Das kann dazu führen, dass der gesamte Schmerzkreislauf von neuem in Gang kommt. Geraten Sie nicht in Panik, wenn die Schmerzen zurückkehren. Solche Rückfälle dauern typischerweise nur ein paar Tage, wenn Sie sich weiterhin normal verhalten und auf die Stressfaktoren achten, die wahrscheinlich das Problem verursacht haben. Sie müssen sich unbedingt klarmachen, dass Sie trotz der erneut aufgetretenen Schmerzen nicht wieder ganz am Anfang stehen. Denn jetzt kennen Sie die Ursache Ihrer Schmerzen und können damit umgehen.

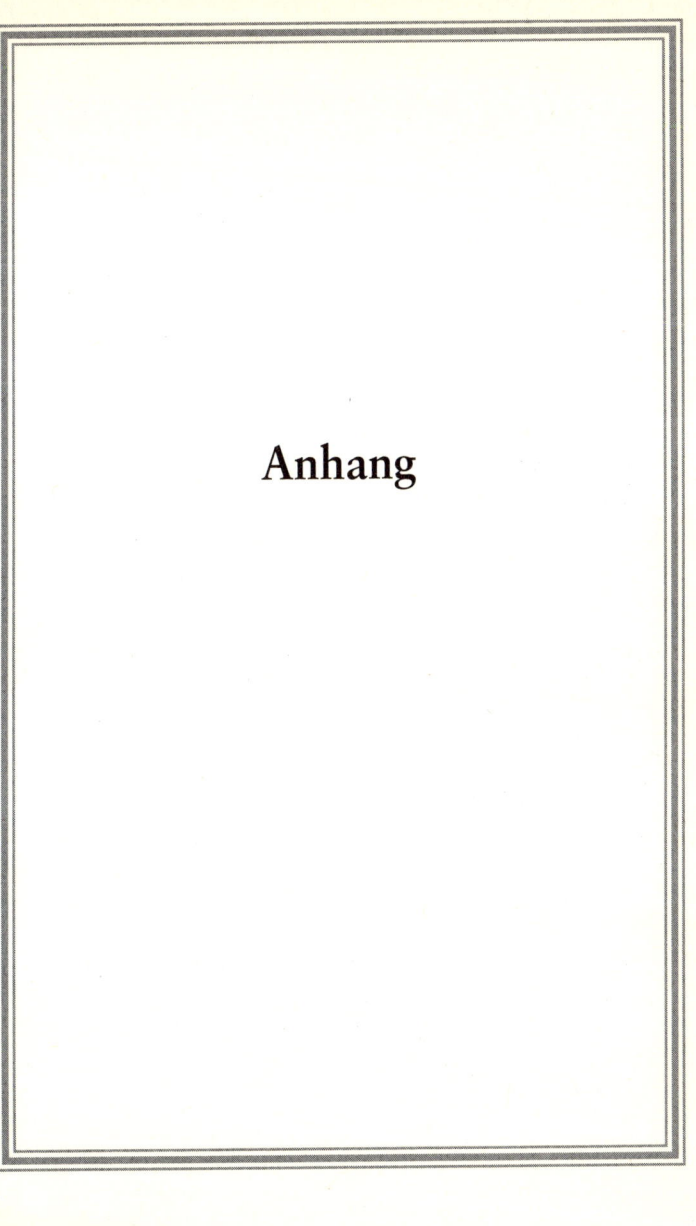

Anhang

Medizinische Diagnosen
bei Rückenschmerzen

Die Krankengeschichte

Auch wenn die Leute oft meinen, die körperliche Untersuchung und diagnostische Testverfahren seien bei Rückenschmerzen der wichtigste Teil ihres Arztbesuches, gewinnen Mediziner gewöhnlich mehr Erkenntnisse, wenn sie sorgfältig die Krankengeschichte aufnehmen. Nach folgenden Punkten sollte Ihr Arzt Sie fragen: sonstige Krankheiten, wie die Schmerzen begonnen haben, ob die Schmerzen im Laufe der Zeit besser oder schlechter werden, weitere Symptome, die vielleicht auf ernstere Ursachen Ihrer Rückenschmerzen hinweisen, und welche diagnostischen Verfahren bereits durchgeführt wurden. Mit zunehmendem Alter (besonders wenn man über fünfzig ist) muss man eher damit rechnen, dass ernstere medizinische Probleme die Rückenschmerzen verursachen. Aus diesem Grund werden bei älteren Patienten oft mehr diagnostische Tests durchgeführt. Vergessen Sie jedoch nicht, dass auch bei älteren Menschen die Rückenschmerzen in den meisten Fällen durch Muskelverspannungen bedingt sind.

Der Arzt wird wissen wollen, wann die Schmerzen angefangen haben. Vielleicht haben Sie etwas gehoben, oder es hat bei einer leichten Drehung in Ihrem Rücken »plop« gemacht, und anschließend haben sich die Schmerzen während der nächsten paar Tage allmählich verschlimmert. Beides deutet gewöhnlich auf Muskelprobleme hin. Vielleicht hatten Sie auch einen Autounfall mit oder ohne Verletzung. Zwar sind die anschließenden Schmerzen oft auch muskulär bedingt, aber in diesem Fall wird der Arzt vielleicht vorsichtshalber Röntgenaufnahmen oder eine Computertomographie anordnen, um einen Knochenbruch auszuschließen. Manchmal kommen die Schmerzen auch allmählich ohne einen erkennbaren Anlass. Dann wird der Arzt verstärkt nach anderen Ursachen suchen. Aber auch in diesen Fällen handelt es sich meist um Muskelschmerzen.

Wichtig ist außerdem, wie lange Ihre Schmerzen schon anhalten. Akute Rückenschmerzen bessern sich meist von selbst wieder. Gewöhnlich führen die Ärzte nur wenige Tests durch, wenn die Schmerzen nicht länger als einen Monat bestehen und bei der Untersuchung und Amamnese keine außergewöhnlichen Verdachtsmomente auftauchen.

Wenn die Schmerzen seit mehr als einem Monat anhalten, sind vielleicht weitere Untersuchungen erforderlich, vor allem, wenn die Schmerzen ständig schlimmer werden. Andererseits sind Schmerzen, die länger als ein Jahr anhalten und sich gelegentlich in der Intensität verändern, fast immer muskulär bedingt. Die meisten anderen Probleme haben sich in einem solchen Zeitraum gebessert oder verschlimmert. Einige Formen von Arthritis können ebenfalls lang anhaltende Rückenschmerzen auslösen, sind aber leicht zu identifizieren, weil arthritische Schmerzen gewöhnlich gut auf Medikamente reagieren, während Muskelschmerzen das im Allgemeinen nicht tun.

Die Schmerzen sollten genau lokalisiert werden, weil beispielsweise Schmerzen, die mehr im Bein als im Rücken liegen, bisweilen auf ein Bandscheibenproblem hinweisen können. Das kann aber auch irreführend sein, weil Muskelverspannungen sehr häufig Ischiasschmerzen verursachen, die ins Bein ausstrahlen. Wenn die Muskeln im Gesäß verspannt sind, können sie den Druck auf den Ischiasnerv oder den Blutstrom zu den

Nerven in unseren Beinen vorübergehend erhöhen. Dies führt zu Schmerzen oder Taubheit im Bein, obwohl es die Nerven in keiner Weise schädigt. Auch wenn Ärzte und Laien häufig meinen, Ischiasschmerzen würden durch einen eingeklemmten Nerv im Rücken ausgelöst, werden sie weit häufiger durch verspannte Muskeln verursacht.

Die Art und Weise, wie die Schmerzen ausstrahlen (oder wandern), kann ebenfalls Hinweise auf die Ursache geben. Schmerzen, die vom Rücken direkt in den Bauch ausstrahlen, können beispielsweise auf Probleme mit der Gallenblase oder der Bauchspeicheldrüse hindeuten. Schmerzen, die vom Rücken ins Bein ausstrahlen, können verschiedene Ursachen haben. Schmerzen, die in die Hoden oder die Vagina ausstrahlen, sind wahrscheinlich eher durch einen Bandscheibenvorfall bedingt.

Ebenfalls wichtig sind Taubheitsgefühle. Sie können ein sehr Furcht erregendes Symptom sein, weil man dabei schnell die Vorstellung hat, man könnte zum Krüppel werden. Oft gehen Leute, die schon länger Rückenschmerzen haben, dann zum Arzt oder beginnen ihre Aktivitäten einzuschränken, wenn zusätzlich zu den Schmerzen Taubheitsgefühle auftreten. Auch wenn Taubheit *möglicherweise* auf eine ernste Erkrankung hindeuten *kann,* wird sie häufig ebenfalls durch Muskelverspannungen hervorgerufen. Natürlich sollten Sie mit Ihrem Arzt darüber sprechen, aber beunruhigen Sie sich nicht, denn die Sache ist meist harmlos. Leider ist vielen Ärzten nicht klar, dass verspannte Muskeln Taubheitsgefühle verursachen können.

Ebenfalls von Bedeutung ist Ihr allgemeiner Gesundheitszustand. Dazu gehören: andere medizinische Probleme, Medikamente, die Sie vielleicht einnehmen sowie eine eventuelle Schwangerschaft. Ihr Arzt sollte Sie nach den in Kapitel vier aufgeführten Warnzeichen fragen. Außerdem wird er vielleicht wissen wollen, ob Lungen, Herz, Blase, Nieren und Därme in Ordnung sind und ob Sie im Beruf oder in der Freizeit besonderen gesundheitlichen Risiken ausgesetzt sind.

Die körperliche Untersuchung

Die allgemeine körperliche Untersuchung ist zwar im Hinblick auf die Schmerzursache meist wenig aufschlussreich, aber Ihr Arzt kann prüfen, ob strukturelle Anomalien vorliegen; er kann den Zustand von Lunge, Herz und Bauchorganen untersuchen sowie die Durchblutung der Beine testen. Wenn sich dabei im Zusammenhang mit der Krankengeschichte Hinweise auf andere Krankheiten ergeben, werden weitere Untersuchungen erforderlich. Vielleicht prüft Ihr Arzt auch, wie weit Sie sich vorwärts, rückwärts und zur Seite beugen können. Wenn Sie seit langem unter Schmerzen leiden, ist Ihre Beweglichkeit wahrscheinlich sehr eingeschränkt. Häufig wird auch getestet, wie weit Sie das ausgestreckte Bein heben können. Wenn dabei Schmerzen ins Bein ausstrahlen, kann das auf eine Nervenbeteiligung hinweisen. Sitzt der Schmerz hinter dem Knie, ist das gewöhnlich ein Hinweis auf verspannte Muskeln. Zu den wichtigsten Teilen der körperlichen Untersuchung gehört ein Test der Muskelkraft. Viele Leute mit chronischen Schmerzen und eingeschränkten Aktivitäten sind etwas geschwächt und häufig müde. Ausgeprägte Schwäche kann auf einen Nervenschaden oder andere Krankheiten hindeuten. Wenn Sie häufig Gegenstände fallen lassen, selbst wenn Sie keine Schmerzen haben, wenn Ihnen das Aufstehen vom Stuhl schwer fällt, wenn Sie oft stolpern und stürzen oder sich mit der Fußspitze im Teppich oder kleinen Unebenheiten verfangen, weist das eher auf eine neurologisch bedingte Muskelschwäche hin als auf eine Schwächung, die durch Passivität und Schonhaltung verursacht ist.

Der Arzt prüft außerdem die Reflexe, gewöhnlich am Knie und am Fußgelenk. Unterschiedliche Reaktionen des rechten und linken Beins können einen Hinweis darauf liefern, dass eine Nervenwurzel gequetscht wird. Der Arzt kratzt gewöhnlich auch über die Fußsohle. Dabei kann eine anormale Reaktion bedeuten, dass ein Nervenproblem vorliegt.

Bei der Untersuchung auf Nervenschäden geht es darum, ob Sie einen Nadeleinstich oder die Vibration einer Stimmgabel wahrnehmen können. Wenn die Schmerzen durch verspannte Muskeln hervorgerufen werden, ist bisweilen die Empfindungsfähigkeit im gesamten Arm oder Bein eingeschränkt; gelegentlich sind auch Arm *und* Bein einer Körperseite betroffen. Ein guter Arzt, der sich mit Muskelschmerzen auskennt, kann Ihnen gewöhnlich sagen, ob die veränderte Empfindungsfähigkeit auf einen Nervenschaden schließen lässt.

Eine sorgfältige Untersuchung der Muskeln kann ebenfalls helfen, »Triggerpunkte« oder »empfindliche« Punkte zu identifizieren. Das sind Stellen an bestimmten Muskeln, die besonders sensibel auf Druck reagieren. Die Empfindlichkeit bestimmter Muskelteile ist eine große Hilfe bei der korrekten Diagnose muskulär bedingter Schmerzen.

Diagnostische Testverfahren

Diagnostische Tests können sehr nützlich sein, bestimmte Krankheiten als Ursache chronischer Rückenschmerzen auszuschließen. Aber manchmal sind sie auch irreführend.

Biochemische Tests

Blutuntersuchungen: Verschiedene Blutuntersuchungen wie das Blutbild (Auszählen der Blutkörperchen), die Blutsenkung (Senkungsgeschwindigkeit der roten Blutkörperchen) und andere werden routinemäßig durchgeführt, um auszuschließen, dass ernste Krankheiten die chronischen Rückenschmerzen verursachen oder dazu beitragen.

Urinuntersuchungen: Viele Krankheiten des Harntraktes können akute oder chronische Rückenschmerzen verursachen. Dazu gehören Nierensteine, Harnwegsinfektionen, Blockaden oder Tumoren. Wenn solche Probleme vorliegen, zeigen die Ergebnisse der Urinuntersuchung meist abweichende Werte.

Bildgebende Verfahren

Röntgenaufnahmen: Sie eignen sich gut, um das Knochengerüst der Wirbelsäule abzubilden. Man erkennt darauf Knochenbrüche, Arthritis, verschobene Wirbel und einige Tumoren. *Nicht* sehr gut zu erkennen sind dagegen weiche Gewebe (wie Muskeln, Gelenkknorpel und Bandscheiben); Infektionen, Frühstadien von Tumoren oder andere medizinische Probleme sind auf den Röntgenbildern ebenfalls *nicht* zu sehen. Darum eignen sich Röntgenaufnahmen nicht zur Diagnose akuter Rückenschmerzen, die durch Muskelprobleme verursacht werden. Sie können jedoch nach einer körperlichen Verletzung eingesetzt werden oder wenn die Rückenschmerzen anhalten.

Computertomographie: Die Bilder werden durch modifizierte Röntgenstrahlen erzeugt. Man verwendet Röntgenstrahlen, verstärkt das Signal jedoch durch den Einsatz von Computern und kann dadurch sehr klare Bilder erzeugen. Das Verfahren ist besonders zweckmäßig, wenn man nach Ursachen für Knochenschäden sucht. Die Bilder zeigen mehr vom weichen Gewebe als einfache Röntgenaufnahmen, sind aber nicht so aussagefähig wie eine Magnetresonanztomographie.

Magnetresonanztomographie: Sie wird relativ häufig angeordnet und eignet sich hervorragend zur Abbildung von Bandscheiben, Tumoren, Infektionen oder Schäden der Wirbelsäule. Die bemerkenswert klaren und detaillierten Bilder können bei der Diagnose von Rückenschmerzen manchmal für Probleme sorgen, weil man unwichtigen Anomalien dabei oft eine zu große Bedeutung zuschreibt. Es bestehen gute Aussichten, etwas zu finden, das erschreckend klingt (beispielsweise eine degenerierte Bandscheibe), aber in Wirklichkeit nichts mit den Rückenproblemen zu tun hat. Viele dieser vermeintlichen Anomalien sind normale anatomische Variationen, so wie verschiedene Augenfarben oder Nasenformen.

Diskographie (Bandscheibendarstellung): Die Bandscheibe hat eine feste äußere Hülle, die man als Anulus fibrosus bezeichnet, sowie einen etwas weicheren Kern, der Nucleus pulposus genannt wird. Bei der Untersuchung wird eine farbige Flüssigkeit in die Bandscheibe gespritzt, um festzustellen, ob Risse im Anulus vorliegen. Der Nutzen dieser Untersuchung ist stark umstritten, da solche Risse ebenso wie Bandscheibenvorfälle auch bei Leuten ohne Rückenschmerzen festzustellen sind.

Knochenszintigraphie: Bei dieser Untersuchung werden radioaktiv markierte Stoffe in die Blutbahn gespritzt. So kann man die Umbauaktivität im Knochen sichtbar machen und Anomalien wie Infektionen, Tumoren und Arthritis erkennen. Wenn der Test negativ ausfällt, sind viele ernste Ursachen für Rückenschmerzen ziemlich unwahrscheinlich.

Knochendichtemessung: Dieser Test wird zur Diagnose von Osteoporose (Schwund von Knochengewebe) eingesetzt. Bei der Diagnose von Kreuzschmerzen wird er gewöhnlich nicht durchgeführt, sofern nicht ein Knochenbruch vorliegt. Die Untersuchung kann wichtig sein, da Patienten mit Osteoporose nicht schwer heben und sich nur begrenzt nach vorne beugen sollten.

Myeolographie: Bei dieser Untersuchung wird radioaktives Kontrastmittel um die Wirbelsäule herum gespritzt. Früher war dies die einzige Möglichkeit, um den Wirbelkanal und die Nervenwurzeln sichtbar zu machen. Da mit dem Verfahren jedoch gewisse Risiken verbunden sind, zieht man andere Techniken vor, vor allem die Magnetresonanztomographie. Aber gelegentlich kann eine Myeolographie immer noch sinnvoll sein.

Intravenöse Urographie: Dieser radiologische Nierenfunktionstest wird gewöhnlich eingesetzt, um nach Nierentumoren oder anderen Blockaden der Harnwege zu suchen.

Elektromyographie

Anders als die bildgebenden Verfahren, die Strukturen darstellen, gibt dieser Test Auskunft über die Funktion von Nerven und Muskeln. Die Untersuchung ist ziemlich kompliziert, und die Aussagefähigkeit hängt stark davon ab, wie geschickt der/die Untersuchende ist. Deshalb empfehlen wir, den Test bei einem Arzt durchführen zu lassen, der über eine entsprechende Ausbildung und praktische Erfahrungen verfügt.

Die bisweilen unangenehme Untersuchung kann helfen, die Schmerzursachen zu identifizieren. Während die bildgebenden Verfahren zeigen, dass auch Menschen ohne Rückenschmerzen Bandscheibenprobleme haben, findet man bei der Elektromyographie nur selten Anomalien bei Patienten, die nicht unter irgendwelchen Beschwerden oder Krankheiten leiden. In unserer Praxis haben wir festgestellt, dass die Untersuchung eine gute Hilfe sein kann, wenn man die Leute überzeugen will, dass ihre Schmerzen tatsächlich nichts mit einem Defekt der Wirbelsäule zu tun haben. Diese und andere Testverfahren helfen zwar, ernste Krankheiten auszuschließen, aber es gibt leider keinen objektiven Nachweis, dass chronische Rückenschmerzen tatsächlich durch Muskelverspannungen verursacht werden. Eine exakte Diagnose hängt vom Können und der Erfahrung Ihres Arztes ab.

Diagnosen bei chronischen Rückenschmerzen

Obwohl sie äußerst komplex sind, kann man die relevanten medizinischen Diagnosen je nach den zu Grunde liegenden Ursachen in drei große Gruppen einteilen.

Ernste Krankheiten und medizinische Störungen

Zu dieser Kategorie gehören zahlreiche Beschwerdebilder: rheumatoide Arthritis, Bechterew-Krankheit (Spondylitis ankylopoetica), Infektionen, Tumore, Risse in einem Aneurysma (Ausbuchtung) der Hauptschlagader, Nierensteine und Osteoporose. Auch wenn diese und andere ernste Erkrankungen wirklich selten die Ursache chronischer Rückenschmerzen sind, kommen sie doch vor, und das ist der Hauptgrund, warum eine gründliche und kompetente medizinische Untersuchung *unverzichtbar* ist, bevor Sie mit unserem Selbsthilfeprogramm beginnen. Es geht hier um grundlegende Gesundheitsstörungen, bei denen es nicht ratsam ist, auf eigene Faust ein Bewegungsprogramm durchzuführen. Stattdessen brauchen die Patienten in den meisten Fällen ein ärztlich überwachtes Übungsprogramm, oder sie müssen völlig darauf verzichten.

Ernste, behandlungsbedürftige strukturelle Defekte

In diese Kategorie gehören Verletzungen, Knochenbrüche, einige schwere Fälle von Skoliose, schwere spinale Stenosen sowie verschiedene andere Defekte. In einigen Fällen verschlechtert sich der Gesundheitszustand stetig, und es kommt ohne eine angemessene Behandlung oder Operation zu schweren Körperbehinderungen oder strukturellen Wirbelsäulenschäden.

Solche Krankheiten treten aber ebenfalls nur selten auf, Auch hier sollte ein eventuelles Übungsprogramm ärztlich überwacht werden.

Schwere Skoliose: Die gewöhnliche Skoliose (übermäßige Krümmung der Wirbelsäule) ist eher geringfügig, und die Betroffenen leiden nicht häufiger unter Rückenschmerzen als der Rest der Bevölkerung. Wenn die Skoliose jedoch ausgeprägt ist (eine Krümmung von mehr als dreißig Grad), können sich daraus andere Probleme ergeben, welche die Konsultation eines Wirbelsäulen-Spezialisten erforderlich machen.

Spondylolisthese: In diesem Fall reiben sich zwei Wirbel aneinander. Eine leichte Spondylolisthese findet man gelegentlich auch bei Leuten, die überhaupt keine Rückenschmerzen haben. Hier sind keine besonderen Behandlungen oder Vorsichtsmaßnahmen erforderlich. In schweren Fällen kann jedoch eine Operation oder ein Stützkorsett nötig sein, um Schäden an der Wirbelsäule zu verhindern.

Frakturen: Eine Vielzahl von Knochenbrüchen erfordert operative Eingriffe oder Ruhigstellung.

Spinale Stenose: Bei einer spinalen Stenose ist der Wirbelkanal verengt. Das kann, besonders beim Gehen, zu Schmerzen in den Beinen führen. Hier ist bisweilen eine Operation erforderlich, um dem Wirbelkanal genug Raum zu schaffen. In vielen Fällen reagiert die spinale Stenose aber auch hervorragend auf ein Übungsprogramm. Die Operation sollte jenen Patienten vorbehalten bleiben, die unter zunehmender Schwäche leiden, oder den seltenen Fällen, wenn die Schmerzen nicht auf eine intensive Physiotherapie reagieren. Falls bildgebende Verfahren eine spinale Stenose zeigen, muss es nicht unbedingt einen Zusammenhang zu den Rückenschmerzen des betroffenen Patienten geben – gelegentlich findet man auch bei Leuten, die keine Schmerzen haben, eine Verengung des Wirbelkanals.

Muskulär bedingte Rückenschmerzen

Diese Kategorie betrifft die überwältigende Mehrzahl von Leuten, die unter chronischen Rückenschmerzen leiden, und ist das Hauptziel unseres Selbsthilfeprogramms. Muskulär bedingte Rückenschmerzen bezeichnet man bisweilen auch als unspezifische Rückenschmerzen oder myofasziale Schmerzen. Bei den betroffenen Patienten lautet die Diagnose vielleicht Fibromyalgie, Verrenkung im Bereich der Lendenwirbelsäule, iliosakrale Dysfunktion, degenerative Arthritis, Bandscheibenvorwölbung, degenerierte Bandscheiben, Subluxationen, Dysfunktion des Wirbelgelenks etc. – hier gibt es noch eine Vielzahl anderer Etikettierungen. Oft sind auch die Schmerzen bei einem diagnostizierten Bandscheibenvorfall in Wirklichkeit durch Muskelverspannungen bedingt.

Bei den betroffenen Patienten kann eine strukturelle Anomalie vorliegen oder auch nicht. Aber auch wenn eine Anomalie vorliegt, ist sie meist nicht behandlungsbedürftig und wird sich unbehandelt nicht verschlimmern. Mit anderen Worten, es muss keinen Zusammenhang zwischen dieser Anomalie und den Rückenschmerzen geben. Bei solchen Diagnosen geht es selten um ernste medizinische Probleme. Die Schmerzen solcher »Krankheiten« sind fast immer auf Muskelverspannungen, schlechte körperliche Kondition und psychische Konditionierung zurückzuführen. In den meisten Fällen brauchen Sie auf Grund solcher Diagnosen Ihre Aktivitäten nicht einzuschränken, und körperliche Bewegung bildet einen wichtigen Teil der Behandlung.

Myofasziale Schmerzen: Diese Diagnose besagt, dass die Schmerzen ihren Ursprung in bestimmten Muskeln haben. Dabei steht »myo« für »Muskel«, und »faszial« bezieht sich auf die Faszien, das sind Bindegewebsstellen von Körperstrukturen, in diesem Falle von Muskeln. Myofasziale Schmerzen lassen sich durch Abtasten (Druck auf die Muskeln) in verschiedenen Körperzonen feststellen und lokalisieren. Indem man die Muskeln oder Muskelbereiche, die besonders empfindlich sind, genau identifiziert, kann man ein exakt darauf zugeschnittenes Bewegungsprogramm zusammenstellen, das eine optimale Schmerzlinderung bewirkt. Häufig lassen sich die Schmerzempfindungen, Taubheit oder Prickeln durch einen festen Druck auf bestimmte Muskeln reproduzieren. Für den Patienten kann es sehr beruhigend sein, zu wissen, woher die Schmerzen kommen und dass keine Schädigung der Nerven vorliegt.

Bandscheibenprobleme: Dazu gehört eine ganze Gruppe von Diagnosen. In vielen Fällen haben die Rückenschmerzen nicht den geringsten Bezug zu der geschädigten Bandscheibe. Weil diese Diagnosen so häufig vorkommen, und weil sich so viele Leute darüber Sorgen machen, wollen wir sie hier etwas genauer erörtern.

Die *degenerative Bandscheibenerkrankung* bezieht sich auf normale Veränderungen in Bandscheiben. Mit zunehmendem Alter verlieren die Bandscheiben einen Teil ihrer Feuchtigkeit und Elastizität. Die Zwischenräume zwischen den Wirbeln können sich dadurch verringern. Die Bandscheiben selbst sind auf dem Röntgenbild nicht zu sehen, aber aus dem Abstand zwischen den Wirbeln kann man auf ihren Zustand schließen. Bei der Magnetresonanztomographie erkennt man auch den Wassergehalt der Bandscheiben. Die degenerative Bandscheibenerkrankung ist weit verbreitet, verursacht aber im Allgemeinen keine Rückenschmerzen. Wenn also degenerierte Bandscheiben gefunden werden, ist es ziemlich unwahrscheinlich, dass sie die Ursache der Schmerzen sind. Die Diagnose klingt für viele Leute jedoch schlimm und beschwört oft Bilder von allmählicher Verschlechterung und körperlicher Behinderung herauf. Die Degeneration von Bandscheiben betrachtet man am besten als belanglosen Teil des normalen Alterungsprozesses.

Bandscheibenvorwölbung lautet eine weitere Diagnose, die oft Sorgen bereitet, aber gewöhnlich keine Bedeutung hat. Gemeint ist damit, dass eine Bandscheibe über den knöchernen Teil der Wirbelsäule hinausragt. Über sechzig Prozent der Menschen ohne Rückenschmerzen haben solche oder ähnliche Anomalien der Bandscheiben.

Bandscheibenbedingte Rückenschmerzen und Risse im Anulus sollen aussagen, dass eine Bandscheibe einen oberflächlichen Riss hat, ohne dass wasserhaltiges Material aus dem Inneren ausgetreten ist. Obwohl wir wissen, dass Bandscheiben Schmerzen verursachen können, hat sich gezeigt, dass solche Risse bei Leuten mit und ohne Rückenschmerzen gleich häufig auftreten.

Bandscheibenvorfall ist eine Diagnose, die eine wirkliche, aber seltene Ursache von Rückenschmerzen bezeichnen kann. Diese Diagnose wird jedoch viel zu oft gestellt und basiert häufig primär auf den Ergebnissen einer Magnetresonanztomographie oder Computertomographie oder auf dem Befund, dass die Schmerzen ins Bein ausstrahlen. Aber auch bei Leuten, die keine Rückenschmerzen haben, zeigt sich bei der Magnetresonanztomographie oft ein Bandscheibenvorfall. Symptome oder Untersuchungsergebnisse, die mit einem Bandscheibenvorfall übereinstimmen, sind u.a.: Schmerzen im Bein, die deutlich stärker sind als im Rücken, Verlust der Empfindungsfähigkeit in bestimmten Bereichen, Verlust der normalen Reflexe, Nachlassen der Kraft, verstärkte Schmerzen beim Husten, Niesen und Stuhlgang, Schmerzen, die bei einem speziellen Test der Gelenkigkeit ins Bein ausstrahlen, das dann brennt oder wehtut. Wenn mehrere dieser Symptome fehlen, können Sie zwar immer noch einen Bandscheibenvorfall haben, aber es ist dann unwahrscheinlich, dass dieser Ihre Rückenschmerzen verursacht.

Leider gehen viele Ärzte davon aus, dass Ischiasschmerzen (die ins Bein ziehen) immer durch Bandscheibenprobleme verursacht werden. Es ist sehr wichtig, sich klarzumachen, dass die

meisten Ischiasbeschwerden, wie auch die meisten Rückenschmerzen, durch Muskelverspannungen hervorgerufen werden. Die Nerven, welche für die Schmerzempfindungen in den
Beinen verantwortlich sind, laufen an vielen Muskeln im Gesäß
und in den Beinen entlang. Verspannungen und eine schlechte
Durchblutung dieser Muskeln können leicht zu Schmerzen,
Prickeln oder Taubheitsgefühlen in den Beinen oder Füßen führen. Das Auffinden der Triggerpunkte, welche die Schmerzen
im Bein reproduzieren können, wirkt auf die Patienten manchmal sehr beruhigend und kann der erste Schritt zur Genesung
sein. Bei den meisten unserer Patienten, bei denen die ursprüngliche Diagnose gelautet hatte, ihre Schmerzen seien durch Bandscheibenprobleme verursacht, konnten wir feststellen, dass ihre
Schmerzen muskulär bedingt waren.

Fibromyalgie: Zu diesem Beschwerdebild gehören chronische Schmerzen in mehr als einem Bereich des Körpers sowie
eine zunehmende Druckempfindlichkeit bestimmter Punkte.
Die Betroffenen klagen oft darüber, dass sie sich allgemein
schlecht und schlapp fühlen und Schlafprobleme haben. Zu
den herausragenden Symptomen gehören oft Schmerzen im
Kreuz oder im Nacken, obwohl die Patienten auch in vielen anderen Körperteilen unter Schmerzen leiden. Da diese Schmerzen muskulär bedingt sind, können sie mit unserem Selbsthilfeprogramm behandelt werden.

Zerrungen im Bereich der Lendenwirbelsäule: Dies ist eine
weit gefasste Diagnose, die gewöhnlich darauf hinweist, dass
keine strukturellen Rückenprobleme vorliegen. Der Ausdruck
als solcher ist etwas irreführend, weil man gewöhnlich erwar-
tet, dass sich eine Zerrung in relativ kurzer Zeit wieder bessert,
während sich die Diagnose hier auf chronische Rückenschmerzen bezieht.

Arthritis: Mit dieser Diagnose verhält es sich ähnlich wie mit
der Bandscheiben-Degeneration. Arthritis bedeutet, dass ein
Gelenk entzündet ist, was gewöhnlich mit Schmerzen und

strukturellen Veränderungen einhergeht. Strukturelle Veränderungen der Wirbelsäule findet man sehr häufig auf Röntgenbildern, vor allem bei älteren Patienten. Vielfach haben die Betroffenen jedoch keine Rückenschmerzen, auch wenn man auf dem Röntgenbild eine Arthritis sieht. Es gibt Fälle, in denen die Arthritis tatsächlich Rückenschmerzen hervorruft, aber sie sind wesentlich seltener, als viele Ärzte meinen. Diese ungewöhnlichen Fälle reagieren in der Regel *gut* auf Medikamente, bestimmte Bewegungen lösen *immer* Schmerzen aus, und Ruhe bringt im allgemeinen Linderung. Bei der Behandlung muskulär bedingter Schmerzen helfen Medikamente im Allgemeinen jedoch nicht, bestimmte Bewegungen lösen nicht immer Schmerzen aus, und Ruhe bringt keine Erleichterung.

Rheumatoide Arthritis, »echtes Rheuma«, erfordert im Allgemeinen etwas mehr Vorsicht bei den Übungen als andere Formen, denn sie kann zu beträchtlichen Veränderungen in den Gelenken führen und gefährdet die Stabilität. Ihr Arzt sollte problemlos feststellen können, an welcher Art von Arthritis Sie leiden.

Iliosakrale Dysfunktion: Dies ist eine Diagnose, die Physiotherapeuten, Chiropraktiker und Osteopathen verwenden, und sie bezeichnet eine Fehlstellung des Beckens. Die Überzeugung, dass eine solche Fehlstellung zu Rückenschmerzen führen kann, ist unter diesen Therapeuten weit verbreitet. Es gibt Behandlungsformen, die vollständig auf dieser Vorstellung basieren. Doch einige Therapiekonzepte sind im Hinblick auf die Schmerzlinderung nachweislich nicht effektiver als ein Placebo. Die Fehlstellung beruht gewöhnlich auf Muskelverspannungen.

Subluxation: Mit diesem Ausdruck bezeichnen Chiropraktiker gewöhnlich das, was sie für die Wurzel vieler Rückenschmerzen halten. Sie glauben, dass leichte Fehlstellungen (»Verrenkung«) der Wirbelsäule viele Probleme verursachen, wozu auch Schmerzen und viele andere körperliche Funktionsstörungen gehören. Viele Behandlungen zielen darauf ab, diese Fehlstellungen zu korrigieren. Die betreffenden Theorien sind sehr umstritten und es gibt, wie auch bei vielen anderen Theorien über die Ursachen von Rückenschmerzen, kaum Forschungsergebnisse, die sie bestätigen.

Medizinische Behandlung von Rückenschmerzen

Es gibt erstaunlich viele Behandlungsmöglichkeiten bei Rückenschmerzen. Leider kann das dazu führen, dass man von den Optionen überwältigt ist, weil man nicht weiß, welche Behandlungsform die beste ist. Viele Leute fühlen sich frustriert angesichts der unterschiedlichen Aussagen, auf welche Weise ihre Beschwerden am wirkungsvollsten gelindert werden könnten. Die große Vielfalt der Behandlungsmöglichkeiten kann einem auch die Entscheidung erschweren, wann man eine Behandlung abbrechen und es mit einer anderen versuchen sollte.

Die beste Erklärung für diese zahlreichen Alternativen ist die, dass die meisten Ansätze (auch der Verzicht auf jede Form von Behandlung) recht häufig helfen, aber keine in jedem Fall. Ein führender Wissenschaftler kam im »New England Journal of Medicine« zu dem Schluss, dass Ärzte und Patienten bei der Behandlung von Rückenschmerzen oft »reihenweise bestimmten Modeerscheinungen zum Opfer fallen«, die zu erheblichen unnötigen Schmerzen und Kosten führen. Viele Behandlungen können insofern Schaden anrichten, als sie häufig die irrige Vorstellung stützen, dass es eine konkrete Arznei gegen die Schmerzen geben könnte, statt zu betonen, dass man seine Einstellung und sein Verhalten ändern muss, um echte Fortschritte zu machen.

Medikamente

Viele verschiedene Medikamente werden zur Behandlung akuter und chronischer Rückenschmerzen eingesetzt, obwohl ihre Wirksamkeit häufig nicht wissenschaftlich nachgewiesen ist. Zwar kann der Einsatz von Medikamenten gelegentlich sinnvoll sein, aber die meisten Ärzte verordnen sie wahrscheinlich zu oft.

Man sollte deshalb kritisch hinterfragen, ob man wirklich Medikamente nehmen will. Viel Präparate beeinträchtigen das Denken, stören den Schlaf, verschlimmern Depressionen und machen uns körperlich abhängig.

Nicht-steroidale Entzündungshemmer: Diese verbreiteten Schmerzmittel werden häufig zur Behandlung von Rückenschmerzen eingesetzt. Sie verringern die Entzündung und lindern die Schmerzen. Vorübergehend eingenommen sind sie relativ ungefährlich, aber bei längerer Anwendung können sie ernste Nebenwirkungen haben. Sie lindern vielleicht die Schmerzen nach einer akuten Verletzung, aber wenn die Verletzung schon einige Zeit zurückliegt (mehr als zwei Wochen) oder bei chronischen Schmerzen sind sie nicht effektiv. Manche dieser Mittel wie Acetylsalicylsäure (ASS) und Ibuprofen sind nicht verschreibungspflichtig. Sie sollten aber trotzdem nicht über längere Zeit regelmäßig eingenommen werden.

Paracetamol: Dieses nicht verschreibungspflichtige Schmerzmittel ist bei bestimmungsgemäßem Gebrauch für die meisten Menschen ungefährlich. Es wirkt zwar nicht entzündungshemmend, lindert aber die Schmerzen und hat im Allgemeinen weniger Nebenwirkungen als die nicht-steroidalen Entzündungshemmer. Paracetamol ist zweckmäßig zur Behandlung akuter Schmerzen, kann bei Langzeiteinnahme aber zu Leber- und Nierenschäden führen. Das Mittel ist unter zahlreichen Handelsnamen auf dem Markt.

Muskelrelaxantien: Sie bewirken eine Erschlaffung und Entsperrung der Muskeln und werden häufig bei akuten Verletzungen eingesetzt. Sie sind in der Regel zwar ungefährlich, machen jedoch oft müde und wirken nur vorübergehend. Einige sind mit Antidepressiva verwandt. Bei Rückenschmerzen werden häufig zentral wirkende Mittel wie Muskel-Trancopal® eingesetzt. Die weiter unten beschriebenen Tranquilizer werden ebenfalls oft als Muskelrelaxantien verordnet.

Opiate: Diese starken Schmerzmittel werden seltener verschrieben, und es gibt erhebliche Unterschiede bezüglich der Art, wie sie bei der Behandlung von Rückenschmerzen genutzt werden. Ihre Wirkung bezieht sich nicht auf die von den Muskeln ausgesandten Nervensignale, sondern sie verändern die Art und Weise, wie Schmerzsignale im Gehirn wahrgenommen werden. Zweifellos sind sie die effektivsten Medikamente zur Behandlung akuter Schmerzen, aber sie haben den gravierenden Nachteil, dass sie körperliche und psychische Abhängigkeiten erzeugen. Wenn sie über längere Zeit genommen werden, führen sie erstens zur Gewöhnung, wobei die Dosis ständig erhöht werden muss, um denselben Effekt hervorzurufen, und sie machen zweitens süchtig, sodass es beim plötzlichen Absetzen zu Entzugssymptomen kommt. Die Tatsache, dass Drogensüchtige oft Rückenschmerzen vortäuschen, um ein Rezept für Opiate zu bekommen, hat dazu geführt, dass viele Ärzte es ablehnen, diese Medikamente bei Rückenschmerzen zu verordnen. Zu den typischen Mitteln gehören u.a. Dolantin®, Polamidon®, Fortral® und Tramal®. Aus unserer Sicht gibt es für diese Stoffe bei der Behandlung chronischer Rückenschmerzen keine Indikation, weil sie die Wiederaufnahme normaler Aktivitäten stören.

Antidepressiva: Diese Medikamente werden seit vielen Jahren zur Behandlung verschiedener psychischer und körperlicher Probleme eingesetzt, wozu schwere Depressionen und einige Fälle neurologisch verursachter Schmerzen gehören. Zur

Behandlung akuter Schmerzen scheinen sie nicht zweckmäßig zu sein, aber einige der älteren *trizyklischen Antidepressiva* wie Amitriptylin (z.B. Laroxyl®) und Nortriptylin (Nortrilen®) können in geringer Dosierung vielleicht chronische Schmerzen lindern. Ihre Effektivität ist jedoch recht unterschiedlich und scheint bei einigen Leuten im Laufe der Zeit nachzulassen. Zwar haben alle Antidepressiva Nebenwirkungen, aber diese sind bei den so genannten selektiven Serotonin-Wiederaufnahmehemmern wie Fluctin® deutlich geringer als bei den früher gängigen Mitteln. Im Einzelfall können auch andere antidepressive Wirkstoffe geeigneter sein. Manche Antidepressiva helfen außerdem gegen Schlaflosigkeit.

Tranquilizer: Die intensiven und anhaltenden Angstgefühle, die manchmal mit chronischen Rückenschmerzen einhergehen, können bisweilen durch Tranquilizer gemildert werden. Die Wirkstoffgruppe der Benzodiazepine (z. B. in Valium®, Librium®, Lexotanil®) lindert Angstgefühle, Muskelverspannungen und die Kampf-oder-Flucht-Reaktion vorübergehend sehr effektiv. Leider können diese Mittel auch unsere Aufmerksamkeit verringern, die Konzentration stören und zur Sucht führen. Viele Patienten, die solche Medikamente längere Zeit einnehmen, werden körperlich und psychisch abhängig davon. Das kann problematisch sein, weil ein häufiges Entzugssymptom der Benzodiazepine in einer Zunahme der Angstgefühle besteht, wodurch die Patienten natürlich versucht sind, mehr von den Medikamenten zu nehmen. Im Allgemeinen beschränkt man die Einnahme dieser Mittel am besten auf kurze Phasen von besonders starkem Stress oder benutzt sie zur kurzfristigen Behandlung von Schlaflosigkeit. Es kann schon beruhigend sein, sie für Notfälle zur Hand zu haben, denn dann weiß man, was man tun kann, wenn die Angstgefühle übermächtig werden.

Die unter den Antidepressiva genannten selektiven Serotonin-Wiederaufnahmehemmer machen nicht süchtig und können ebenfalls Ängste mildern, sogar Panikattacken. Außerdem gibt es noch andere Wirkstoffe wie Buspiron (Bespar®), die nicht süchtig machen und generelle Ängste verringern.

Zwar haben Medikamente ihren Platz bei der Behandlung ernster Angststörungen und sind während einer Krise durchaus nützlich, aber wir raten Ihnen davon ab, sie regelmäßig bei Ängsten einzusetzen, die in Verbindung mit chronischen Rückenschmerzen auftreten. Die meisten Betroffenen profitieren sehr viel mehr von Techniken, die darauf abzielen, die zu Grunde liegenden Emotionen zu identifizieren und sich allmählich den gefürchteten Situationen zu stellen. Ausdauertraining, Streckübungen und die Praxis der Achtsamkeit können vielen Leuten genauso gut helfen, mit ihren Ängsten fertig zu werden.

Injektionen

Epidurale Steroid-Injektionen: Sie werden häufig verabreicht, wenn es Hinweise auf ein Nervenwurzelsyndrom gibt. Dann werden dem Patienten Steroide (Cortisol) in den Rücken gespritzt, in der Nähe der Stelle, wo der Nerv vermutlich abgedrückt wird. Diese Spritzen dürfen ein- bis dreimal gegeben werden. Wenn die Schmerzen tatsächlich durch einen Bandscheibenvorfall verursacht werden, können die Injektionen vorübergehend Erleichterung bringen, aber auch dann ist eine nachdrückliche Wiederaufnahme körperlicher Aktivitäten erforderlich. Auch wir geben solche Injektionen gelegentlich zur vorübergehenden Schmerzlinderung, wenn wir überzeugt sind, dass ein Bandscheibenvorfall die Schmerzen verursacht. Wissenschaftliche Untersuchungen zur generellen Wirksamkeit epiduraler Steroid-Injektionen bei der Behandlung von Rückenschmerzen waren jedoch nicht ermutigend.

Injektionen in Triggerpunkte: Hier werden örtliche Betäubungsmittel von kurzer Wirkdauer an schmerzhaften Punkten in den Muskel injiziert. Das kann zu einer vorübergehenden Linderung der Muskelschmerzen führen und die Beweglichkeit der Muskeln verbessern; trotzdem scheinen die Injektionen als solche keine wirksame Behandlung darzustellen. Als Alternative zur sanften, vorübergehenden Schmerzlinderung empfehlen wir heiße oder kalte Auflagen und Streckübungen. Die Injektionen können hilfreich sein, wenn anschließend sofort Streckübungen durchgeführt werden, man sollte sie aber nur kurze Zeit anwenden. Wir setzen sie in unserer eigenen Praxis nicht ein.

Injektionen in die Gelenkfortsätze: Hier werden entweder Steroide oder örtliche Betäubungsmittel in die Gelenkfortsätze gespritzt, welche benachbarte Wirbel miteinander verbinden. Die Behandlung erfolgt bei einer diagnostizierten Arthritis dieser Gelenke. Häufig ist die Diagnose fragwürdig, weil der Zustand oft nur zufällig mit den Schmerzen zusammentrifft. Es können bis zu drei Injektionen durchgeführt werden, die aber mit einem körperlichen Rehabilitationsprogramm einhergehen sollten. In unserer eigenen Praxis setzen wie diese Injektionen sehr selten ein, da die Forschungsergebnisse im Hinblick auf die Wirksamkeit wenig ermutigend sind.

Operationen

Bei Rückenschmerzen gibt es zahlreiche Operationsmöglichkeiten. Zwar sind Operationen nur selten erforderlich, aber eine sorgfältige Diagnose ist sehr wichtig, denn es gibt ein leider sehr verbreitetes Problem, das *Syndrom einer erfolglosen Rückenoperation.* Gemeint sind damit Patienten, die auch nach einer oder mehreren Operationen weiterhin starke Schmerzen haben. Viele Chirurgen behaupten, die Chancen für eine erfolgreiche Rückenoperation stünden nur fünfzig zu fünfzig. Die schlechten und nicht vorhersagbaren Operationsergebnisse sind für alle Beteiligten und Betroffenen frustrierend und zeigen deutlich, dass bei vielen Patienten routinemäßig Operationen durchgeführt werden, die wahrscheinlich nutzlos sind.

Bandscheibenoperationen: In dem unwahrscheinlichen Fall, dass ein Bandscheibenvorfall tatsächlich die Ursache der Schmerzen ist, kann eine Operation zur baldigen Besserung führen. Aber vielleicht sollten Sie doch einfach abwarten, denn die durch Bandscheibenvorfälle verursachten Schmerzen bessern sich gewöhnlich auch ohne Operation. Das ist sogar bei schweren Bandscheibenvorfällen möglich. Die typische Operation in diesem Fall bezeichnet man als *Diskektomie*. Es ist wichtig, sich klarzumachen, dass abgesehen von seltenen ernsten Problemen wie dem *Kaudasyndrom*, das zu einer Störung der Blasen- und Darmfunktion führt, eine Bandscheibenoperation nicht unverzüglich durchgeführt werden muss. Fast immer hat man reichlich Zeit, es erst einmal mit anderen Methoden zu versuchen.

Spinalfusionen: Hier handelt es sich um eine größere Operation, bei der Teile des Beckenknochens in die Wirbelsäule eingesetzt werden, um ihr eine festere Struktur zu geben. Bisweilen bietet man Patienten mit Rückenschmerzen dieses Verfahren an. Leider gibt es kaum Beweise dafür, dass die Wirkung besser ist als bei einem Placebo. Komplikationen treten zwar selten auf, können aber verheerend sein, und die Kosten sind enorm. Wir raten zwar in seltenen Fällen einem Patienten zur Bandscheibenoperation, empfehlen aber so gut wie nie eine Spinalfusion.

Andere Behandlungen

Stützbandagen und Korsetts: Sie werden verordnet, um die Rückenmuskeln zu entlasten oder die angeblich schwache oder geschädigte Wirbelsäule zu schützen. Fast immer sind sie schädlich, weil sie die normale Beweglichkeit einschränken. Sie verschlimmern die Muskelschwäche und bestärken die Patienten in der Vorstellung, dass ihr Rücken geschädigt ist und geschützt werden muss.

TENS und PENS: TENS (transkutane elektrische Nervenstimulation) und neuerdings PENS (perkutane elektrische Nervenstimulation) werden oft zur Behandlung chronischer Schmerzen eingesetzt. Bei TENS werden winzige Elektroschocks über die Haut verabreicht, während PENS die Schocks über kleine Nadeln abgibt. Die Wirkung scheint in beiden Fällen darin zu bestehen, dass die Aufmerksamkeit von den Schmerzen abgelenkt wird. Zwar können diese Methoden uns vorübergehend von starken Schmerzen ablenken, aber sie tragen wenig dazu bei, die Muskelspannung zu verringern, welche die meisten chronischen Rückenschmerzen hervorbringt.

Heiße und kalte Auflagen: Sie werden häufig bei akuten Schmerzen empfohlen, und viele Patienten bestätigen ihre lindernde Wirkung. Für kurze Zeit können sie intensive Beschwerden mildern. Wärmflaschen, Heizkissen und kühlende Gelpackungen werden überall im Handel angeboten. Eine Packung Tiefkühlerbsen wirkt genauso gut. Wir empfehlen diese Maßnahmen Leuten, die zu Beginn ihres Übungsprogramms unter stärkeren Schmerzen leiden. Es ist dabei jedoch wichtig, sich nicht vorwiegend auf die Schmerzlinderung zu konzentrieren.

Physiotherapie: Die Physiotherapie bietet viele Möglichkeiten zur Behandlung akuter und chronischer Rückenschmerzen. Auf Grund klinischer Erfahrungen haben wir den Eindruck, dass eine sehr aggressive und aktive Therapie die Genesung von akuten Rückenschmerzen beschleunigen kann, obwohl dies nicht durch Forschungsergebnisse belegt ist. Bei der Behandlung chronischer Rückenschmerzen ist eine aggressive Therapie besonders wertvoll, vor allem, wenn Beweglichkeit oder Kraft geringer werden, und das ist *eindeutig* wissenschaftlich nachgewiesen. Jedes gute Bewegungsprogramm sollte Streckübungen, Krafttraining und Ausdauertraining beinhalten. Die *passive* Elektrostimulation, Wärme, Ultraschall oder Entlastung der Wirbelsäule durch manuellen Zug sind von manchen Physiotherapeuten praktizierte Verfahren, die bei der Behandlung akuter Rückenschmerzen zweckmäßig sein können, um in Verbindung mit aktiver körperlicher Bewegung vorübergehend die Schmerzen zu lindern. Für die Behandlung chronischer Schmerzen sind sie jedoch nicht sinnvoll.

Chiropraktische Behandlung: Chiropraktiker behandeln eine Vielzahl von Rückenbeschwerden mit Manipulationen der Wirbelsäule, wobei sie die Theorie vertreten, dass Fehlstellungen der Wirbelsäule viele Probleme verursachen. Sie glauben auch, dass einzelne Wirbel manuell wieder in die richtige Position gebracht werden können. Chiropraktische Behandlungen mögen bei akuten Rückenschmerzen helfen, sind jedoch bei chronischen Schmerzen nicht effektiv. Auch wenn die Behandlung einige Muskeln entspannen kann und Ihnen das Gefühl vermittelt, dass etwas getan wird, verstärken die meisten Chiropraktiker die kontraproduktive Vorstellung, dass eine strukturelles Wirbelsäulenproblem vorliegt. Zusätzlich raten viele Chiropraktiker von Aktivitäten ab, die Schmerzen verursachen.

Massage: Massage gleicht insofern der chiropraktischen Behandlung, als sie zu einer sofortigen Schmerzlinderung führen kann. Oft kehren die Schmerzen jedoch zurück, wenn die Massage nicht mit Streckübungen verbunden ist. Massagen haben den Vorteil, dass Sie Ihnen den Eindruck vermitteln können, wie es sich anfühlt, wenn Ihre Muskeln – zumindest vorübergehend – entspannt sind. Es gibt eine ganze Reihe verschiedener Massagetypen, aber keine wissenschaftlichen Belege dafür, dass einer den anderen überlegen ist.

Akupunktur: Dies ist eine alte asiatische Behandlungsform, bei der feine Nadeln in besondere Punkte am Körper gestochen werden. Manchen Leuten hilft sie, vorübergehend die Schmerzen zu lindern und Ängste abzubauen.

Adressen und Literaturhinweise

Zu Teil I –
Chronische Rückenschmerzen verstehen

**Medizinische Quellen mit weiteren Informationen
über Rückenschmerzen:**
Die Richtlinien der »Agency for Health Care Policy and Research« (AHCPR) sind eine sehr kompetente Abhandlung über die Diagnose und Behandlung akuter Rückenschmerzen mit einer ausführlichen Liste wissenschaftlicher Originalveröffentlichungen. Es gibt davon drei Varianten: einen vollständigen Leitfaden für die klinische Praxis mit der kompletten Liste der Veröffentlichungen, eine Kurzfassung für Therapeuten, die aber auch einen guten Überblick für interessierte Laien mit gewissen Hintergrundkenntnissen bietet, und einen Leitfaden für Patienten.

Sie finden diese Informationen im Internet unter
hhtp://text.nlm.nih.gov/ftrs/dbaccess/ahcpr

Sobald Sie diese Seite geöffnet haben, müssen Sie die freien Felder ausfüllen und »14. Acute Low Back Problems in Adults« wählen. Die Navigation ist ein wenig kompliziert, aber es lohnt sich.

Bigos S., Bowyer O., Braen G. et al.: Acute Low Problems in Adults. Clinical Practice Guideline No. 14. AHCPR Publication No. 95-0642. Rockville, MD: Agency for Health Care

279

Policy and Research, Public Health Service, U.S. Department of Health and Human Services. December 1994

Die gedruckten Richtlinien können Sie bestellen beim: Government Printing Office, Superintendent of Documents, Washington DC 20402. Tel. (202)-512-1800

Überblick über medizinische Diagnosen und Behandlungsmöglichkeiten von Rückenschmerzen

Sinel, M.S.; Deardorff, W.w.; Goldstein, T.B.: Win the battle against back pain: An integrated mind-body approach. New York, Dell 1996.

In diesem Buch finden Sie auch eine ausführliche Beschreibung des Aufbaus der Wirbelsäule.

Überblick über die wissenschaftliche Literatur zur Stressproblematik

Sapolsky, Robert M.: Warum Zebras keine Migräne kriegen. Wie Stress den Menschen krank macht. Piper 1996.

Weitere Bücher über die Auswirkungen von Stress mit dem Schwerpunkt auf Stressbewältigung:

Benson, H.; Klipper, M.Z.: The relaxation response. New York, Avon Books 2000.

Benson, Herbert: Heilung durch Glauben. Heyne 1998.

Borysenko, Joan: Die Kunst der inneren Wandlung (Nahrung für die Seele), Bauer 2000.

Domar, Alice: Gesunder Geist, gesunder Körper. Goldmann 1998.

Goleman, D.; Gurin, J. (ed): Mind and body medicine: How to use your mind for better health, vol. 1. Yonkers. New York, Consumer Reports Books 1993.

Ornstein, Robert E.: Das Gehirn, Schlüssel zur Gesundheit. VAK-Verlag 1995.

Vollständiger Überblick über den Placebo-Effekt:
Harrington, A. (ed): The placebo effect: An interdisciplinary exploration. Boston, Harvard University Press 1997.

Dr. John Sarno betrachtet chronische Rückenschmerzen als spannungsbedingte Störung. Er ist einer der Urheber dieses Behandlungsansatzes:
Sarno, John E.: Von Rückenschmerzen befreit. Wie der Geist den Körper heilt. Hugendubel 1996.
Sarno, John E.: The Mindbody prescription: Healing the body, healing the pain. New York, Warner Books 1998.

Zu Teil II –
Chronische Rückenschmerzen lindern

Arbeit mit Gefühlen der Wut in Beziehungen:
Lerner, Harriet Goldhor: Wohin mit meiner Wut? Neue Beziehungsmuster für Frauen. Kreuz-Verlag 1990.

Mehr Selbstvertrauen entwickeln:
Bower, Gordon H.: Vertrauen zu sich selbst gewinnen. Wie Sie sich selbst behaupten und mit anderen besser umgehen können. Herder 1999.

Tagebuch schreiben als Methode der Arbeit mit Emotionen:
Pennebaker, James W.: Sag, was dich bedrückt. Econ & List 1991.

Hilfe bei sexuellen Problemen:
Barbach, Lonnie Garfield: For Yourself. Ullstein 1999.
Zilbergeld, Bernie: Die neue Sexualität der Männer. Was Sie schon immer über Männer, Sex und Lust wissen wollten. DGVT-Verlag 2000.

Gute allgemeine Einführungen in die Meditationspraxis:
Kabat-Zin, Jon: Im Alltag Ruhe finden. Herder 1998.

Ein ausgezeichnetes Buch über Stress, Bewegungsübungen, Ernährung, Schlaflosigkeit, allgemeine Gesundheit und Krankheitsprävention:
Benson, H.; Stuart, E.M.: The wellness book: The comprehensive Guide to maintaining health and treating stress-related illness. New York, Simon&Schuster 1992.

Weitere Informationsquellen zum Thema körperliche Bewegung:
American College of Sports Medicine (ACSM) Fitness Book 2nd edition, American College of Sports Medicine. Champaign, IL: Human Kinetics, 1998 (Webseite: www.acsm.org)
Webseiten:
www.drkoop.com
www.webMd.com
Videos sind ebenfalls eine gute Möglichkeit, sich über Fitness und Körperübungen zu informieren. Um Ihre Gelenkigkeit zu verbessern und mehr über Streckübungen in Achtsamkeit zu erfahren, sind Yoga-Bänder nützlich. Zum Thema Ausdauertraining finden Sie Aerobic-Bänder mit verschiedenen Schwierigkeitsgraden. Trainer und Gymnastiklehrer können Ihnen ebenfalls weiterhelfen.

Kontaktadressen:

Aktion Gesunder Rücken e.V.
Postfach 1361
27423 Bremervörde
Tel. 04761/979179, Fax 04761/979180
E-Mail: <u>Info@AGR-EV.de</u>

Bundesverband WIRBEL e.V. Dortmund – Ganzheitstherapie
für Schmerz- und Wirbelsäulengeschädigte
Am Oelpfad 1-3
44263 Dortmund-Hörde
Tel. 0231/417029

Der Nr.1-Bestseller in den USA zur Schattenarbeit:

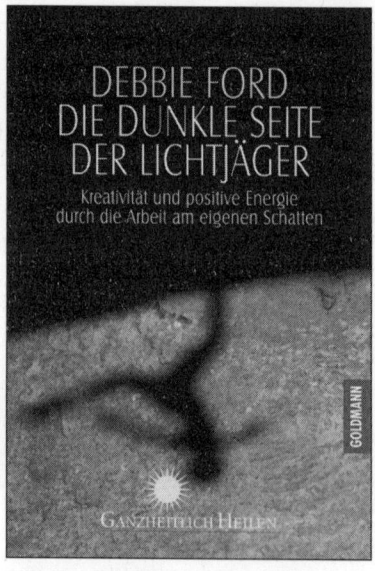

Debbie Ford, Die dunkle Seite der Lichtjäger.
Kreativität und positive Energie durch die
Arbeit am eigenen Schatten   14167

Neben den lichtvollen Seiten gehört zu unserer Persönlichkeit auch
der »Schatten« - Charakterzüge, die wir nicht wahrhaben wollen und
daher verdrängen. Erst wenn wir die Schattenseiten unseres Wesens
anerkennen und heilen, können wir Zufriedenheit, innere Ausge-
glichenheit und tiefes Wohlbefinden erlangen. Debbie Ford ermutigt
jeden, sich den Abgründen und Ängsten der eigenen Psyche zu stellen.

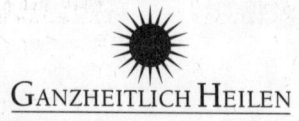

GANZHEITLICH HEILEN

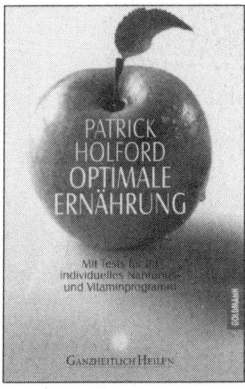
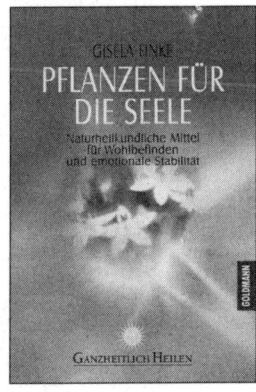
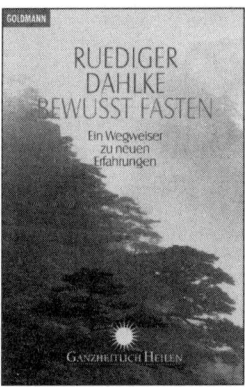
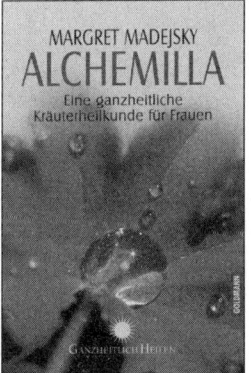

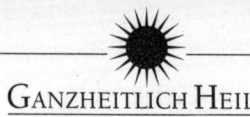

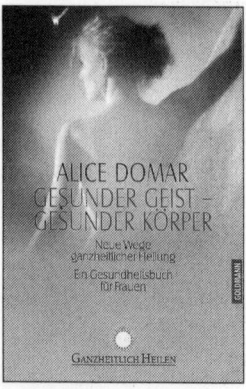
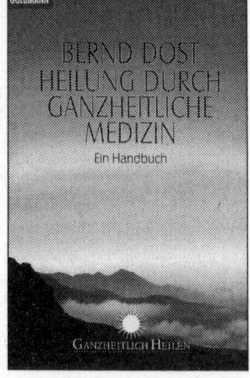
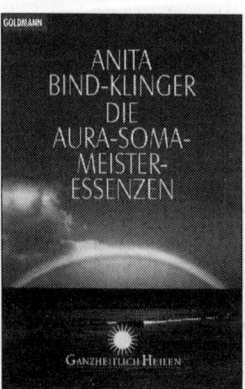
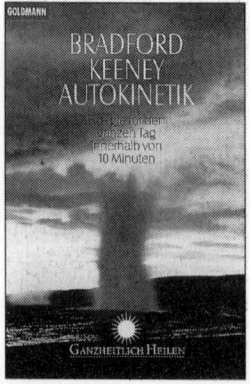

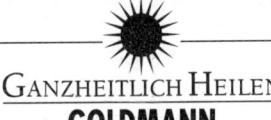

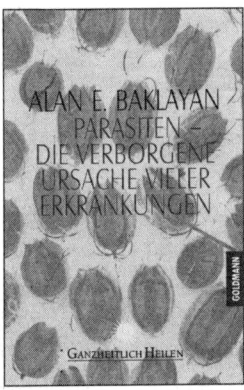
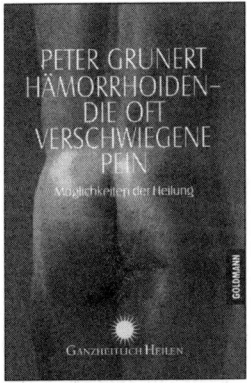
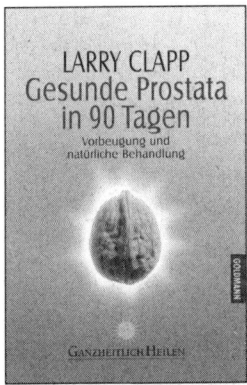